U0335109

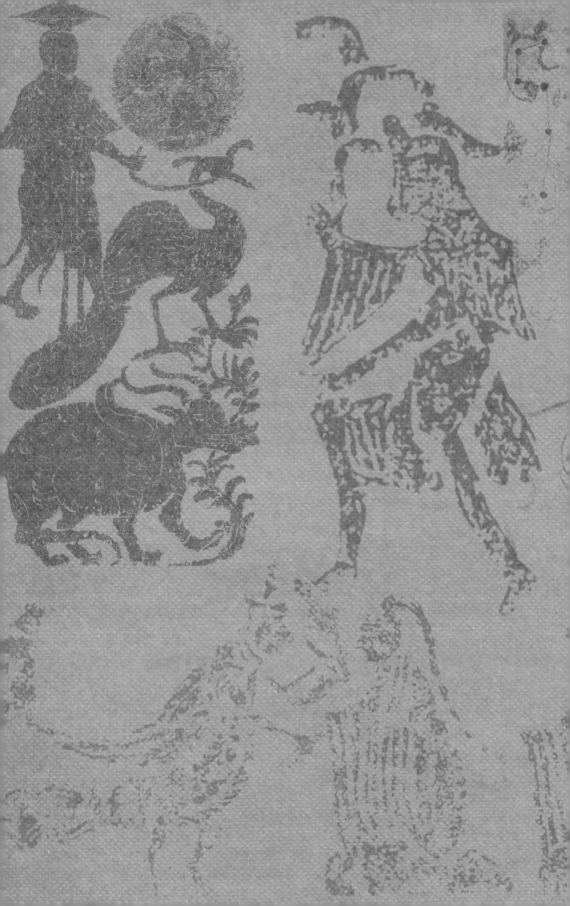

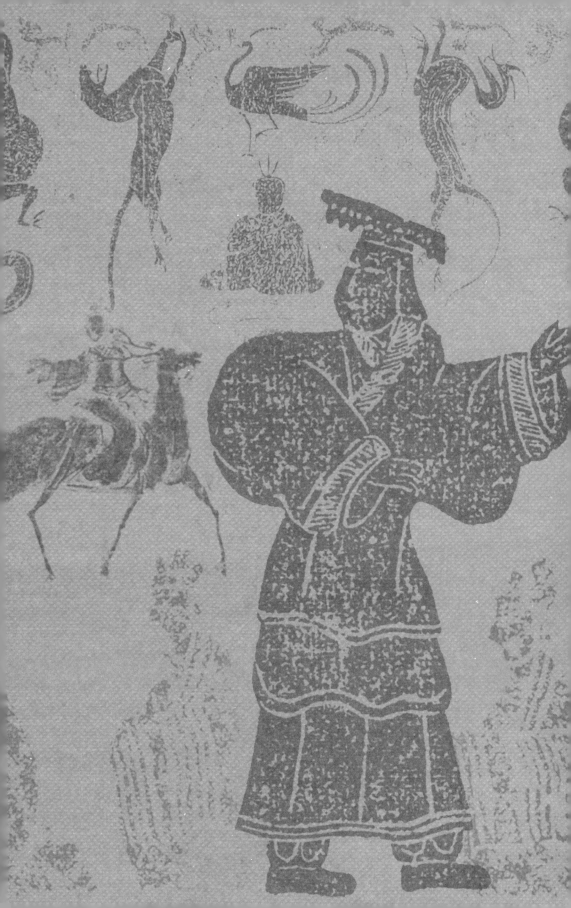

中国古医籍整理丛书

本草洞诠

清·沈穆　撰

张成博　范磊　艾邸　夏逸群　校注

中国中医药出版社
·北京·

图书在版编目（CIP）数据

本草洞诠／（清）沈穆撰；张成博等校注．—北京：中国中医药出版社，2016.11

（中国古医籍整理丛书）

ISBN 978-7-5132-3361-3

Ⅰ.①本…　Ⅱ.①沈…　②张…　Ⅲ.①本草-研究-中国-清代　Ⅳ.①R281.3

中国版本图书馆 CIP 数据核字（2016）第 101179 号

中国中医药出版社出版

北京市朝阳区北三环东路 28 号易亨大厦 16 层

邮政编码　100013

传真　010 64405750

保定市中画美凯印刷有限公司印刷

各地新华书店经销

*

开本 710×1000　1/16　印张 28　字数 252 千字

2016 年 11 月第 1 版　2016 年 11 月第 1 次印刷

书　号　ISBN 978-7-5132-3361-3

*

定价　78.00 元

网址　www.cptcm.com

社长热线　010 64405720

购书热线　010 64065415　010 64065413

微信服务号　zgzyycbs

书店网址　csln.net/qksd/

官方微博　http://e.weibo.com/cptcm

淘宝天猫网址　http://zgzyycbs.tmall.com

国家中医药管理局
中医药古籍保护与利用能力建设项目
组织工作委员会

主 任 委 员 王国强

副 主 任 委 员 王志勇　李大宁

执 行 主 任 委 员 曹洪欣　苏钢强　王国辰　欧阳兵

执 行 副 主 任 委 员 李　昱　武　东　李秀明　张成博

委　　　员

各省市项目组分管领导和主要专家

（山东省）武继彪　欧阳兵　张成博　贾青顺

（江苏省）吴勉华　周仲瑛　段金廒　胡　烈

（上海市）张怀琼　季　光　严世芸　段逸山

（福建省）阮诗玮　陈立典　李灿东　纪立金

（浙江省）徐伟伟　范永升　柴可群　盛增秀

（陕西省）黄立勋　呼　燕　魏少阳　苏荣彪

（河南省）夏祖昌　刘文第　韩新峰　许敬生

（辽宁省）杨关林　康廷国　石　岩　李德新

（四川省）杨殿兴　梁繁荣　余曙光　张　毅

各项目组负责人

王振国（山东省）　王旭东（江苏省）　张如青（上海市）

李灿东（福建省）　陈勇毅（浙江省）　焦振廉（陕西省）

蔡永敏（河南省）　鞠宝兆（辽宁省）　和中浚（四川省）

项目专家组

顾　问　马继兴　张灿玾　李经纬

组　长　余瀛鳌

成　员　李致忠　钱超尘　段逸山　严世芸　鲁兆麟
　　　　郑金生　林端宜　欧阳兵　高文柱　柳长华
　　　　王振国　王旭东　崔　蒙　严季澜　黄龙祥
　　　　陈勇毅　张志清

项目办公室（组织工作委员会办公室）

主　任　王振国　王思成

副主任　王振宇　刘群峰　陈榕虎　杨振宁　朱毓梅
　　　　刘更生　华中健

成　员　陈丽娜　邱　岳　王　庆　王　鹏　王春燕
　　　　郭瑞华　宋咏梅　周　扬　范　磊　张永泰
　　　　罗海鹰　王　爽　王　捷　贺晓路　熊智波

秘　书　张丰聪

前　言

　　中医药古籍是传承中华优秀文化的重要载体，也是中医学传承数千年的知识宝库，凝聚着中华民族特有的精神价值、思维方法、生命理论和医疗经验，不仅对于传承中医学术具有重要的历史价值，更是现代中医药科技创新和学术进步的源头和根基。保护和利用好中医药古籍，是弘扬中国优秀传统文化、传承中医学术的必由之路，事关中医药事业发展全局。

　　1949年以来，在政府的大力支持和推动下，开展了系统的中医药古籍整理研究。1958年，国务院科学规划委员会古籍整理出版规划小组在北京成立，负责指导全国的古籍整理出版工作。1982年，国务院古籍整理出版规划小组召开全国古籍整理出版规划会议，制定了《古籍整理出版规划（1982—1990）》，卫生部先后下达了两批200余种中医古籍整理任务，掀起了中医古籍整理研究的新高潮，对中医文化与学术的弘扬、传承和发展，发挥了极其重要的作用，产生了不可估量的深远影响。

　　2007年《国务院办公厅关于进一步加强古籍保护工作的意见》明确提出进一步加强古籍整理、出版和研究利用，以及

"保护为主、抢救第一、合理利用、加强管理"的方针。2009年《国务院关于扶持和促进中医药事业发展的若干意见》指出，要"开展中医药古籍普查登记，建立综合信息数据库和珍贵古籍名录，加强整理、出版、研究和利用"。《中医药创新发展规划纲要（2006—2020)》强调继承与创新并重，推动中医药传承与创新发展。

2003~2010年，国家财政多次立项支持中国中医科学院开展针对性中医药古籍抢救保护工作，在中国中医科学院图书馆设立全国唯一的行业古籍保护中心，影印抢救濒危珍本、孤本中医古籍1640余种；整理发布《中国中医古籍总目》；遴选351种孤本收入《中医古籍孤本大全》影印出版；开展了海外中医古籍目录调研和孤本回归工作，收集了11个国家和2个地区137个图书馆的240余种书目，基本摸清流失海外的中医古籍现状，确定国内失传的中医药古籍共有220种，复制出版海外所藏中医药古籍133种。2010年，国家财政部、国家中医药管理局设立"中医药古籍保护与利用能力建设项目"，资助整理400余种中医药古籍，并着眼于加强中医药古籍保护和研究机构建设，培养中医古籍整理研究的后备人才，全面提高中医药古籍保护与利用能力。

在此，国家中医药管理局成立了中医药古籍保护和利用专家组和项目办公室，专家组负责项目指导、咨询、质量把关，项目办公室负责实施过程的统筹协调。专家组成员对古籍整理研究具有丰富的经验，有的专家从事古籍整理研究长达70余年，深知中医药古籍整理研究的重要性、艰巨性与复杂性，履行职责认真务实。专家组从书目确定、版本选择、点校、注释等各方面，为项目实施提供了强有力的专业指导。老一辈专家的学术水平和智慧，是项目成功的重要保证。项目承担单位山东中医药大学、南京中医药大学、上海中医药大学、福建中医药大学、浙江省中医药研究院、陕西省中医药研究院、河南省中医药研究院、辽宁中医药大学、成都中医药大学及所在省市中医药管理部门精心组织，充分发挥区域间互补协作的优势，并得到承担项目出版工作的中国中医药出版社大力配合，全面推进中医药古籍保护与利用网络体系的构建和人才队伍建设，使一批有志于中医学术传承与古籍整理工作的人才凝聚在一起，研究队伍日益壮大，研究水平不断提高。

本着"抢救、保护、发掘、利用"的理念，该项目重点选择近 60 年未曾出版的重要古医籍，综合考虑所选古籍的保护价值、学术价值和实用价值。400 余种中医药古籍涵盖了医经、基础理论、诊法、伤寒金匮、温病、本草、方书、内科、外科、女科、儿科、伤科、眼科、咽喉口齿、针灸推拿、养生、医案医话医论、医史、临证综合等门类，跨越唐、宋、金元、明以迄清末。全部古籍均按照项目办公室组织完成的行业标准《中医古籍整理规范》及《中医药古籍整理细则》进行整理校注，绝大多数中医药古籍是第一次校注出版，一批孤本、稿本、抄本更是首次整理面世。对一些重要学术问题的研究成果，则集中收录于各书的"校注说明"或"校注后记"中。

"既出书又出人"是本项目追求的目标。近年来，中医药古籍整理工作形势严峻，老一辈逐渐退出，新一代普遍存在整理研究古籍的经验不足、专业思想不坚定等问题，使中医古籍整理面临人才流失严重、青黄不接的局面。通过本项目实施，搭建平台，完善机制，培养队伍，提升能力，经过近 5 年的建设，锻炼了一批优秀人才，老中青三代齐聚一堂，有效地稳定了研究队伍，为中医药古籍整理工作的开展和中医文化与学术的传承提供必备的知识和人才储备。

本项目的实施与《中国古医籍整理丛书》的出版，对于加强中医药古籍文献研究队伍建设、建立古籍研究平台，提高古籍整理水平均具有积极的推动作用，对弘扬我国优秀传统文化，推进中医药继承创新，进一步发挥中医药服务民众的养生保健与防病治病作用将产生深远影响。

第九届、第十届全国人大常委会副委员长许嘉璐先生，国家卫生计生委副主任、国家中医药管理局局长、中华中医药学会会长王国强先生，我国著名医史文献专家、中国中医科学院马继兴先生在百忙之中为丛书作序，我们深表敬意和感谢。

由于参与校注整理工作的人员较多，水平不一，诸多方面尚未臻完善，希望专家、读者不吝赐教。

国家中医药管理局中医药古籍保护与利用能力建设项目办公室
二〇一四年十二月

许 序

"中医"之名立，迄今不逾百年，所以冠以"中"字者，以别于"洋"与"西"也。慎思之，明辨之，斯名之出，无奈耳，或亦时人不甘泯没而特标其犹在之举也。

前此，祖传医术（今世方称为"学"）绵延数千载，救民无数；华夏屡遭时疫，皆仰之以度困厄。中华民族之未如印第安遭染殖民者所携疾病而族灭者，中医之功也。

医兴则国兴，国强则医强。百年运衰，岂但国土肢解，五千年文明亦不得全，非遭泯灭，即蒙冤扭曲。西方医学以其捷便速效，始则为传教之利器，继则以"科学"之冕畅行于中华。中医虽为内外所夹击，斥之为蒙昧，为伪医，然四亿同胞衣食不保，得获西医之益者甚寡，中医犹为人民之所赖。虽然，中国医学日益陵替，乃不可免，势使之然也。呜呼！覆巢之下安有完卵？

嗣后，国家新生，中医旋即得以重振，与西医并举，探寻结合之路。今也，中华诸多文化，自民俗、礼仪、工艺、戏曲、历史、文学，以至伦理、信仰，皆渐复起，中国医学之兴乃属必然。

迄今中医犹为国家医疗系统之辅，城市尤甚。何哉？盖一则西医赖声、光、电技术而于20世纪发展极速，中医则难见其进。二则国人惊羡西医之"立竿见影"，遂以为其事事胜于中医。然西医已自觉将入绝境：其若干医法正负效应相若，甚或负远逾于正；研究医理者，渐知人乃一整体，心、身非如中世纪所认定为二对立物，且人体亦非宇宙之中心，仅为其一小单位，与宇宙万象万物息息相关。认识至此，其已向中国医学之理念"靠拢"矣，虽彼未必知中国医学何如也。唯其不知中国医理何如，纯由其实践而有所悟，益以证中国之认识人体不为伪，亦不为玄虚。然国人知此趋向者，几人？

国医欲再现宋明清高峰，成国中主流医学，则一须继承，一须创新。继承则必深研原典，激清汰浊，复吸纳西医及我藏、蒙、维、回、苗、彝诸民族医术之精华；创新之道，在于今之科技，既用其器，亦参照其道，反思己之医理，审问之，笃行之，深化之，普及之，于普及中认知人体及环境古今之异，以建成当代国医理论。欲达于斯境，或需百年欤？予恐西医既已醒悟，若加力吸收中医精粹，促中医西医深度结合，形成21世纪之新医学，届时"制高点"将在何方？国人于此转折之机，能不忧虑而奋力乎？

予所谓深研之原典，非指一二习见之书、千古权威之作；就医界整体言之，所传所承自应为医籍之全部。盖后世名医所著，乃其秉诸前人所述，总结终生行医用药经验所得，自当已成今世、后世之要籍。

盛世修典，信然。盖典籍得修，方可言传言承。虽前此50余载已启医籍整理、出版之役，惜旋即中辍。阅20载再兴整理、出版之潮，世所罕见之要籍千余部陆续问世，洋洋大观。

今复有"中医药古籍保护与利用能力建设"之工程，集九省市专家，历经五载，董理出版自唐迄清医籍，都400余种，凡中医之基础医理、伤寒、温病及各科诊治、医案医话、推拿本草，俱涵盖之。

噫！璐既知此，能不胜其悦乎？汇集刻印医籍，自古有之，然孰与今世之盛且精也！自今而后，中国医家及患者，得览斯典，当于前人益敬而畏之矣。中华民族之屡经灾难而益蕃，乃至未来之永续，端赖之也，自今以往岂可不后出转精乎？典籍既蜂出矣，余则有望于来者。

谨序。

第九届、十届全国人大常委会副委员长

许嘉璐

二〇一四年冬

王 序

　　中医学是中华民族在长期生产生活实践中，在与疾病作斗争中逐步形成并不断丰富发展的医学科学，是中国古代科学的瑰宝，为中华民族的繁衍昌盛作出了巨大贡献，对世界文明进步产生了积极影响。时至今日，中医学作为我国医学的特色和重要医药卫生资源，与西医学相互补充、相互促进、协调发展，共同担负着维护和促进人民健康的任务，已成为我国医药卫生事业的重要特征和显著优势。

　　中医药古籍在存世的中华古籍中占有相当重要的比重，不仅是中医学术传承数千年最为重要的知识载体，也是中医为中华民族繁衍昌盛发挥重要作用的历史见证。中医药典籍不仅承载着中医的学术经验，而且蕴含着中华民族优秀的思想文化，凝聚着中华民族的聪明智慧，是祖先留给我们的宝贵物质财富和精神财富。加强对中医药古籍的保护与利用，既是中医学发展的需要，也是传承中华文化的迫切要求，更是历史赋予我们的责任。

　　2010 年，国家中医药管理局启动了中医药古籍保护与利用能力建设项目。这既是传承中医药的重要工程，也是弘扬优秀民族文化的重要举措，不仅能够全面推进中医药的有效继承和创新发展，为维护人民健康做出贡献，也能够彰显中华民族的璀璨文化，为实现中华民族伟大复兴的中国梦作出贡献。

相信这项工作一定能造福当今，嘉惠后世，福泽绵长。

国家卫生和计划生育委员会副主任
国家中医药管理局局长
中华中医药学会会长
王国强

二〇一四年十二月

马 序

新中国成立以来，党和国家高度重视中医药事业发展，重视古籍的保护、整理和研究工作。自1958年始，国务院先后成立了三届古籍整理出版规划小组，分别由齐燕铭、李一氓、匡亚明担任组长，主持制订了《整理和出版古籍十年规划（1962—1972）》《古籍整理出版规划（1982—1990）》《中国古籍整理出版十年规划和"八五"计划（1991—2000）》等，而第三次规划中医药古籍整理即纳入其中。1982年9月，卫生部下发《1982—1990年中医古籍整理出版规划》，1983年1月，中医古籍整理出版办公室正式成立，保证了中医古籍整理出版规划的实施。2002年2月，《国家古籍整理出版"十五"（2001—2005）重点规划》经新闻出版署和全国古籍整理出版规划领导小组批准，颁布实施。其后，又陆续制定了国家古籍整理出版"十一五"和"十二五"重点规划。国家财政多次立项支持中国中医科学院开展针对性中医药古籍抢救保护工作，文化部在中国中医科学院图书馆专门设立全国唯一的行业古籍保护中心，国家先后投入中医药古籍保护专项经费超过3000万元，影印抢救濒危珍、善、孤本中医古籍1640余种，开展了海外中医古籍目录调研和孤本回归工作。2010年，国家财政部、国家中医药管理局安排国家公共卫生专项资金，设立了"中医药古籍保护与利用能力建设项目"，这是继1982～1986年第一批、第二批重要中医药古籍整理之后的又一次大规模古籍整理工程，重点整理新中国成立后未曾出版的重要古籍，目标是形成并普及规范的通行本、传世本。

为保证项目的顺利实施，项目组特别成立了专家组，承担咨询和技术指导，以及古籍出版之前的审定工作。专家组中的许多成员虽逾古稀之年，但老骥伏枥，孜孜不倦，不仅对项目进行宏观指导和质量把关，更重要的是通过古籍整理，以老带新，言传身教，培养一批中医药古籍整理研究的后备人才，促进了中医药古籍保护和研究机构建设，全面提升了我国中医药古籍保护与利用能力。

作为项目组顾问之一，我深感中医药古籍保护、抢救与整理工作的重要性和紧迫性，也深知传承中医药古籍整理经验任重而道远。令人欣慰的是，在项目实施过程中，我看到了老中青三代的紧密衔接，看到了大家的坚持和努力，看到了年轻一代的成长。相信中医药古籍整理工作的将来会越来越好，中医药学的发展会越来越好。

欣喜之余，以是为序。

中国中医科学院研究员

马继兴

二〇一四年十二月

校注说明

《本草洞诠》全书二十卷，清沈穆撰，成书于顺治十八年（1661）。沈穆，字石匏，生卒年不可考，吴兴（今浙江湖州）人，清初画家、名医。少业儒，后旁究百家之学，工花鸟人物，撰《本草洞诠》《人身洞诠》《证治洞诠》，今有《本草洞诠》传世。

《本草洞诠》前十八卷分十六部，论药物 657 种，述其别名、来源、分类、性味归经、功用主治、用药机理、诸家之说等；后二卷为用药纲领，计 24 论，可谓面面俱到。正如此书牌记所云："是书博极群书，精研物理，医药咸备，食品尤详，既无费词，亦无剩意，一为博物之助，一为养生之珍，不独疗病已也。"颇能切合临床实用。

据《中国中医古籍总目》著录，《本草洞诠》现存三个藏本，分别为清顺治十八年辛丑吴兴沈氏家刻本（本衙藏板）、民国抄本、日本抄本。经实地考察，发现各馆所藏刻本虽略有差异，但为同一版本系统，其差异应是在原版基础上剜补修订而出现。民国抄本与日本抄本亦属此系统。

清顺治十八年辛丑吴兴沈氏家刻本祖本（简称"家刻甲本"）刊刻较为精良，印刷精美，内容完整，质量较高，本次整理据此为底本。另一家刻本（简称"家刻乙本"）是在此基础上的剜补修订，且内容完整，印刷精良，故以家刻乙本为主校本。以日本抄本、民国抄本为参校本。

主要校注原则如下：

1. 改繁体竖排为简体横排，并加标点。

2. 底本中凡表示文序的"右"均改为"上"。

3. 一般写刻之误，如日、曰，己、巳之类，予以径改，不出校记。

4. 异体字、古字，除例言、人名等或因文义必须保留原字者，其余径改，不出校记。

5. 通假字保留，生僻者首见出注。

6. 药名的俗写、误写径改，异名保留。

7. 底本序言后有全书目录，本次整理在此基础上据正文标题校订后编成目录。

翁　序

　　士君子毋轻言著述也。胸中无万卷书，则不可以著述，笔下有一点尘，则亦不可以著述，盖格致之功不讲也。然则格致者，圣贤之极则，而天人之胜览也。余友石匏氏，幼读五车之书，穷二西①之富，凡其车辙所至，几遍海内，而议论磊落，词旨倜傥。举凡天壤间，人物政事，文章学术，森罗棋布，奇怪缥缈，耳目所不经之处，一经其阐扬，莫不如数家珍。又如布帛菽粟②，愚夫愚妇之所不能须臾离者，平淡神奇，两家俱失。所据何者，其致知明而格物博也。今闭关抱膝之余，辄取昔神农所著《本草》及历代名贤所纂注编辑医家所奉以为蓍蔡③之书，间出己裁而探讨之。因复出以公世，颜曰《本草洞诠》，而问序于余。余惟数年以来，病魔为祟，笔砚荒废久矣，何敢序？顾余之病，实考究之不精专以自贻伊戚④，安得不瞿然起而就其书，以求稍有得也。闻诸古人，秦越人之初治疾也，其师饮以上池之水，罨⑤悟而始入，此必有玄秘之阴传焉，而世俗之不解也。又孙真人道既通矣，忽入龙宫得三十六笈之异方乃出，以大显其术，世知其奇矣而不知其所以奇也。其心一

---

　　① 二酉：指大酉、小酉二山。二山皆有洞，相传洞中有书千卷，秦人曾隐学于此，后以指代丰富的藏书。
　　② 布帛菽粟：指生活必需品。比喻极平常而又不可缺少的东西。帛，丝织品；菽，豆类；粟，小米，泛指粮食。
　　③ 蓍（shī失）蔡：比喻被人推崇的经典之作。蓍，筮；蔡，大龟。
　　④ 自贻伊戚：比喻自寻烦恼，自招忧患。伊戚，指烦恼、忧患。
　　⑤ 罨（yǎn眼）：深入。

于救人，老而弥劭①，故鬼神感之而助之也。石匏氏之为是书也，救人之心迫之而然也，功何必在二子下。余三复其书，淹博不必言，而以辨物之细、析理之微、垂法之备，三者全而天下无遗理也。所谓物中之理无不穷，而理外之物无不贯也，宁惟岐黄家宜奉为规矩准绳，而近取诸身，远取诸物，以通神明之德，以类万物之情，则居然无漏也，虽谓石匏全体《周易》也，乌乎不可！

　　时顺治辛丑子月②刑科右给事中武林同里弟翁自涵仲千甫顿首序

---

　　①　劭（shào 哨）：通"邵"，德高之义。清·朱骏声《说文通训定声·小部》："劭，假借为邵。"
　　②　子月：农历十一月。

王　序

　　刘河间云：上知天文，下知地理，中知人事，然后可以语人之疾病。医岂易言者哉？本草者，医家之耕锄弓矢也。夫天生万物所以养人，然而庖馔之间用物尚寡，至于刀圭咬咀则举，古圣人烈山焚泽驱之，惟恐不尽者，皆可收之而作使，虽毒草恶木能与五谷同功，自非博雅君子鲜能该括而辨析之。予友石匏氏，搜讨三才之奥，漱濯六艺之林，于学无所不闻，且遍游海内，纵览名山大川，以恢廓其中之所蕴。一日手一编谓予曰：夫医卜，小道也。然《易》为卜筮之书，居六经首，而神农之《本草》、黄帝之《素问》《灵枢》，顾齐之《方技》而不尊，岂卜重而医轻乎？兹有本草数卷，僭名《洞诠》，原乞一言以光梨枣①。予开卷展玩，见其动植洪纤靡不辨究，如入龙宫金谷，璀璨悉陈；如对玉鉴冰壶，芹藻可数。而其抉微洞幽之论，坚白同异之辨，能令山言水答，天笑块噫，泥升云坠，灰铜铁飞，顽石起舞，化人把臂。虽辅嗣②之注《易》、毛郑③之笺《诗》，无以过于此也。悬诸国门，直博物之通典、卫生之宝鉴，岂第疗病而已哉？虽然石匏辨驳百氏著作甚多，是集之行特九鼎之一脔也，世之读是集者，尝一脔而知九鼎之味可也。

顺治辛丑畅月④吏科都给事中西泠同里弟王益朋撰

---

　　①　梨枣：旧时雕版印书多用梨木、枣木，故称书版为梨枣。
　　②　辅嗣：王弼，字辅嗣，经学家、哲学家，魏晋玄学的主要代表人物之一，曾为《道德经》与《易经》撰写注解。
　　③　毛郑：汉代《诗经》学者大、小毛公及郑玄的并称。
　　④　畅月：农历十一月。

戴　序

　　闻古之享大年者，往往以养元气为功，慎其起居饮食，节欲寡虑，虽有阴阳寒暑皆不为病。次则服药于未病之先，使邪不生而疢自去。最下者纵恣自伤，病势已甚，复用攻伐克削之剂以救标症，而益大损其元气。若是者本草百药不任过，而要岂得任功也哉？尝旷览以思：兵刑所以救乱，不善用之则殃；药石所以已疾，不酌投之则卒。然振古以来，有国有家者，每不能废兵刑，药石而不用何也？善用之，不伤其元气而除其害。元气者，此黄帝岐伯之所不能秘，而尧舜禹汤文武之所以养天下也，而可忽乎？

　　余少而多疾，下帷攻苦，忘所谓元气也者而固啬之，暨策名筮仕①，益不遑恤其躬，然每至剧不能持，则检方煮剂，盥手和丸，大约无一岁不数数于此者。谒告②以来，谢人事、绝思虑，庶不药而神气如常，稍一动作，或偶拈笔墨，多议论酬酢，则参芪虽进不善也，以此益信藉药石之力不如守元气之功。然而追思曩驰驱王事时，寒暑中矣，能却温凉之味乎？身思忽矣，能忘补益之剂乎？斯时虽欲闭室内视，求所谓元气也者，而时与地固有所不便与不能，则本草之书安敢不读？况夫苠

---

　　①　策名筮仕：指出仕做官。策名，书名于策，就位朝班。筮仕，将出做官，卜问吉凶，义指初出做官。
　　②　谒（yè业）告：请假。

臣①尽瘁于中外四民②，风雨而勤劬③，妇人多忧思之疾，老稚藉药果之资。炎黄功在百世，智者酌而投之，奚敢谓所载百药，非无过而功多者耶？

余友石匏氏，渊心疆力，工古今文，名盖一时，复旁穷百家之学而于医药为尤精。箧中有《本草洞诠》一书，时人欲窥之而不可得也。今年以明经④上辟雍⑤，刊是书以公天下，予览之而喟然曰：良医疗疾于腠理，得先时之术也；庸医杀人于汤剂，昧诸药之性也。简要而精详，文词博雅无过，是书工医者善用之，毋谬寒热温凉之性而大伤人元气，以滋本草诸药之过，则是书之功也。然则善养元气者不事参苓，能用芒硝黄戟者亦自无伤元气，果相益而有成乎？敢质之世之擅国医者。

顺治辛丑良月⑥大理寺寺丞钱塘同里弟戴京曾⑦题于梅花精舍

---

① 荩（jìn 进）臣：忠诚的臣子。《诗经·大雅·文王》："王之荩臣，无念尔祖。"

② 四民：旧时对士、农、工、商的统称。

③ 劬（qú 渠）：过分劳苦，勤劳。

④ 明经：原指选举官员的科目，明清用作对贡生的尊称。

⑤ 辟雍：天子学官名曰辟雍，此指国子监内皇帝讲学处所。

⑥ 良月：农历十月。

⑦ 戴京曾：初名曾子京，字型远，钱塘人。顺治六年（1649）进士，清初政治人物，与施愚山先后齐名。

沈　序

　　庄生有言：人皆知有用之用，而不知无用之用也。夫无用
以为用，其古之所谓龙德而隐者欤！古人之用莫著于书，然
《易》曰：书不尽言，言不尽意，轮扁睹桓公读书①而非之。若
夫方术之士、百家之能皆有用于时，而俞跗之术、素女之经其
尤甚者也。乐者，吾可测之以声；律者，吾可求之以器；历者，
吾可揆之以数；星者，吾可验之以度。皆于其有用者凭之。至
于医而烛乎垣中，辨乎疑似，参苓亦可戕生，砒莴②亦可已疾，
是刀圭③七剂之所不能知，而《参同》④《黄庭》⑤之所不能宣
也。已矣乎！世无和缓，其伐杵而弃臼乎？

　　家石匏兄，读等身之书，负匡时之略，既不得历金门⑥、
排阊阖⑦，施其用于天下间，泛览于天文律历、五丁⑧飞禽、蜕
形羽化之书，而尤精于医。自更其字曰石匏。余从而征其义，

---

　　①　轮扁睹桓公读书：桓公读书于堂上，轮扁斫轮于堂下，轮扁认为读
圣人之言只能获得古人糟粕。比喻只得到写得出的知识而没有领会写不出的
精要。轮扁，春秋时齐国有名的的造车工人。
　　②　莴（wǎng 网）：莽草。
　　③　刀圭：量药的器具。代指药物、医术。
　　④　参同：即《周易参同契》，简称《参同契》。东汉魏伯阳著，黄老道
家的养生经典。
　　⑤　黄庭：即《黄庭经》，是道教上清派的重要经典，也被内丹家奉为内
丹修炼的主要经典。
　　⑥　金门：以黄金为装饰的门，代指富贵人家。
　　⑦　阊（chāng 昌）阖：泛指宫门或京都城门，借指京城、宫殿、朝廷
等，义指做官。
　　⑧　五丁：神话传说中的五个力士。《艺文类聚》卷七引汉·扬雄《蜀
王本纪》："天为蜀王，生五丁力士，能徙山。"

兄笑曰：天下之无用，莫匏瓜若也，吾于天下之有用者举不能为，则瓠落无所容斯已矣。余曰：庄生不言之乎？异日者，大匠将以为大樽而浮于江湖，兄且若之何？兄曰：固也。匏虽无用，然而为舟可以浮水，为笙可以奏乐，是犹未免于用也。匏而石，石而不可剖，虽匠石无我何也。因出所著本草，曰：吾愿以不材全其天年，是以尽弃一切，而不能忘情于本草也，且本草之为用亦眇①矣。吾所言者药也，而尚未及乎用，所谓运用之妙存乎一心，吾将俟之。余曰：兄之于药既各著其用矣，著其用而不居此，其意念深矣。且夫百氏之学、先王之政教名法，亦犹药也，世有能辨其深意，知其末流，此亦治天下之本草也，其将藏用于是乎？兄蹙然改容，曰：无乃大言乎哉。

吏部文选清吏司郎中弟焴②书于西湖僧舍

①　眇（miǎo 渺）：高远。
②　焴（fù 负）：沈焴，字蕴公，沈氏族弟。顺治六年（1649）进士。授行人，迁吏部主事。

自　序

　　余自少壮时肄业不专，迩①年以来参学不笃，遂游览于天官②河渠、阴阳轩岐、青乌三式③、百家之言。每有会意，辄识数语，久而成帙，帙成辄悔，悔辄焚之。因念方伎切用，莫如医卜，然古人违卜而吉者比比，若违悖药性而寒毗芩连、热投乌附，岂有瘳理？医固不可不留意也。医莫先于本草，本草肇自神农，今读其经典，《灵枢》《素问》皆文辞璀璨，似非浑噩之音，且所载郡县有东汉地名，疑为后人伪托。然非圣人具生知之哲，岂能辨天下品物性味，合世人疾病所宜而创造之？盖上古文字未启师学，相传张机、华佗辈因袭古学，引伸推类，通为编述，而本草之书成，以为此《神农经》也。

　　余尝备考《艺文》，春秋以前和缓之书蔑闻，而《道经》略载扁鹊数法，至汉淳于意及华佗诸方间有存者，张机《伤寒论》《金匮玉函》二书最为众方之祖，悉依本草性度，但其善诊脉、明气候，以意消息之尔。晋代以来有张留、宫泰、刘德、靳邵、张茂先、皇甫士安及葛洪、蔡谟、殷仲堪等并深讨物宜，精研药术。宋有羊欣、元徽、胡洽、秦承祖，齐有褚澄、徐文伯、嗣伯群从兄弟。凡此诸人各有所撰用方，观其指趣，莫非本草之理。至若《道经》仙方服食断谷延年却老，飞丹炼石之奇，云腾羽化之妙，用药之理悉依本草，但制御之道小异，岁

---

① 迩：近。
② 天官：指天文、天象。
③ 三式：术数家语。指遁甲、太乙、六壬。

月积深便获大益耳。

然古有刳肠剖腹、刮骨续筋之法，乃别术所得，非神农家事。再观《范汪方》百余卷及葛洪《肘后方》中有单行经用者，或田舍试验之法，或殊域异识之术。如藕皮散血起自庖人，牵牛逐水近出野老，面店蒜齑乃是下蛇之药，路边地菘而为金疮所秘，此皆触遇则会，匪由理测。盖天下物中之理易穷，理外之物难格，用药中病如鼓应桴，有非语言文字所得而拟议者也。

余读蕲阳李氏《纲目》一书，精核该博，叹其美备，从而采英撷粹，兼罗历代名贤所著，益以经史稗①官微义相关，并资采掇，勒成一编，存之笥中。适家弟仲升见之，曰：是集也，人子以之事亲，儒者以之博物，平人以之养生，医者以之疗疾，皆于是乎在也。盍梓诸？亦小有功德事。余曰：否否。古之药材不多，著作寥寥而世多寿。考今之医书广至百余家，本草加至千余种，而人益夭札，是有医不如无医也。深山穷谷之中，生不识卢扁为何人，口不知参芪为何味，而庞眉皓齿趾相接也。通都大邑，舟车之所辐辏，王侯之所都居，五步一药局，十室一良工，而殇夭枉亡者比比，是有药不如无药也，何用是残沈哉？家弟曰：否否。是集不行，世之医疗未尝乏也，彼善于此，则有之乎。盍梓诸？功过亦可相准。余笑而应之，爰付之剞劂②氏以广其传。

时顺治岁在辛丑菊月③吴兴沈穆石魄氏书于澹宁堂

---

① 稗：原作"裨"，据文义改。

② 剞劂（jījué 鸡厥）：雕刻用的曲刀，引申为雕版，刻书。

③ 菊月：指农历九月。

凡　例

本草肇自《神农本经》三百六十五种，以应周天之数。至梁陶弘景取汉魏名医所用药三百六十五种，增入以应重卦，谓之《名医别录》。至唐高宗命司空李勣、太尉长孙无忌等修定，增药一百一十四种，谓之《唐本草》。至宋太祖开宝六年，命学士卢多逊等取唐、蜀本草，并陈藏器《拾遗》，诸书相参，增药一百一十三种，谓之《开宝本草》。至宋仁宗嘉祐二年，命直秘阁掌禹锡等重修，增药八十二种，谓之《嘉祐本草》。又诏天下郡县图上所产药物，命博士苏颂撰述，谓之《图经本草》。至宋徽宗大观二年，蜀医唐慎微取《嘉祐》《图经》合为一书，复拾《唐本草》《陈藏器本草》《孟诜本草》旧本所遗者五百余种，并增五种，谓之《证类本草》，上之朝廷，改名《大观本草》。至明万历间，蕲州李时珍取金元明诸医所用旧本未载者三十九种，自增三百七十四种，共药一千八百九十二种，谓之《本草纲目》。其书取材至富，析理甚精，真本草之大成，济世之慈航也。其他著本草者凡数十家，虽有发明，均无增益。窃谓《本草》一书，家不可阙，《纲目》卷帙繁重，无者不能尽购，有者不能悉读，且医之用药犹将之用兵，善用兵者兵不在多，善用药者药岂在广？余但选择要药八百余种，搜缉诸家之论，折衷互异之词，旁采儒书，间附管见。药少而用则详，词简而义无阙。只增烟草一种，以盛为时用也。语多纂缉，题曰《洞诠》，亦仿文选称撰之例，匪敢僭也。

药之治病，不过以寒热温凉平之五气、咸酸甘苦辛之五味，以治人之脏腑寒热，使得其平而已。饮食之中亦有五气五味焉，以食治病，以药治病，其理一也。是故《周礼》有食医之法，嗣后淮南王《食经》一百二十卷、崔浩《食经》九卷、竺暄《食经》一卷、《膳馐养疗》二十卷、昝殷《食医心鉴》三卷、娄居中《食治通说》一卷、陈直《奉亲养老书》三卷、孟诜《食疗本草》三卷、陈士良《食性本草》十卷，皆祖食医之义也。是集于谷肉果菜诸部，凡入庖厨者，备著勿遗，若善调于食饮，虽不资药饵可也。

　　学诗之道，兴观群怨而外，尚取多识其名。凡鸟兽草木之类，有名必有其义，裁成服御之方，制伏变化之妙。造物甚巧，义类难穷。经史稗官所载，虽于医药无关，附识于篇，以备博览，亦《尔雅》《诗疏》之一班也。

　　洪武初周宪王因念旱涝民饥，咨访野老田夫，得草木之根苗花实可备荒者四百四十种，图其形状，著其出产，以及性味食法，凡四卷，谓之《救荒本草》。思深哉！仁人之用心也。是集不能悉载，但于诸部中凡可疗饥救荒者，亦附注焉，有心斯世者，仍当求之全集可也。

　　人身中可作药者，《神农本经》所载惟发髲一种，后世方书至于骨肉胆血，咸称为药。夫以物命救人命，大雄①尚然非之，况戕人以益人乎？医乃仁术，当不其然。窃谓人身中可拯危起疴者，人气、人溺为上，人发、人乳次之，其余方药所用，各有一端之功，惟无害于义者则录用之，其惨忍邪秽者则辟断焉。亦愿医家、病家先治心而后治形可也。

　　集中所载有一二医方，只因诠解药性而偶及之，盖借用以

---

　　① 大雄：对佛的尊称。唐·王勃《梓州慧义寺碑铭序》："仁义沸腾，则大雄拯横流之弊。"

目　录

第一卷　水部

雨水 …………………… 一

露 ……………………… 一

霜 ……………………… 二

腊雪 …………………… 二

冰 ……………………… 三

明水 …………………… 三

半天河水 ……………… 三

流水 …………………… 四

井水 …………………… 四

山岩泉水 ……………… 六

阿井水 ………………… 六

汤泉 …………………… 六

盐胆水 ………………… 七

地浆水 ………………… 七

热汤 …………………… 七

生熟汤 ………………… 八

第二卷　火部

阳火　阴火…………… 九

燧火 …………………… 一〇

桑柴火 ………………… 一一

炭火 …………………… 一一

芦火　竹火…………… 一一

艾火 …………………… 一二

火针 …………………… 一二

第三卷　金石部

金 ……………………… 一四

银 ……………………… 一五

铜赤铜　自然铜　铜青 …… 一五

铅铅粉　铅丹　密陀僧　铅霜

　　………………… 一六

锡 ……………………… 一七

铁钢铁　铁落　铁华粉 …… 一八

玉 ……………………… 一九

琅玕 …………………… 二〇

珊瑚 …………………… 二一

玛瑙 …………………… 二一

宝石 …………………… 二一

玻璃 …………………… 二一

水精 …………………… 二二

云母 …………………… 二二

白石英 ………………… 二二

紫石英 ………………… 二三

丹砂 ……………………… 二三
水银 ……………………… 二四
轻粉 ……………………… 二五
银朱 ……………………… 二六
灵砂 ……………………… 二六
雄黄 雌黄 ……………… 二七
石膏 ……………………… 二八
滑石 ……………………… 二九
赤白石脂 ………………… 三〇
炉甘石 …………………… 三〇
无名异 …………………… 三〇
石钟乳 …………………… 三一
石灰 ……………………… 三二
浮石 ……………………… 三二
慈石 ……………………… 三二
阳起石 …………………… 三三
代赭石 …………………… 三三
禹余粮 …………………… 三四
空青 ……………………… 三四
石胆 ……………………… 三五
礜石 ……………………… 三五
砒石 ……………………… 三六
礞石 ……………………… 三六
花乳石 …………………… 三七
麦饭石 …………………… 三七
石燕 ……………………… 三七

盐 ………………………… 三八
芒消 ……………………… 三八
玄明粉 …………………… 三九
焰消 ……………………… 四〇
硇砂 ……………………… 四〇
硼砂 ……………………… 四一
石硫黄 …………………… 四一
矾石 ……………………… 四二
绿矾 ……………………… 四三

第四卷 土部

白垩土 …………………… 四四
黄土 ……………………… 四四
东壁土 …………………… 四五
太阳土 …………………… 四五
伏龙肝 …………………… 四五
百草霜 …………………… 四五
墨 ………………………… 四六
冬灰 ……………………… 四六

第五卷 谷部

粳 ………………………… 四七
糯 ………………………… 四七
稷 ………………………… 四八
黍 ………………………… 四八
粟 ………………………… 四九

秫 …………………… 四九
籼 …………………… 四九
稗 …………………… 四九
菰米 ………………… 五〇
薏苡仁 ……………… 五〇
罂粟 ………………… 五一
小麦 ………………… 五一
大麦 ………………… 五二
荞麦 ………………… 五二
黑豆 ………………… 五二
黄豆 ………………… 五三
赤豆 ………………… 五三
绿豆 ………………… 五四
扁豆 ………………… 五四
蚕豆 ………………… 五四
豇豆 ………………… 五五
胡麻 ………………… 五五
麻油 ………………… 五六
大麻 ………………… 五六
陈廪米 ……………… 五七
蘗米 ………………… 五七
豆豉 ………………… 五七
神曲 ………………… 五七
红曲 ………………… 五八
酒 …………………… 五八
醋 …………………… 五九

饴糖 ………………… 六〇
酱 …………………… 六〇
蒸饼 ………………… 六〇

第六卷 果部

李 李实 李仁 ……… 六二
杏 杏实 杏仁 ……… 六二
梅 梅实 乌梅 白梅 …… 六三
桃 桃实 桃仁 桃花 桃叶 桃符
　 …………………… 六四
栗 …………………… 六六
枣 枣实 枣仁 ……… 六六
梨 …………………… 六七
木瓜 ………………… 六八
山楂 ………………… 六九
柿 …………………… 六九
奈 …………………… 七〇
林檎 ………………… 七〇
石榴 ………………… 七一
橘 橘实 陈皮 青皮 橘核 … 七一
橙 …………………… 七二
柑 …………………… 七二
香橼 ………………… 七三
枇杷 ………………… 七三
樱桃 ………………… 七三
银杏 ………………… 七四

胡桃 ……………………… 七四

橡 ………………………… 七五

荔枝 ……………………… 七六

龙眼 ……………………… 七六

橄榄 ……………………… 七六

余甘子 …………………… 七七

枳椇 ……………………… 七七

榧 ………………………… 七八

松子 ……………………… 七八

槟榔 ……………………… 七八

大腹皮 …………………… 七九

椒 ………………………… 七九

胡椒 ……………………… 八〇

毕澄茄 …………………… 八一

吴茱萸 …………………… 八一

食茱萸 …………………… 八二

茗 ………………………… 八二

甘瓜 西瓜 瓜仁 瓜蒂 …… 八三

葡萄 ……………………… 八五

甘蔗 蔗浆 沙糖 ………… 八六

莲藕 藕 莲实 莲须 莲房 荷叶

…………………………… 八六

芰实 ……………………… 八九

芡实 ……………………… 八九

乌芋 ……………………… 九〇

慈姑 ……………………… 九〇

第七卷　菜部

韭 韭汁 韭子 …………… 九一

葱 ………………………… 九二

薤 ………………………… 九二

蒜 ………………………… 九三

葫 ………………………… 九三

芸薹 叶 子 ……………… 九五

芥 茎叶 子 白芥子 ……… 九五

莱菔 莱菔子 ……………… 九六

姜 ………………………… 九八

胡荽 ……………………… 九九

水蕲 ……………………… 九九

蘹香 ……………………… 一〇〇

罗勒 ……………………… 一〇〇

菠薐 ……………………… 一〇一

苜蓿 ……………………… 一〇一

荠 ………………………… 一〇一

苋 ………………………… 一〇一

马齿苋 …………………… 一〇二

莴苣 ……………………… 一〇二

蒲公英 …………………… 一〇二

蕨 ………………………… 一〇三

薯蓣 ……………………… 一〇三

芋 ………………………… 一〇三

百合 ……………………… 一〇四

竹笋 …………………… 一〇四
茄 ………………………… 一〇四
冬瓜 …………………… 一〇五
南瓜 …………………… 一〇五
黄瓜 …………………… 一〇五
丝瓜 …………………… 一〇五
紫菜 …………………… 一〇六
石花菜 ………………… 一〇六
菰菜 …………………… 一〇六
芝 ………………………… 一〇六
木耳 …………………… 一〇七
香蕈 …………………… 一〇七
天花蕈 ………………… 一〇八
蘑菇蕈 ………………… 一〇八
鸡㙡 …………………… 一〇八

第八卷 草部上

甘草 …………………… 一〇九
人参 …………………… 一一〇
黄耆 …………………… 一一三
沙参 …………………… 一一四
桔梗 …………………… 一一五
荠苨 …………………… 一一五
黄精 …………………… 一一六
萎蕤 …………………… 一一七
知母 …………………… 一一七

肉苁蓉 ………………… 一一八
锁阳 …………………… 一一八
赤箭天麻 ……………… 一一八
白术 …………………… 一一九
苍术 …………………… 一一九
贯众 …………………… 一二一
狗脊 …………………… 一二一
巴戟 …………………… 一二二
远志 …………………… 一二二
淫羊藿 ………………… 一二三
仙茅 …………………… 一二三
玄参 …………………… 一二三
地榆 …………………… 一二四
丹参 …………………… 一二四
紫参 …………………… 一二四
紫草 …………………… 一二五
白头翁 ………………… 一二五
白及 …………………… 一二五
三七 …………………… 一二六
黄连 …………………… 一二六
胡黄连 ………………… 一二八
黄芩 …………………… 一二八
秦艽 …………………… 一二九
柴胡 …………………… 一三〇
前胡 …………………… 一三一
防风 …………………… 一三一

独活 羌活 ·············· 一三一

升麻 ················· 一三二

苦参 ················· 一三三

白鲜 ················· 一三四

玄胡索 ··············· 一三四

贝母 ················· 一三四

山慈菇 ··············· 一三五

白茅 ················· 一三五

龙胆草 ··············· 一三五

细辛 ················· 一三六

白微 ················· 一三六

白前 ················· 一三七

当归 ················· 一三七

芎劳 ················· 一三八

蛇床 ················· 一三九

藁本 ················· 一三九

白芷 ················· 一四〇

芍药 ················· 一四〇

牡丹 ················· 一四一

木香 ················· 一四二

甘松香 ··············· 一四二

山奈 ················· 一四二

高良姜 ··············· 一四三

草豆蔻 ··············· 一四三

白豆蔻 ··············· 一四四

肉豆蔻 ··············· 一四四

缩砂密 ··············· 一四四

益智子 ··············· 一四五

荜茇 ················· 一四五

补骨脂 ··············· 一四五

姜黄 ················· 一四七

郁金 ················· 一四七

蓬莪茂 ··············· 一四八

荆三棱 ··············· 一四八

香附子 ··············· 一四八

瑞香 ················· 一五〇

茉莉 ················· 一五〇

兰草 ················· 一五一

泽兰 ················· 一五二

零陵香 ··············· 一五二

藿香 ················· 一五三

香薷 ················· 一五三

荆芥 ················· 一五四

薄荷 ················· 一五四

紫苏 ················· 一五五

第九卷　草部中

地黄 ················· 一五六

菊 ·················· 一五七

艾 ·················· 一五八

茵陈蒿 ··············· 一五九

青蒿 ················· 一五九

白蒿 …………………… 一六〇

茺蔚叶 子 …………………… 一六〇

夏枯草 …………………… 一六一

刘寄奴 …………………… 一六一

恶实 …………………… 一六二

旋覆花 …………………… 一六二

红花 …………………… 一六二

续断 …………………… 一六三

苎麻 …………………… 一六三

胡芦巴 …………………… 一六三

青葙子 …………………… 一六四

苍耳 …………………… 一六四

豨莶 …………………… 一六四

麻黄 …………………… 一六六

大青 …………………… 一六八

灯心草 …………………… 一六八

芦 …………………… 一六八

芭蕉 …………………… 一六九

木贼 …………………… 一六九

牛膝 …………………… 一六九

紫菀 …………………… 一七〇

女菀 …………………… 一七〇

麦门冬 …………………… 一七〇

款冬花 …………………… 一七一

萱草 …………………… 一七一

葵苗 子 …………………… 一七二

蜀葵 …………………… 一七二

菟葵 …………………… 一七三

酸浆 …………………… 一七三

鼠麴草 …………………… 一七四

地肤 …………………… 一七四

瞿麦 …………………… 一七四

王不留行 …………………… 一七五

车前 …………………… 一七五

葶苈 …………………… 一七六

蛇含草 …………………… 一七六

连翘 …………………… 一七六

蓝汁 淀 …………………… 一七七

青黛 …………………… 一七七

蓼 …………………… 一七八

虎杖 …………………… 一七八

蒺藜 …………………… 一七八

鳢肠 …………………… 一七九

谷精草 …………………… 一七九

决明 …………………… 一七九

紫花地丁 …………………… 一八〇

烟草 …………………… 一八〇

大黄 …………………… 一八一

商陆 …………………… 一八三

大戟 …………………… 一八三

甘遂 …………………… 一八四

芫花 …………………… 一八四

莞花 ·············· 一八五

泽漆 ·············· 一八六

蔄茹 ·············· 一八六

续随子 ·············· 一八六

附子 乌头 乌附尖 天雄 侧子

　　漏蓝子 ·············· 一八六

草乌头 ·············· 一八九

白附子 ·············· 一八九

南星 ·············· 一九〇

半夏 ·············· 一九〇

常山蜀漆 ·············· 一九二

藜芦 ·············· 一九二

射干 ·············· 一九三

蓖麻 ·············· 一九三

凤仙 ·············· 一九四

羊踯躅 ·············· 一九四

茛菪 ·············· 一九五

曼陀罗花 ·············· 一九五

莽草 ·············· 一九六

第十卷　草部下

菟丝子 ·············· 一九七

五味子 ·············· 一九七

覆盆子 ·············· 一九八

使君子 ·············· 一九八

木鳖子 ·············· 一九九

马兜铃 ·············· 一九九

预知子 ·············· 一九九

牵牛子 ·············· 二〇〇

旋花 ·············· 二〇一

栝楼实 天花粉 ·············· 二〇二

葛根 ·············· 二〇二

天门冬 ·············· 二〇三

百部 ·············· 二〇三

何首乌 ·············· 二〇四

草薢 ·············· 二〇四

菝葜 ·············· 二〇五

土茯苓 ·············· 二〇五

白敛 ·············· 二〇六

山豆根 ·············· 二〇六

黄药子 ·············· 二〇七

白药子 ·············· 二〇七

威灵仙 ·············· 二〇七

茜草 ·············· 二〇八

防己 ·············· 二〇八

木通 ·············· 二〇九

通草 ·············· 二〇九

络石 ·············· 二一〇

木莲 ·············· 二一〇

萝藦 ·············· 二一一

忍冬 ·············· 二一一

钩藤 ·············· 二一一

南藤 …………………… 二一二

赤藤 …………………… 二一二

泽泻 …………………… 二一二

菖蒲 …………………… 二一三

香蒲 蒲黄………………… 二一四

萍 ……………………… 二一五

苹 ……………………… 二一六

蕈 ……………………… 二一六

水藻 …………………… 二一六

海藻 …………………… 二一七

昆布 …………………… 二一七

石斛 …………………… 二一七

骨碎补 ………………… 二一八

金星草 ………………… 二一八

石胡荽 ………………… 二一九

陟厘 …………………… 二一九

干苔 …………………… 二一九

船底苔 ………………… 二二〇

马勃 …………………… 二二〇

第十一卷　木部

松松脂 松节 松叶 松黄

　 …………………… 二二一

柏柏子仁 柏叶 柏枝节

　 …………………… 二二二

桂 ……………………… 二二二

沉香 …………………… 二二四

丁香 …………………… 二二五

檀香 …………………… 二二六

降真香 ………………… 二二六

乌药 …………………… 二二七

乳香 …………………… 二二七

没药 …………………… 二二八

麒麟竭 ………………… 二二八

龙脑香 ………………… 二二九

樟脑 …………………… 二二九

枫香脂 ………………… 二三〇

苏合香 ………………… 二三〇

安息香 ………………… 二三一

芦荟 …………………… 二三一

阿魏 …………………… 二三一

梓 ……………………… 二三二

桐桐叶 桐皮 桐花 梧桐子

　桐油 海桐皮………… 二三二

黄檗 …………………… 二三三

厚朴 …………………… 二三四

杜仲 …………………… 二二五

椿樗 …………………… 二三五

楝 ……………………… 二三六

漆 ……………………… 二三六

槐槐实 槐花 槐枝 …… 二三七

檀 ……………………… 二三七

秦皮 ……………… 二三八

皂荚 子 刺 ……………… 二三八

桦木 ……………… 二四〇

合欢 ……………… 二四〇

诃黎勒 ……………… 二四〇

柳 絮 叶 枝 根 ……… 二四一

杨 ……………… 二四一

榆 ……………… 二四二

苏木 ……………… 二四二

乌臼木 ……………… 二四二

棕榈 ……………… 二四三

巴豆 ……………… 二四三

大风子 ……………… 二四四

桑 根白皮 椹 叶 枝 …… 二四四

楮实 ……………… 二四六

枳实 枳壳 ……………… 二四六

栀子 ……………… 二四七

酸枣 ……………… 二四八

山茱萸 ……………… 二四八

金樱子 ……………… 二四八

郁李子 ……………… 二四九

女贞 ……………… 二四九

南烛 ……………… 二五〇

五加 ……………… 二五〇

枸杞子 地骨皮 ……… 二五〇

石南 ……………… 二五二

牡荆 实 叶 根 沥 …… 二五二

蔓荆 ……………… 二五三

紫荆 ……………… 二五三

木芙蓉 ……………… 二五四

木绵 ……………… 二五四

茯苓 白茯苓 赤茯苓 茯
苓皮 茯神 茯神木

……………… 二五五

琥珀 ……………… 二五六

猪苓 ……………… 二五七

雷丸 ……………… 二五七

桑寄生 ……………… 二五八

竹 淡竹叶 苦竹叶 淡竹茹
淡竹沥 天竹黄 竹实

……………… 二五八

第十二卷　服器部

衣带 ……………… 二六一

裤裆 ……………… 二六一

死人枕 ……………… 二六一

纸 ……………… 二六二

历日 ……………… 二六二

弓弩弦 ……………… 二六二

梳篦 ……………… 二六二

蒲扇 ……………… 二六三

漆器 ……………… 二六三

灯盏油 ……………… 二六三

甑 ·················· 二六三

炊单布 ·············· 二六三

古镜 ················ 二六三

古文钱 ·············· 二六四

诸铜器 ·············· 二六四

诸铁器 ·············· 二六四

第十三卷　人部

发髲 ················ 二六六

乱发 ················ 二六六

耳塞 ················ 二六七

爪甲 ················ 二六七

牙齿 ················ 二六七

人中黄 ·············· 二六八

人溺 ················ 二六八

人中白 ·············· 二六九

秋石 ················ 二六九

癖石 ················ 二七〇

人乳 ················ 二七〇

月水 ················ 二七〇

人血 ················ 二十一

人精 ················ 二七二

口津唾 ·············· 二七二

眼泪 ················ 二七三

人气 ················ 二七三

人魄 ················ 二七四

人骨 ················ 二七四

天灵盖 ·············· 二七四

人胞 ················ 二七五

脐带 ················ 二七五

人肉 ················ 二七五

人傀 ················ 二七六

第十四卷　禽部

凤凰 ················ 二七九

孔雀 ················ 二七九

鹰 ················· 二八〇

鸩 ················· 二八〇

鹤 ················· 二八一

鹳 ················· 二八一

鸧鸡 ················ 二八一

秃鹙 ················ 二八二

鹈鹕 ················ 二八二

鹅 ················· 二八二

雁 ················· 二八三

鹜 ················· 二八三

凫 ················· 二八四

鸂鶒 ················ 二八四

鸳鸯 ················ 二八四

鸡鶒 ················ 二八四

鹭 ················· 二八四

鸂鵡 ················ 二八五

鸺鹠 …………………… 二八五

鸡雄鸡 乌骨鸡 老鸡 鸡头
　鸡冠血 鸡屎 白鸡子
　…………………… 二八五

雉 …………………… 二八八

鹧鸪 …………………… 二八八

鹑 …………………… 二八九

鸽 …………………… 二八九

雀雀肉 雀卵 雀屎 …… 二九〇

鷃鹌 …………………… 二九〇

燕 …………………… 二九一

伏翼夜明砂 …………… 二九一

寒号虫五灵脂 ………… 二九二

斑鸠 …………………… 二九二

鸤鸠 …………………… 二九三

桑鳸 …………………… 二九三

伯劳 …………………… 二九三

鸲鹆 …………………… 二九四

百舌 …………………… 二九四

黄鹂 …………………… 二九四

慈乌 …………………… 二九五

乌鸦 …………………… 二九五

鹊 …………………… 二九五

杜鹃 …………………… 二九六

鹦鹉 …………………… 二九六

第十五卷　兽部

狮 …………………… 二九七

虎虎骨 虎肉 虎魄 虎皮
　…………………… 二九七

豹 …………………… 二九八

犀 …………………… 二九八

象象牙 象肉 象胆 象皮
　…………………… 三〇〇

羚羊 …………………… 三〇一

熊 …………………… 三〇一

膃肭脐 …………………… 三〇二

鹿鹿角 鹿茸 鹿肉 鹿血
　鹿峻 …………………… 三〇二

麋 …………………… 三〇四

獐 …………………… 三〇四

麝 …………………… 三〇五

猫 …………………… 三〇五

狸风狸 香狸 …………… 三〇六

野猪 …………………… 三〇六

兔兔肉 兔肝 兔屎 …… 三〇七

水獭 …………………… 三〇七

狐 …………………… 三〇八

獾 …………………… 三〇九

猩猩 …………………… 三〇九

猴 …………………… 三〇九

鼠鼠肉 鼠骨 鼠胆 …… 三一〇

猯 ……………………… 三一一

牛牛肉 牛乳 牛血 牛喉

　牛角䚡 牛骨 ……… 三一一

马肉、溺 ………………… 三一三

驴 ……………………… 三一四

驼 ……………………… 三一四

羊羊肉 羊血 羊肝 羊胆

　羊靥 羊胫骨 羊乳 地

　生羊 ………………… 三一四

豕肉 头 脂 脑 髓 血 肝

　肚 肺 肾 胰 胆 乳

　……………………… 三一六

狗肉 血 皮 ………… 三一九

牛黄 ………………… 三二〇

狗宝 ………………… 三二〇

阿胶 ………………… 三二一

黄明胶 ……………… 三二二

酥酪 醍醐 ………… 三二二

第十六卷　鳞部

龙 ……………………… 三二三

紫稍花 ……………… 三二四

蜃 ……………………… 三二四

鲮鲤 ………………… 三二四

蜥蜴 ………………… 三二五

蝘蜓 ………………… 三二五

蛤蚧 ………………… 三二六

蛇 ……………………… 三二六

蛇蜕 ………………… 三二七

蚺蛇 ………………… 三二八

白花蛇 ……………… 三二八

乌蛇 ………………… 三二九

蝮蛇 ………………… 三二九

鲤鱼 ………………… 三三〇

鳙鱼 ………………… 三三〇

鲩鱼 ………………… 三三〇

青鱼肉 枕骨 眼睛汁 胆

　……………………… 三三一

鲻鱼 ………………… 三三一

石首鱼 ……………… 三三一

鲫鱼 ………………… 三三二

白鱼 ………………… 三三二

鲥鱼 ………………… 三三二

嘉鱼 ………………… 三三三

鲳鱼 ………………… 三三三

鲈鱼 ………………… 三三三

鳜鱼 ………………… 三三四

鳢 ……………………… 三三四

鳗鲡鱼 ……………… 三三四

鳝鱼 ………………… 三三五

河豚 ………………… 三三五

比目鱼 ……………… 三三六

乌贼鱼 ……………… 三三六

虾 ……………………… 三三六

海马 ……………… 三三七

第十七卷　介部

龟甲 肉 溺 ……… 三三八
玳瑁 ……………… 三三九
鳖甲 肉 ……… 三三九
蟹 ……………… 三四〇
黿 ……………… 三四一
牡蛎 蛎粉 蛎肉 ……… 三四一
蚌 ……………… 三四二
真珠 ……………… 三四二
石决明 …………… 三四二
蚬 ……………… 三四二
蛤蜊 ……………… 三四三
蛏 ……………… 三四三
淡菜 ……………… 三四三
田螺 ……………… 三四四

第十八卷　虫部

蜂蜜 蜜 蜡 ……… 三四五
虫白蜡 …………… 三四六
五倍子 百药煎 …… 三四六
螳螂 桑螵蛸 …… 三四七
蚕 白僵蚕 雄原蚕蛾 蚕茧
　蚕沙 ……… 三四八
青蚨 ……………… 三四九
蜻蛉 ……………… 三四九

斑蝥 ……………… 三四九
蜘蛛 ……………… 三五〇
蝎 ……………… 三五一
水蛭 ……………… 三五一
蚁 ……………… 三五一
蛆 ……………… 三五二
蝇 ……………… 三五二
蛴螬 ……………… 三五三
桑蠹虫 …………… 三五三
青蒿蠹虫 ………… 三五三
蝉 ……………… 三五四
蜣螂 ……………… 三五四
蝼蛄 ……………… 三五五
萤火 ……………… 三五五
鼠妇 ……………… 三五六
䗪虫 ……………… 三五六
虻 ……………… 三五七
蟾蜍 ……………… 三五七
虾蟆 ……………… 三五八
蛙 ……………… 三五八
蜈蚣 ……………… 三五九
蚯蚓 ……………… 三五九
蜗牛 ……………… 三六〇
溪鬼虫 …………… 三六〇
蛔虫 ……………… 三六〇

第十九卷　用药纲领上

气味阴阳 ………… 三六二

升降浮沉 ………… 三六四

五运六淫 ………… 三六四

四时用药 ………… 三六六

上中下三品 ………… 三六六

君臣佐使 ………… 三六七

七方十剂 ………… 三六七

吐汗下三法 ………… 三七三

第二十卷　用药纲领下

脏腑虚实寒热主治之药

………… 三七六

寒热虚实各有真假 … 三八一

反治之法 ………… 三八三

治气之法 ………… 三八五

治病从本 ………… 三八五

气味补泻 ………… 三八五

引经报使 ………… 三八六

采药时候 ………… 三八六

辨药真伪 ………… 三八七

秤药分剂 ………… 三八七

用药大意 ………… 三八八

用药参伍 ………… 三八八

丸散汤膏 ………… 三八九

制药节度 ………… 三八九

服药时候 ………… 三九〇

药弗过剂 ………… 三九一

第一卷　水部

水者，坎之象也。上为雨露霜雪，下为河海井泉。流止寒温，气之所钟既异，甘淡咸苦，味之所入不同。是以昔人分别九州水土，以辨人之美恶寿夭焉。盖水为万化之源，土为万物之母，饮资于水，食资于土，而营卫赖之。然则水之性味，尤卫生者之所当究心也。

雨　水

雨水，味咸，气平，无毒。

立春节雨水是春升生发之气，可煮中气不足、清气不升之药。是日夫妇各饮一杯，还房有孕，取资始发生之义也。

夏有梅雨水，芒种后逢壬为入梅，小暑后逢壬为出梅，亦曰霉雨。此系淫热之气，郁遏熏蒸，酿为霏雨。人受其气则生病，物受其气则生霉。此水入酱易熟，不可造酒醋也。主洗疮疥，灭瘢痕。

冬有液雨水，立冬后十日为入液，至小雪为出液，亦曰药雨。百虫饮此皆伏蛰也。主杀百虫，宜煎杀虫消积之药。

露

露，味甘，气平，无毒。

秋露繁时以盘收取煎服，愈百疾，止消渴。八月朔日①收取。磨墨点太阳穴止头痛，点膏肓穴治劳瘵，谓之天炙。柏叶

---

① 朔日：农历初一日。

上露、菖蒲上露并能明目，韭叶上露去白癜风。按《吕氏春秋》云，水之美者有三危之露，姑射神人吸风饮露，汉武帝作金盘承露。东方朔云：煎露如饴，久服不饥。杨贵妃每晨吸花上露以止渴解酲①，则露之功可见矣。

更有一种甘露，《瑞应图》云：神灵之精，仁瑞之泽，故有日膏酒浆之名。《列星图》云：天乳一星明润，则甘露降。《山海经》云：诸沃之野，摇山之民，甘露是饮，下寿者八百岁。

夫甘露不常有，凡秋露要亦佳物也。

霜

天气下降而为露，清风薄之而成霜，露能滋物而霜能杀物，性随时异也。

味甘，气寒，无毒。食之解酒热、伤寒鼻塞、寒热疟疾。和蚌粉傅暑月痱疮及腋下赤肿，立瘥。

凡收霜以鸡翎扫之，瓶中密封阴处，久亦不坏。

腊　雪

刘熙《释名》云：雪，洗也。洗除瘴疠虫蝗也。凡花五出，雪花六出，阴之成数也。冬至后第三戊为腊，腊前三雪，大宜菜麦，又杀虫蝗。

味甘，气寒，无毒。主解一切毒，治天行时气瘟疫，小儿热痫狂啼，大人丹石发动，酒后暴热，黄疸。煎茶煮粥，解热止渴，洗目退赤，抹痱亦良。

盖腊雪密封阴处，数十年亦不坏。浸五谷种则耐旱不生虫，酒

---

① 酲（chéng 呈）：醉酒不醒。

几席间则蝇自去，淹藏一切果食则不蛀蠹，其杀虫除热可知矣。

春雪有虫，水亦易败，不收用。

冰

冰者，太阴之精。水极似土，所谓物极反兼化也。

味甘，气大寒，无毒。主解烦渴，消暑毒。伤寒阳毒热甚昏迷者，以冰一块置膻中甚良。凡酷暑食冰，虽是宜人，而与气候相反，入腹冷热相激，致诸疾也。《食谱》云：凡夏用冰止可隐映饮食，令气凉耳，不可食之。宋徽宗食冰太过，病脾疾，杨介进大理中丸，徽宗曰：服之屡矣。介曰：疾因食冰，臣以冰煎此药，是治受病之原也。服之果愈。

明　水

方诸①熟摩令热，向月取之，得水谓之明水。或以方诸为石，或以方诸为蚌，皆非也。《周礼》司烜氏以燧取明火于日，鉴取明水于月。《考工记》云：铜锡相半，谓之鉴燧之剂。《搜神记》云：金锡之性，一也。五月午日午时铸为阳燧，子月子日子时铸为阴燧。阴燧即方诸也。

明水，味甘，气寒，无毒。主明目，定心，止渴。

半天河水

半天河，乃竹篱头及空树穴中水也。《战国策》云长桑君饮扁鹊以上池之水，注云上池即半天河也。

味甘，性微寒，无毒。治鬼疰、狂邪、恶毒，辟禳时疫，

---

① 方诸：在月下承露取水的器具。

洗诸疮。

流 水

流水，味甘，气平，无毒。

江河、溪涧皆流水也，其外动而性静，其质柔而气刚，与湖泽、陂塘①之止水不同。然江河水浊而溪涧水清，复不同焉。观浊水流水之鱼与清水止水之鱼，性味迥别，淬剑染帛色各不同，煮粥烹茶味亦有异，则入药岂可无辩？

千里水、东流水，二者皆堪荡涤邪秽，禁咒神鬼。江水，源泉远涉，顺势归海，用以治头，必归于下。凡治羸弱之病，煎药宜陈芦劳水，取其水不强火不盛也。劳水，即扬泛水，一名甘烂水。用流水置大盆中，以杓高扬之千万遍，有沸珠相逐是也。盖水性咸而体重，劳之则甘而轻，不助肾气而益脾土也。甘烂水劳而力柔，故治胀满水肿之病用之。顺流水，顺而下流，故治下焦腰膝之证用之。急流水，急速下达，故通二便、风痹之药用之。逆流回澜之水，其性逆而倒上，故发吐痰饮之药用之。昔有患小便秘者，医不能瘥，张子和令取长川急流之水煎前药，一饮立溲。用水之效可征矣。

井 水

井水，味甘，气平，无毒。

凡井水，远从地脉来者为上，从近处江湖渗者次之，城市近沟渠污水杂入者为下。井以黑铅为底，能清水散结，饮之无疾，入丹砂镇之，令人多寿。平旦第一汲为华水，天一真气浮

---

① 陂（bēi背）塘：池塘。

于水面，用煎补阴之剂及炼丹煮石甚良。夫井泉，地脉也，人之经血象之，须取土厚水深源远而质洁者，食用可也。人乃地产，与山川之气相为流通，而美恶寿夭，亦相关涉。金石草木尚随水土之性，而况万物之灵者乎？贪淫有泉，仙寿有井，载在往牒，必不我欺。

昔麻知几访灵台太史，见铜壶之漏水焉，太史召司水者，曰：此水已三周环，水滑则漏迅，漏迅则刻差，当易新水。知几大悟，夫天下之水，用之灭火则同，濡槁则同，至于性从地变，质与物迁，未尝同也。蜀江濯锦则鲜，济源烹楮则显。南阳之潭渐于菊，其人多寿；辽东之涧通于参，其人多发。晋之山产矾石，泉可愈疽；戎之麓伏硫黄，汤可浴疠。沧卤能盐，阿井能胶。澡垢以污，茂田以苦。瘿消于藻带之波，痰破于半夏之洳①。冰水咽而霍乱息，流水饮而癃秘通。雪水洗目而赤退，咸水濯肌而疮干。菜之为薤，铁之为浆，麹之为酒，蘖之为醋，千派万种，言不可尽。

至于井之水一也，尚数名焉。反酌而倾曰倒流，出甃②未放曰无根，无时初出曰新汲，将旦首汲曰井华。夫一井之水功用不同，岂可烹煮之间将行药势，独不择夫水哉。又《后汉书》云：有妇人病经年，世谓寒热注病。十一月，华佗令坐石槽中，平旦用冷水灌之，云当至百，始灌七十，冷颤欲死，灌者惧欲止，佗不许，灌至八十，热气乃蒸出，嚣嚣然高二三尺，满百灌乃使燃火温床，厚覆而卧，良久冷汗出，以粉扑之而愈。《南史》云：房伯玉服五石散十余剂，更患冷疾，夏月常复衣。徐

---

① 洳（rù入）：潮湿。
② 甃（zhòu咒）：砖砌的井壁。

嗣伯曰：乃伏热也，须以水发之，非冬月不可。十一月冰雪大盛时，令伯玉解衣坐石上，取新汲冷水，从头浇之，尽二十斛，口噤气绝，家人啼哭请止，嗣伯挝谏者，又尽水百斛，伯玉始能动，背上彭彭有气，俄尔起坐，云热不可忍，乞冷饮，嗣伯以水一升饮之，疾遂愈。自后常发热，冬月犹单衫，体更肥壮。窃谓二人皆伏火之证，《素问》所谓诸禁鼓栗皆属于火也。治法火郁则发之，而二子乃于冬月平旦浇以冷水者，冬至阳气在内也，平旦阳气方盛也，折之以寒，使热气郁遏至极，激发而汗解，乃物不极则不发也。春月则阳气已泄，夏秋则阴气在内，故十一月至后，乃可行之，二子之医可谓神矣。

山岩泉水

山岩间所出泉流为溪涧者，正出曰槛泉，悬出曰乳泉，反出曰泛泉。

味甘，气平，无毒。治转筋恐入腹，宜多服之，勿令腹空，空则更服。凡山有玉石美草木者为良，有黑土毒石恶草者不可用也。瀑涌湍急之水，服之生瘿疾。汪颖曰：曾在浔阳，忽一日马死数百，因久旱暴雨，洗出山谷中虫蛇之毒，马饮其水故也。

阿井水

阿井在兖州府东阿县济水伏流地中，东阿济所经也。

阿井水，味甘咸，气平，无毒。其性趣下，清而且重，用搅浊水则清，故以治淤浊及逆上之痰也。

汤　泉

汤泉，味辛，气热，微毒。治疥癣、风癞诸疮及肌皮顽痹。饱食入池久浴，得汗出乃止，盖下有硫黄即令水热。硫黄主治诸疮，故水亦宜然。有砒石处亦有汤泉，浴之有毒。

盐胆水

盐胆水，乃盐槽中沥下黑汁也。

味咸苦，有大毒。治疥癣、瘘疾、虫咬及牛马为虫蚀、毒虫入肉生子。六畜饮一合，当时死，人亦然。凡疮有血者不可涂之。

地浆水

掘黄土作坎，深三尺，以新汲水沃之，搅浊少顷，取清用之，谓之地浆。

味甘，气寒，无毒。解中毒烦闷，疗霍乱及中暍卒死者。盖阴气静则神藏，躁则消亡，中暑霍乱乃暑热内伤，七神迷乱所致。地属阴，地浆作于墙阴坎中，为阴中之阴，能泻阳中之阳也。

热 汤

热汤，味甘，气平，无毒。主助阳气，行经络。

须百沸者佳，若半沸者饮之，反伤元气作胀也。四时暴泄痢，四肢冷，脐腹冷，深汤中坐，浸至腹上，频频作之，生阳诸药无速于此。虚寒人始坐汤中必颤，常令人伺守之。凡伤寒、伤风、伤食、伤酒初起无药，便饮太和汤碗许，或酸齑汁亦可，以手揉肚，觉恍惚再饮再揉，至无所容，探吐汗出则已。《灵验篇》云：有人患风疾数年，令坐坑内，解衣以热汤淋之，良久以簟盖之，汗出而愈。此亦通经络之法也。李濒湖谓：推此治寒湿加艾煎汤，治风虚加五枝或五加，煎汤淋洗，效更速也。

生熟汤

生熟汤，以新汲水、百沸汤合一盏和匀者也，亦谓之阴阳水。

味甘咸，无毒。治痰疟及宿食胪①胀。欲作霍乱者，饮一二升，令吐尽痰食则愈。凡霍乱及呕吐者，饮数口即定。盖人身三焦通利，升降周流则脏腑畅达，一失其道，二气淆乱，故发为霍乱呕吐之病，饮此汤辄定者，分其阴阳使得其平也。

---

① 胪：原作"炉"，据《本草纲目》改。

第二卷　火部

水火，所以养民而民赖以生者也。本草、医方皆辨水而不辨火，诚阙文哉。火者，南方之气，行于天，藏于地，而用于人。太古燧人氏上观下察，钻木取火，教民熟食，使无腹疾。《周官》司爟氏掌火之政令，四时变国火以救时疾①。古先王之于火政，用心亦切矣。

性气功用，恶可无辨。

阳火　阴火

火者，五行之一，有气而无质，造化两间，生杀万物，火之用至矣哉。火有二：阳火，阴火也。其纲凡三：天火也，地火也，人火也。其目凡十有二：天之阳火二，太阳真火也、星精飞火也；天之阴火二，龙火也、雷火也；地之阳火三，钻木之火也、击石之火也、戛②金之火也；地之阴火二，石油之火也、水中之火也；人之阳火一，丙丁君火也；人之阴火二，命门相火也、三昧之火也。合而言之，阳火六，阴火亦六。

诸阳火遇草而爇，得木而燔，可以湿伏，可以水灭。诸阴火不焚草木，而流金石，得湿愈焰，遇水益炽，以水折之，则

---

① 周官司爟氏……以救时疾：典出《周礼·夏官·司爟》："司爟掌行火之政令，四时变国火以救时疾"。郑玄注："郑司农说以鄹子曰：'春取榆柳之火，夏取枣杏之火，季夏取桑柘之火，秋取柞楢之火，冬取槐檀之火。'"贾公彦疏："火虽是一，四时以木为变，所以禳去时气之疾也"。孙诒让正义："谓五时各以其木为燧，钻以取火。"

② 戛（jiá 夹）：敲打。

光焰诣天，物穷方止，以火逐之，以灰扑之，则灼性自消，光焰自灭。故人之善反身者，上体于天而下验于物，则君火相火、正治从治之理，思过半矣。

此外又有萧丘之寒火、泽中之阳焰、野外之鬼磷、金银之精气，此皆似火而不能焚物者也。至于樟脑、獭髓，皆能水中发火，浓酒、积油，得热气则火自生。南荒有厌火之民、食火之兽，西戎有食火之鸟，火鸦、蝙蝠能食焰烟，火龟、火鼠，生于火地。此皆五行物理之常，而乍闻者目为怪异焉尔。

盖太极动而生阳，静而生阴，火内阴而外阳，主乎动者也。故凡动皆属火，形气相生，配于五行，故谓之君。生于虚无，因其动而可见，故谓之相。天主生物，故恒于动，人有此生亦恒于动，动者皆相火之为也。见于天者，出于龙雷则木之气，出于海则水之气。具于人者，寄于肝肾二部，肝木而肾水也。天非此火不能生物，人非此火不能自生。天之火虽出于木，而皆本乎地，故雷非伏龙，非蛰海，非附于地，则不能鸣，不能飞，不能波也。鸣也，飞也，波也，动而为火者也。肝肾之阴悉具相火，人而同乎天地也。然而火为元气之贼何哉？火起于妄，煎熬真阴，阴虚则病，阴绝则死。君火之气，《经》以暑言之；相火之气，《经》以火言之。盖表其暴悍酷烈，甚于君火也。周子曰：圣人定之以中正仁义而主静。朱子曰：必使道心常为一身之主，而人心听命焉。夫人心听命而主之以静，则五火之动皆中节，相火惟有裨补造化，以为生生不息之运，用尔何贼之有？

燧 火

《周官》司爟氏，四时变国火以救时疾。盖人之资于火食者，疾病寿夭系焉。四时钻燧取新火，以为饮食之用，依岁气而使无亢不及，所以救民之时疾也。

榆柳先百木而青，故春取之；杏枣之木心赤，故夏取之；柞楢①之木理白，故秋取之；槐檀之木心黑，故冬取之；桑柘之木肌黄，故季夏取之。天文大火之次，于星为心。季春龙见于辰而出火，于时为暑；季秋龙伏于戌而纳火，于时为寒。顺天道而百工之作息皆因之，以免水旱灾祲之流行也。后世寒食禁火，乃季春改火遗意，而俗作介推事，谬矣。

桑柴火

桑乃箕星之精。《抱朴子》云：一切仙药，不得桑煎不服。凡痈疽发背不起，瘀肉不腐，及阴疮、瘰疬、流注、臁疮、顽疮，燃火吹灭，日灸二次。未溃拔毒止痛，已溃补接阳气，去腐生肌。

一切补药诸膏，宜此煎之。盖桑木能利关节、养津液，得火则拔引毒气，驱逐风寒麻痹。久服终身不患风疾也。

炭　火

烧木为炭。木久则腐，而炭入土不腐，葬家用炭能使虫蚁不入。竹木之根自回，古者冬至、夏至前二日，垂土、炭于衡两端，轻重令匀。阴气至则土重，阳气至则炭重，则炭乃纯阳之物也。凡误吞金银铜铁在腹，用白炭烧红急为末，煎汤呷之，甚者刮末三钱调服。

芦火　竹火

芦火、竹火，宜煎一切滋补药。凡煎汤药用桑柴，取其能

---

① 楢（yóu 由）：木材坚韧，可做车轮，也用来取火。

助药力；用陈芦枯竹，取其火气不强，不损药力也。

艾 火

艾灸百病，宜用阳燧火珠。承日取太阳真火，若急卒难备，用真麻油灯或蜡烛火，以艾茎烧点于炷，滋润灸疮，至愈不痛也。戛金击石钻燧之火，皆不可用。盖火无体，因物为体，金石之火，烈于草木之火。

其八木者：松火难瘥，柏火伤神多汗，桑火伤肌肉，柘火伤气脉，枣火伤内吐血，橘火伤营卫经络，榆火伤骨失志，竹火伤筋损目也。

火 针

火针者，《素问》谓之燔针、焠针，仲景谓之烧针。其法麻油满盏，以灯草二七茎点灯，将针频涂麻油，灯上烧令通赤用之。不赤或冷则反损人，且不能去病也。

风寒筋急、挛引痹病，或瘫痪不仁者，针下疾出，急按孔穴则疼止，不按则疼甚。癥块结积冷病者，针下慢出，仍转动以发出污浊。痈疽发背有脓无头者，针令脓溃，勿按孔穴。

凡用火针，太深则伤经络，太浅则不能去病，要在消息得中。针后发热恶寒，此为中病也。按《灵枢经》叙十二经筋所发诸痹病，皆云治在燔针劫刺，以知为度，以痛为输。又云：经筋之病，寒则反折筋急，热则纵弛不收，阴痿不用，淬寒急也。纵缓不收者，无用燔针。观此，则燔针乃为筋寒而急者设，以热治寒，正治之法也。而后世以针积块，亦假火气以散寒涸，而发出污浊也。又以治痈疽者，则是从治之法，溃泄其毒气也。昧者以治伤寒热病则非矣。仲景云：太阳伤寒加温针必发惊。

本草洞诠

一二

营气微者，加烧针则血滞不行，更发热而烦躁，此谬用以致害也。凡肝虚目昏，多泪或风赤，及生翳膜顽厚，并宜熨烙之法。用平头针如翳大小，烧赤轻轻当翳中烙之，烙后翳破用除翳药。盖气血得温则宣流，得寒则凝涩也。

第三卷　金石部

石者，气之核，土之骨也。大则为层岩，细则为砂尘，其精为金、为玉，其毒为礜、为砒。气之凝也，则结为丹青；气之化也，则液为矾汞。其变也，或自柔而刚，乳卤成石是也；或自动而静，草木成石是也。飞走含灵之为石，有情而之无情也；雷震星陨之为石，无形而成有形也。是以《禹贡》《周官》列其土产，农经、轩典详其性功，亦良相、良医之所当注意者也。

金

五金黄为之长，有山金、沙金二种。其色七青八黄九紫十赤，色深则金气足，久埋不生衣，百炼不轻，从革不违。其药制成及点化者，既无造化之气，不堪入药。曾在冢墓及为钗钏、溲器者，陶隐居谓之辱金，不可合炼也。《地镜图》云：黄金之气赤，夜有火光及白鼠。《宝藏论》①云：金有二十种，五种真金，十五种假金。盖雄黄、硫黄、曾青、石绿之类，皆可以药制乱金银也。

金性恶锡畏水银，得余甘子则体柔。洗金以盐，骆驼驴马脂并能柔金，翡翠石能屑金，亦物性相制也。

金，味辛，气平，有毒。主镇精神，坚骨体，通利五脏恶气，性能制水，故疗惊痫风热肝胆之病，而古方罕用。方术家

---

① 宝藏论：相传为后秦僧肇撰，全书一卷，又作《晋僧肇法师宝藏论》。

有久服神仙之说，岂知血肉之驱水谷为赖，可能堪此金石重坠之物久在肠胃乎？中金毒者，惟鹧鸪肉能解之。《东观秘记》云：亡人以黄金塞九窍，则尸不朽。此虽近于理，然亦诲盗矣。

银

银禀西方辛阴之神，结精为质。《地境图》云：银之气入夜正白，流散在地，其精化为白雄鸡。《宝藏论》云：银有十七种，四种真银，十三种皆药制成者，假银也。

银，味辛，气平，有毒。主安五脏，定心神，止惊悸，除邪气。《抱朴子》言银化水服成地仙者，方士谬传也。凡使金银铜铁，只可浑安在药中，借气生药力而已，勿入药服，能消人脂。

铜 赤铜 自然铜 铜青

铜与金同，故名。《鹤顶新书》云：铜与金银，同一根源也。得紫阳之气而生绿，绿二百年而生石，铜始生于中。有赤青白三种，惟赤铜入药。

赤铜，味苦，气平，微毒。治贼风反折。赤铜五斤，熬使极热，投二斗酒中，百遍，服五合，日三。又接骨焊齿，治腋臭。同五倍子能染须发。《朝野佥载》云一人坠马折足，取铜末和酒服之，遂瘥。及亡后十年改葬，视其胫骨折处，犹有铜束之也。《太清服练书》言其伤肾。夫既已伤肾而反能接骨，此理殊不可解。丹溪谓铜非煅不可用，若新出火者，其火毒、金毒相扇，挟香药、热药，虽能接骨，而燥散之祸，甚于刀剑也。然其接骨之功，自不可少，惟骨后即当调气、理血、补胃可耳。

《抱朴子》云铜有牝牡，在火中尚赤时，令童男童女以水灌之，自分为二，凸起者牡也，凹下者牝也。以牝为雌剑、牡为雄剑，带之入江湖，则蛟龙水神皆畏避也。

自然铜，生铜矿中，山气熏蒸，自然流出，不从矿炼，故名。味辛，气平，无毒。主治与赤铜同。有人以自然铜饲折翅胡鹰，后遂飞去。今人打扑损伤，研细水飞过，同当归、没药各半钱，以酒调服，仍手摩病处，有续筋骨之功，而又有消瘀血之效也。

铜青，味酸，气平，微毒。生熟铜皆有青，此铜之精华也。近时以醋制铜，生绿收取之，入肝、胆二经，主吐利，风痰，明目，杀疳，合金疮，止血。

铅 铅粉 铅丹 密陀僧 铅霜

铅为五金之祖，故有五金狌犴，追魂使者之称。言其能伏五金而死八石也。气味甘寒，无毒。主镇心安神，治伤寒毒气反胃，瘿瘤鬼疰，固牙乌须，杀虫坠痰，解金石药毒。盖铅秉癸水之气，阴极之精，色黑通肾，故黑锡丹、补真丹皆用之。得汞交感，治一切阴阳混淆、上盛下虚、有升无降，发为眩运、噎膈诸疾。所谓镇坠之剂，有反正之功，但性带阴毒，恐伤人心胃耳。铅性又能入肉，故女子以铅珠纫①耳，即自穿孔。实女无窍者，以铅作铤，逐日纫之，自开也。铅之变化最多，一变而成胡粉，再变而成黄丹，三变而成密陀僧，四变而为白霜。其功皆与铅同，但胡粉入气分，黄丹入血分，密陀僧镇坠下行，

———

① 纫（rèn 认）：穿，引。

铅白霜轻虚上行也。

铅粉，味辛，气寒，无毒。主坠痰消胀，治伏尸毒螫，杀三虫，去鳖瘕，疗恶疮，止泄痢，堕胎，入痢成疳者。胡粉和水及鸡子白服，以粪黑为度，为其杀虫而止痢也。亦可入膏药代黄丹用。《肘后方》云：从高落下，瘀血抢心，面青气短欲死者，胡粉一钱和水服即安。

铅丹，味辛，气微寒，无毒。能坠痰去怯，故治惊痫癫狂、吐逆反胃者用之；能消积杀虫，故治疳疾下痢、疟有实积者用之；能解热拔毒，长肉去瘀，故治恶疮肿毒及入膏药，为外科必用之药也。

密陀僧，味咸、辛，气平，有小毒。其性重坠，直走下焦，主坠痰止吐，消积，定惊痫，治疟痢，止消渴，疗疮肿。洪迈云：惊气入心，瘖不能言者，用密陀僧末一匕，茶调服。一人为狼所逐而得是疾，或授此方而愈。盖惊则气乱，密陀僧之重以去怯而平肝也。功力与铅丹同，故膏药中用代铅丹云。

铅霜，味甘、酸，气冷，无毒。此系用铅杂水银十五分之一，合炼作片，置醋瓮中，密封经久成霜，乃铅汞之气交感所结也，道家谓之神符白雪。能消痰，止惊悸，去膈热涎塞，治吐逆，病在上焦者宜此清镇之也。

锡

锡受太阴之气而生。二百年成砒，砒二百年而成锡，锡秉阴气，故其质柔，二百年遇太阴之气乃成银。今人置酒于新锡器中，浸渍日久，或杀人者，以砒能化锡，岁月尚近故也。五金之中，独锡易制，银色而铅质，失其药则为五金之贼，得其药则为五金之媒也。

味甘，气寒，微毒。治恶毒风疮。《夷坚志》云：汝人多病瘿，地饶风沙，沙入井中，饮其水则生瘿。人家以锡为井阑，或沉锡井中，则无此患。

铁 <small>钢铁 铁落 铁华粉</small>

铁受太阳之气，生于卤石，一百五十年而成慈石，二百年孕而成铁，又二百年不经采炼而成铜，铜化白金，白金化黄金，是铁与金银同一根源也。初炼去矿者为生铁，再三销拍者为熟铁，以生熟夹炼，作刀剑锋刃者为钢铁。煅家烧赤沸，砧上皮甲落者，为铁落；锻灶中飞出如尘，紫色而轻虚者，为铁精；作针家磨滤细末者，为针砂；取诸铁于器中水渍之，经久色青沫出，可染皂者，为铁浆；以铁拍作片，置醋槽中，积久衣生，刮取者，为铁华粉；经用辛苦者，曰劳铁。钢有三种，以熟铁包生铁炼令相入者，伪钢也；精铁百炼至斤两不耗者，纯钢也；西南海山中生成，状如紫石英，水火不能坏，穿珠切玉如泥者，真钢也。铁落，一名铁蛾，炼时有花飞出，如兰如蛾，今烟火家用之，浸醋书字，于纸背涂墨如碑字也。貘食铁而蛟龙畏铁，性相制也。

铁，味辛，气平，有毒。钢铁，味甘，气平，无毒。并主平肝镇心，治惊痫，散瘀血，消丹毒，坚肌耐痛。铁华粉，安心神，除风邪、疟癖、癥结。盖铁于五金色黑配水，而其性则制水，《素问》治怒狂阳厥之证，曰阳明者尝动，巨阳、少阳不动，而动大疾，此其候也。治之当夺其食则已。夫食入于阴，长气于阳，故夺其食则已，以生铁落为饮。夫生铁落者，下气疾也。盖取金以制木之义，木平则火降矣。李一南谓肿药用铁蛾入丸子者，一生须断盐。盖盐性濡润，肿若再作，不可为矣。故《日华子》云：煎汁服之，不留滞于脏腑，借铁虎之气以制肝木，使不能克脾土耳。凡铁精、铁砂、铁浆入药并同此意，凡诸草木药忌铁器，补肾药尤忌之。

玉

　　《礼记》云：石蕴玉则气如白虹，精神见于山川。《尸子》云：水圆折者有珠，方折者有玉。《玉书》云：玉生于山而木润，产于水而流芳，藏于璞而文采流于外。《地镜图》云：玉之精如美女。陶贞白云：玉出蓝田、南阳、日南，外国于阗、疏勒①诸处。晋张匡邺②使于阗，作《行程记》云：玉河源出崑山，西流一千三百里，至于阗界，乃疏为三河，一曰白玉河、二曰绿玉河、三曰乌玉河，每岁五六月大水暴涨，则玉随流而至，水退乃取之。《太平御览》云：交州出白玉，夫余出赤玉，挹娄③出青玉，太秦出菜玉，西蜀出黑玉，蓝田出美玉。王逸论玉之色，曰赤如鸡冠，黄如蒸栗，白如截肪，黑如纯漆。《淮南子》云：钟山之玉，炊以炉炭，三日三夜而色泽不变，得天地之精也。观此诸说，则玉有山产、水产二种，中国之玉产于山，四夷之玉产于水也。石似玉者，斌、玞、瑌、玭、珬、璎。

　　①　疏勒：古西域诸国之一，在今新疆喀什。

　　②　张匡邺（yè 业）：原为后晋朝廷供奉官，天福三年（938），于阗王李圣天遣使朝贡，高祖石敬瑭即以张匡邺为鸿胪卿、正使，册封李圣天为"大宝于阗国王"。

　　③　挹娄：在今辽宁省东北部和吉林、黑龙江两省东半部及黑龙江以北、乌苏里江以东的广大地区。

所谓燕石入笥，卞氏长号也。

玉，味甘，气平，无毒。本草谓玉浆治五脏百病，柔筋强骨，安魂魄，长肌肉，利血脉。葛洪谓服金者寿如金，服玉者寿如玉，一年以上，入水不沾、入火不灼、刀刃不伤，百毒不死。《天宝遗事》载杨贵妃含玉咽津以解肺渴。王莽遗孔休玉，曰：君面有疵，美玉可以灭瘢。董君异以玉醴与盲人服，旬日得明。后魏李预得餐玉之法，及疾笃，谓妻子曰：服玉当屏居①山林，排弃嗜欲，而吾酒色不绝，自致于死，非玉之咎也。吾体必当有异，勿速殡，令后人知餐服之功。时七月中旬，长安毒热，停尸四日而体色不变，古来发冢见尸如生者，身腹内外，无不大有金玉。汉制王公皆用珠襦玉匣，是使不朽故也。据理而推，玉未必使生者不死，但能使死者不朽耳。炼服之法，若未深解节度，岂可轻用？至于养尸招盗，反成暴弃，岂若速朽归虚之为愈哉？夫玉乃重宝，古礼玄珪苍璧，黄琮赤璋，白琥玄璜，以象天地四时，是岂无用而珍之若此？《左传》云玉足以庇荫嘉谷则宝之。玉之用亦大矣，若以服食见功，小之乎视玉也。

琅玕

琅玕，象其声也。《尚书》：雍州厥贡球琳琅玕。《尔雅》云：西北之美者，有昆仑墟之璆琳琅玕。《列子》云：蓬莱之山，珠玕之树丛生。据诸说则琅玕生西北山中及海山厓间。陈

---

① 屏居：隐居。《史记·魏其武安侯传》："魏其谢病，屏居蓝田南山之下数月，诸宾客辩士说之，莫能来。"

藏器谓琅玕生海底，渔人以网罾①得之，是珊瑚非琅玕也。在山为琅玕，在水为珊瑚，形似而实不同。苏恭谓是琉璃之类，琉璃乃火成之物，琅玕非火成者，安得同类？

琅玕，味辛，气平，无毒。治身痒，火疮，痈疡死肌。

珊　瑚

珊瑚生海底，作枝柯状，五七株成林，居水中直而软，见风日则曲而硬也。

味甘，气平，无毒。主去目中翳，消宿血，止鼻衄。陈藏器谓珊瑚刺之汁流如血，投以金为金浆，投以玉为玉髓，久服长生，未知然否。

玛　瑙

玛瑙，文理交错，其色红烂，如马之脑，故名。

味辛，气寒，无毒。主辟恶，熨目赤烂。

宝　石

宝石，有红、绿、碧、紫数色。主去翳明目。灰尘入目，以珠拂拭即去。

玻　璃

玻璃，其莹如水，其坚如玉，故名水玉。

味辛，气寒，无毒。主安心，明目。摩翳障，熨热肿。

---

① 罾（zēng 增）：一种用木棍或竹竿做支架的方形鱼网，引申为以罾网之。

水　精

水精，莹彻晶光，水之精英也。有黑白二色，南水精白，北水精黑，亦玻璃之属。

味辛，气寒，无毒。熨目除热泪，亦入点眼药用。《唐书》云：罗刹国出火齐珠，日中以艾承之则得火。《续汉书》云：哀牢[①]夷出火精。则火齐即火精，正与水精对也。

云　母

云母，有青、黄、紫、赤、白五色，土人候云所出之处，于下掘取获之，有长五六尺者，此石乃云之根也。

味甘，气平，无毒。主益精明目，除邪气，安五脏。葛洪云：服云母十年，云气常复其上。服其母以致其子理自然也。他物埋之即朽，着火即焦，而云母入猛火中经时不焦，埋之不腐。故服之者长生，入水不濡，入火不焦。但古方服五云者甚多，而修炼节度非文字可详，似难轻饵，惟合云母膏治一切痈毒疮可耳。云母壅尸，亡人不朽。盗发冯贵人冢，形貌即生，发晋幽公冢，百尸纵横，衣服皆如生人，并有云母壅之故也。

白石英

白石英，味甘，气微温，无毒，入手太阴、阳明经气分。主益气，治消渴、咳逆、胸膈间久寒，除风湿痹。

《十剂》云：湿可去枯燥之病。按《乳石论》以钟乳为乳，以白石英为石，乳者阳中之阴，石者阴中之阳。故一阳生后服

---

① 哀牢：傣族先民在怒江、澜沧江流域建立的部落联盟国家。

乳，一阴生后服石，久服则新石推出陈石。石常在小腹中温暖，则气息调和，经脉通达，腰肾坚强，百病自除。盖此物光滑，既不着入肠胃，亦无石气发作诸病，似可常服。李濒湖谓方治虽多，罕有济者，勿轻饵也。古方有石煮羊肉法，去石用肉。石煮牛乳法，去石食乳，均有益而无损。更有石饲牸①牛法，每日和豆与食，经七日后，收乳服之更佳。

紫石英

紫石英，味甘，气温，无毒，入手少阴、厥阴经血分。上能镇心，重以去怯也；下能益肝，湿以去枯也。心生血，肝藏血，其性暖而补，故心神不安、肝血不足，及女子血海虚寒不孕者宜之。《别录》言其补心气，甄权言其养肺气，殊昧气阳血阴营卫之别，惟《本经》言治咳逆邪气、女子风寒在子宫者，久服温中，甚得此理。

丹 砂

丹砂，有土、石二种。土砂，体重而色黄黑，止疗疮疥，不入心腹之药，出水银则多也。石砂，有十数品，最上者为光明砂。李德裕云：光明砂在石室之间，生雪床之上，如初生芙蓉，细者环拱，大者处中，有辰居之象，有君臣之位，此天地自然之宝也。其次或出石中，或出水内，当择去其杂土石者，皆可用也。

味甘，气微寒，无毒。主养精神，安魂魄，治百病，杀精

---

① 牸（bó 脖）：母牛。

魅邪鬼，久服通神明。盖丹砂秉离火之气，体阳而性阴，故外显丹色而内含真汞。其气不热而寒，离中有阴也。其味不苦而甘，火中有土也。同远志、龙骨之类则养心气，同当归、丹参之类则养心血，同枸杞、地黄之类则养肾，同厚朴、川椒之类则养脾，同南星、川乌之类则祛风。可以明目，可以安胎，可以解毒，可以发汗，随佐使而见功，无所往而不可。夏子益云：凡人自觉本形作两人，并行并卧，不辨真假者，离魂病也，用辰砂、人参、茯苓浓煎日饮，则假者化也。《类编》云：钱丕夜多恶梦，有道士教戴辰砂如箭镞者，涉旬即验。《抱朴子》云：临沅廖氏家世世寿考，后徙去，子孙多夭折。他人居其故宅，复多寿考，疑其井水赤，乃掘之，得古人埋丹砂数十斛也。据此诸说，则丹砂之功大矣。然郑康成注《周礼》，以丹砂、石胆、雄黄、矾石、慈石为五毒，古人惟以攻疮疡。而《本经》以丹砂为无毒，能治百病。然为患者多，岂五毒之说胜乎？盖丹砂性寒而无毒，入火则热而有毒。凡用丹砂但宜生使，若炼服未有不为患者，戒之。

水 银

水银从朱砂烧炼而成，其状如银似水，一名澒者，流动貌。汞出于砂为真汞，雷敩言有草汞，陶弘景言有沙地汞。《陈霆墨谈》云：拂林国当日没之处，地有水银海，周围四五十里，近海十里许，掘坑井数十。乃使健夫骏马，皆贴金箔，行近海边，日照金光晃耀，则水银滚沸，如潮而来，其人即回马疾驰，水银随赶，若行缓则人马俱扑灭也，人马行速则水银势远力微，遇坑堑而溜积于中，然后取之，用香草同煎则成花银，此与中国所产不同。此说似与陶氏沙地所出相合，又与陈藏器言人服水银病拘挛，但炙金物熨之，则水银必出蚀金之说相符。盖外番多丹砂，其液自流为汞，不独炼砂取出也。

水银得铅则凝，得硫则结，并枣肉研则散，铜得之则明，灌尸中则后腐，以金银铜铁置其上则浮，得川椒则收。撒失在地，以椒末或茶末收之，或以真金引之即上，能化金银使成泥以镀物。方术以水银和牛羊豕三脂，通草为炷，照知地下金银铜铁铅玉龟蛇妖怪，故称灵液。

味辛，气寒，有毒。主去热毒，下死胎，杀虫。治恶疮瘑①疥。《本经》云：久服神仙。《抱朴子》云：丹砂烧成水银，积变还成丹砂，去凡草木远矣，故能令人长生。寇宗奭云：服食水银，杀人不可计，而世慕尚之。五谷三牲，人所常御，且曰五谷令人夭，三牲皆杀人。不信常道而务鬼怪，临死乃悔，可哀也已。陈藏器云：水银入耳能食人脑，入肉令百节挛缩，人患疮疥，多以水银涂之，性滑重直入肉，宜慎之。头疮切不可用，恐入经络，必缓筋骨也。诸家之论水银利害迥别。

夫水银乃至阴之精，秉沉着之性，得凡火煅炼则飞腾灵变，得人气熏蒸则入骨钻筋。阴毒之物无似之者，而以为长生之药，过矣。然水银不可服食，而治病之功不可掩也。同黑铅结砂则镇坠痰涎，同硫黄结砂则拯救危病，此乃应变之兵，在用者能得其肯綮焉耳。

轻　粉

轻粉，用水银合白矾、食盐煅之，则粉升于盆也。

---

① 瘑（guō 锅）：疮。

味辛，气寒，无毒。一云有毒。下痰涎，杀疮疥癣虫，小儿涎潮、瘰疬药中用之。然多则损人，若兼惊则危。盖惊为心气不足，不可下，下之惊气乘虚入心，不可治也。

盖水银阴毒之物，一经火煅，变纯阴为燥烈。其性走而不守，善劫痰涎、消积滞，故风痰湿热被劫，涎从齿龈而出，邪郁为之暂开，而疾因之亦愈。齿龈属手足阳明之经，毒气感于肠胃，百精神气血不胜其毒，则毒亦循经上行，而至齿龈嫩薄之分，故常伤牙齿也。且痰涎既去，血液耗亡，筋失所养，荣卫不随，变为筋挛骨痛，发为痈肿疳漏。或手足皲裂、虫癣顽痹，经年累月，遂成废痼。观丹客升炼鼎器，稍失固济，铁石撼透，况人之筋骨皮肉乎？汞粉可轻饵哉？

粉霜，以轻粉转升成霜者也。味辛，气温，有毒。下涎，消滞，杀虫，与轻粉功同。毒而损齿，害亦同也。

银　朱

银朱，亦水银升炼而成，所谓水银出于丹砂，熔化还复为朱也。

味辛，气温，有毒。功过与汞粉同。

灵　砂

灵砂，一名二气砂，以硫黄合水银制炼而成。以一伏时周天火而成者，谓之金鼎灵砂；以九度抽添周天火而成者，谓之九转灵砂；以地数三十日炒炼而成者，谓之医家老火灵砂。《茅高客话》云：以灵砂饵狮狝、鹦鹉、鼠、犬等，变其心，辄会人言。

丹之通灵者，味甘，气温，无毒。主养神益气，安魂魄，通血脉，治百病，杀精魅恶鬼，令人心灵。盖硫黄阳精也，水银阴精也，以之相配，夫妇之道，纯阴纯阳，二体合璧，故能升降阴阳，既济水火，为扶危救急之灵丹，但不可久服耳。上盛下虚、痰涎壅盛、吐逆霍乱，以之镇坠甚妙。苏东坡言此药治久患反胃及小儿惊吐，其效如神也，以阴阳水送之尤妙。

雄黄 雌黄

雄黄生山之阳，是丹之雄，故名。《丹房鉴源》云：雄黄千年，化黄金也。赤如鸡冠，光明烨烨者，乃可服食。恶者名熏黄，烧之气臭，止疗疮疥，不入服食。

雄黄，味苦、甘、辛，气平。一云寒，一云大温。有毒。主杀百虫，辟百邪，杀虫毒。人佩之鬼神不敢近，入山虎狼伏，涉川毒物不敢伤。《抱朴子》云：吴楚之地，暑湿郁蒸，多毒虫及射工①、沙虱之类，但以雄黄、大蒜等分，合捣一丸佩之，或已中者涂之亦良。按《周礼》疡人疗病，以五毒攻之。郑康成注云：五毒之药，合黄堥②，置石胆、丹砂、雄黄、矾石③、慈石其中，烧之三日三夜，其烟上着，鸡羽扫取以注疮，恶肉破骨尽出也。夫雄黄治疮杀毒，人皆知之，而不知其入肝经气分，故风气惊痫、痰涎头痛、眩晕、暑疟、泄痢、积聚诸病，用之殊功。昔虞允文感暑痢，连月不瘥，梦一方，其辞云：暑

---

① 射工：又名"射影"。为传说中有一种名蜮的动物，能在水中含沙喷人的倒影，使人得病。晋张华《博物志》、葛洪《抱朴子》皆有载。
② 堥（wǔ 五）：瓦器。
③ 矾石：家刻乙本同。郑玄注作"礜石"。

毒在脾，湿气连脚，不泄则痢，不痢则疟，独炼雄黄，蒸饼和药，别作治疗，医家大错。公依方用雄黄水飞九度，竹筒盛，蒸七次研末，蒸饼和之，丸如梧子，甘草汤下七丸，日三服，遂愈。第雄黄能化血为水，而方士乃炼服饵。此亦泥于《本经》轻身神仙之说，被其毒者众矣。

雌黄，味辛，气平，有毒。雄黄、雌黄同产，但以山阳、山阴受气不同，故食重雄黄，取其得阳精也。若夫治病，则温中、搜肝、杀虫、解毒、祛邪，二黄之功亦相仿佛。

石 膏

石膏，火煅醋调，固济丹炉甚于脂膏，盖兼质与能而得名者也。

味辛、甘，气寒，无毒。阳明经药，兼入太阴、少阳。除胃热、肺热、三焦大热、时气头痛、中暑潮热，止消渴，解肌发汗，揩齿益齿。盖风喜伤阳，寒喜伤阴，荣卫阴阳为风寒所伤，则非轻剂所能独散，必须轻重之剂同散之，然后阴阳之邪俱去，荣卫之气俱和。故大青龙汤以石膏为使，石膏乃重剂而又达肌表也。仲景治阳明经中热，肌肉壮热、小便浊赤、大渴引饮、自汗、苦头痛，用白虎汤者，身以前胃之经也、肺之室也，邪在阳明，肺受火制，合用辛寒以清肺气，故有白虎之名。然能寒胃，非腹有极热者不宜轻用。有血虚发热，及脾胃虚劳形体病证，初得之时，象白虎证者，不可不辨。立夏前多服白虎汤，令人小便不禁，以降令太过也，阳明津液不能上输于肺，肺之清气亦复下降故尔。初虞世治诸蒸病，有五蒸汤，用白虎加人参、茯苓、地黄、葛根。王焘治骨蒸劳热，亦用石膏，以为养命上药。然或少壮火盛，能食而病者可也，若胃弱者禁之。昔人以方解石为石膏，然方解石未尝有膏。大略理石、长石、石膏、方解石四种，皆性寒，能去大热结气，而石膏兼能解肌、发汗为异耳。

滑　石

滑石，性滑利窍，故以名之。

味甘，气寒，无毒，入足太阳经。疗五淋、黄疸、水肿、脚气。性沉重能泄上气令下行，与丹参、蜜猪脂为膏，令胎滑易生也。盖滑石利窍，不独小便也，上能利毛腠，下能利精溺之窍。盖甘淡之味，先入于胃，渗走经络，游溢精气，上输于肺，下通膀胱。肺主皮毛，为水之上源，故滑石上能发表，下利水道，为荡热燥湿之剂。发表是荡上中之热，燥上中之湿；利水道是荡中下之热，燥中下之湿，热散则三焦宁而表里和，湿去则阑门通而阴阳利。刘河间用益元散通治表里上下诸病，解中暑、伤寒、疫疬传染、饥饱劳损、忧愁思虑、惊恐悲怒、积滞，并汗后遗热、劳复诸疾，兼解两感伤寒、酒食百药邪毒，治惊悸健忘、痫瘈烦满、短气痰嗽、呕吐泄泻、肠澼下痢，除胸中积聚，消蓄水，催生下乳，治吹乳二痈、牙疮齿疳。其效甚多，不可殚述。

白滑石，水飞过，六两，粉甘草一两，为末，每服三钱，蜜少许，温水调下。实热用新汲水下，解利用葱豉汤下，通乳用猪肉面汤下，催生用香油浆下。凡难产或死胎不下，皆由风热燥涩，结滞紧敛，不能舒缓故也。滑以利之，则结滞顿开矣。此药大养脾肾之气、通九窍六腑、去留结、保真元、消水谷、明耳目、安魂宁魂、驻颜益寿，乃神验之仙药也。

赤白石脂

膏之凝者，曰脂。此物性黏，固济炉鼎，故名。

白石脂，味甘、酸，气平。赤石脂，味甘、酸、辛，气大温。并无毒。五石脂皆手足阳明经药也。《本经》不分条目，但云各随五色补五脏。《别录》虽分五种，而性味、主治不甚相远。今世惟用赤、白二种，白入气分，赤入血分，主收敛肠胃，涩以去脱是也。《本经》言其补髓益气，轻身延年，似未可泥。但久痢气脱者，权宜用之可耳。

炉甘石

炉甘石，味甘，而为炉火所重，故名。九天三清俱尊之曰炉先生，非小药也．

气温，无毒，入阳明经。主止血消肿生肌，明目去翳退赤，收湿除烂。同龙脑点目中一切病。李濒湖谓：常用炉甘石煅淬、海螵蛸、硼砂各一两，为细末，以点诸目病，甚妙。入朱砂五钱，则性不黏也。

无名异

昔人见山鸡被网，损其足，脱去衔一石，摩其损处，遂愈而去。因取其石理伤折甚效，因称之为无名异，盖谀词也。

味甘，气平，无毒。治金疮折伤，止痛生肌肉。雷敩云：无名止楚，截指而似去甲毛是也。

石钟乳

石之津气钟聚成乳，故名石钟乳，与神丹相配。所谓上士服石服其精，下士服石服其滓也。柳子厚云：草木并生于土，有居山之阴阳，或近木，或附石，其性移焉。况石钟乳直产于石，石之精粗疏密特异，而穴之上下、土之厚薄、石之高下不同。由其精密而出者，则油然而清，泪然而辉，其窍滑以夷，其肌廉以微。食之令人荣华温柔，其气宣流，生胃通肠，粹然盎然。其粗疏而下者，则奔突结涩，乍大乍小，色如枯骨，或类死灰，奄顿不发，重浊顽圤①。食之使人偃塞壅郁，戟喉痒肺，幽关不聪，心烦喜怒，肝举气刚。故君子慎取其色之美，以求其性之粹，凡为此也。

味甘、辛，气温，无毒。一云有大毒。入阳明经气分。主壮元气、益阳事、通百节、利九窍、疗脚弱，久服令人有子。《内经》云石药之气悍，朱丹溪痛言其害，则乳可废耶？夫石钟乳为慓悍之剂，令阳气暴充，饮食倍进，而形体壮盛。昧者得此自庆，益肆淫逸，精神暗损，石气独存，孤阳愈炽，久之营卫不从，发为淋渴，变为痈疽。是果乳之咎耶？凡阳明气衰，用此以救其衰，疾平则止，亦何不可？但不当久嗜以济欲耳。《种树书》云：凡果树作穴，纳钟乳末少许固密，则子多而味美；纳少许于老树根皮间，则树复茂。则钟乳益气、令人有子之说，亦可类推。《医说》载雷世贤多侍妾，常饵砂母钟乳，其妾父苦寒泄，求丹十粒服之，即觉脐腹如火，热狂投井中，救

---

① 圤（pú 葡）：土块。

出遍身发紫泡而死。夏英公性豪侈，缠睡即身冷，僵如死者，常服仙茅、硫黄，每日以钟乳粉入粥食之，有小吏窃食，遂发疽死。人之秉赋尤有不齐，不可一概论也。或云服钟乳当终身忌术，术能动钟乳也。然有药势不能发，须其动而激发者，正如火少必借风气鼓之，火盛则鼓之反为害矣。凡服诸药皆仿此。

石　灰

石灰，味辛，气温，有毒。主散血定痛，止水，泻血痢、白带、白淫，收脱肛、阴挺，消积聚、结核，蚀恶肉、止金疮甚良。古今多以构冢，以捍水而辟虫，故古冢中水洗诸疮即瘥也。

浮　石

浮石，乃江海间水沫凝聚，日久结成者。

味咸，气平，无毒。清金降火，止渴治淋，消积块老痰、瘿瘤结核。盖浮石其质玲珑，肺之象也，故入肺。咸能润下，故治上焦热；咸能软坚，故治积块。清其上源，故又治诸淋也。夫烧泥为瓦，燔木为炭，水沫为浮石，皆变柔脆为坚刚也。肝属木，当浮而反沉；肺属金，当沉而反浮。石入水则沉，而有浮水之石；木入水则浮，而有沉水之香。物理之变化若此。

慈　石

慈石引铁，如慈母之招子，故名。慈磨铁锋，则能指南，然常偏丙位，不正午也。丙为大火，庚辛受制故尔。

慈石，味辛，气寒，无毒。主益精，强骨气。治周痹，消痈肿，除大热烦满，明目聪耳，止金疮血。其石色黑通肾，故治肾家诸病。凡肾虚耳聋目昏者，宜用之。古方有慈珠丸，治神水散大，渐眵空花者。用真慈石火煅、醋淬七次二两，朱砂一两，神曲生用三两，为末，更以神曲末一两煮糊，加蜜为丸。盖慈石入肾，镇养真精，使神水不外移；朱砂入心，镇养心血，使邪火不上侵；神曲消化滞气，生熟并用，温养脾胃发生之气，乃道家黄婆媒合婴姹之理也。独孤滔云：慈石坚顽之物，无融化之气，止可假其气耳，久服渣滓必有大患。是亦笃论。然药以治病，中病即止，砒硇犹可服饵，况慈石耶？

阳起石

阳起石，乃云母根也。山产此石，气带温暖，大雪不积，盖石气熏蒸然也。以云头雨脚，轻松如狼牙者为佳。

味咸，气微温，无毒，入右肾命门气分。治崩中漏下、阴痿、膝冷湿痹、冷癥寒瘕。男子妇人下部虚冷，子脏久寒者宜之。然非久服之物。张子和云：喉痹相火，急速之病也，宜以火逐之。一人病缠喉风肿，药不能下，以凉药灌入鼻中，下十余行，外以阳起石烧赤、伏龙肝等分，细末，以新汲水调扫百遍，三日热退肿消，此从治之法也。

代赭石

代，雁门也；赭，赤也。此石研之可点书，亦可罨①金。张华以赤土拭宝剑，倍益精明，此也。

---

① 罨（yǎn 掩）：覆盖，掩盖。

味苦，气寒，无毒，入手足厥阴经血分。治鬼疰贼风虫毒，除血脉中热、血痹血痢、小儿惊痫疳疾。盖怯则气浮，重以镇之，代赭之重以镇虚逆。一小儿泻后眼上，目黄如金，气将绝，此慢惊风也，宜治肝。用水飞代赭石末，每服半钱，冬瓜仁煎汤调下，遂愈。

禹余粮

石中有细粉如面，会稽山中甚多，俗谓大禹会稽于此所余粮也。

味甘，气寒，无毒，入手足阳明经。治咳逆邪气、骨节疼、小腹痛结，催生，固大肠。其性涩，故主下焦前后诸病。李知先云：下焦有病人难会，须仗余粮、赤石脂是也。《抱朴子》谓禹余粮丸令人多力，负担远行，身轻不极，未知然否。

空　青

空，言其质；青，言其色。山有铜处，兼有诸青，而空青为难得。新出坎有水，久即干如珠，金星璨璨也。

味甘、酸，气寒，无毒。益肝气，利九窍，通血脉，明目聪耳。钻孔取浆，点多年青盲甚效。盖东方甲乙，是生肝胆，气之清者为肝血，其精英为胆汁，开窍于目，五脏之英因而注之为神，胆汁充则目明，减则目昏。铜亦青阳之气所生，其气之清者为绿，犹肝血也，其精英为空青之浆，犹胆汁也。故为治目神药，亦相类感应耳。

青有数种：一曰曾青，其青层层而生；一曰绿青，俗呼石绿；一曰扁青，俗呼石青；西夷回回者呼回青，皆其类也。性味主治俱相仿佛。方家以药涂铜生青者，不空无浆，是铜青，非空青也。

石　胆

石胆，出铜处有之，以色味命名也。因其似矾，呼为胆矾。烧之成汁者，伪也。涂铁及铜上烧之红者，真也。

味辛、酸，气寒，有毒，入少阳胆经。治目痛、诸痫痉、虫牙、鼠瘘①、恶疮。入吐风痰药最快。其性收敛上行，能涌风热痰涎，发散风木相火，又能杀虫，故治咽喉口齿疮毒有奇功也。周密云：喉痹极速垂死，用真胆矾末醋调灌之，大吐胶痰数升即瘥，神方也。

礜　石

礜石纳水，令水不冰。今洛水不冰，下有礜石故也，故称温洛。文鹤伏卵，取礜石置巢中以助温气。鼠食则死，蚕食而肥，寒热之异也。

味辛，气大热，有毒。除冷湿风痹，破积聚痼冷。火炼百日，服一刀圭。仲景云：生用破人心肝。陆农师云：礜石之力，十倍钟乳。昔刘表在荆州，与王粲登郫山，见一冈不生百草，粲曰：此必古冢，其人在世服生礜石，热不出外，故草木焦灭。表掘之，果礜石满茔也。古方矾石、礜石常相混书，盖二字相似故耳。然矾寒无毒，礜热有毒，二石正相反。

---

① 瘘：家刻乙本同，疑应作"瘘"。

砒　石

砒，猛如貔①，故名。

味辛、酸，气热，有大毒。治齁喘痰壅、疟疾癖积，烂肉蚀瘀，腐瘰疬。信州玉山有砒井，官中封禁甚严。生不夹石者色赤，冷水磨服解热毒。一两大块，不啻千金。

近火即杀人。今市货者，烧烟飞作白霜，惟烧炼丹石家用之。烟火中用少许，则爆声更大，急烈之性可知矣。初烧霜时，人在上风十余丈外立，下风所近草木皆死。鼠雀食少许即死，猫犬食鼠雀亦殆。得酒则腐烂肠胃，今之收瓶酒者，砒烟熏瓶则酒不坏，其亦嗜利不仁者哉。凡痰疟及齁喘用之，真有劫病立地之效，湿痰被劫而怫郁顿开故也。但须冷水吞之，不可饮食杯勺之物，静卧一日一夜亦不作吐，少物引发即作吐也。然止宜于山野藜藿②之人，若嗜酒膏粱者禁之，疾亦再作，不慎口欲尔。凡诸疮见血者不可用，其毒入经，必杀人也。

礞　石

青礞石，其色濛濛然，故名。

味咸、甘，气平，无毒，入厥阴经。消食积癥块、积痰惊痫、咳嗽喘息。其性下行，阴也，沉也。风木太过，来制脾土，气不运化，积滞生痰，壅塞上中二焦，变生风热诸病，宜用此药。重坠使木平气下，而痰积通利，诸证自除。汤衡言礞石乃治痰、利惊之圣药。吐痰在水上，以石末糁之，痰即随水而下，

① 貔（pí 皮）：猛兽名，似虎，又名白罴、白狐。
② 藜藿（líhuò 离或）：指粗劣的饭菜。

则其沉坠之性可知。然止用之救急，若气弱脾虚者不宜久服。王隐君则谓痰为百病，不论虚实寒热，概用滚痰丸，通治百病，岂理也哉。

花乳石

黄石中有淡白点，故名花蕊石。

味酸、涩，气平，无毒，入厥阴经血分。治金疮出血，刮末傅之即合，仍不作脓。其功专于止血，能使血化为水，盖酸以收之也。而又能下死胎、落胞衣、去恶血，恶血化则胞与胎无阻滞之患矣。东垣所谓胞衣不出，涩剂可以下之。故赤石脂亦能下胞胎，与此同义。葛可久治吐血出升斗有花蕊石散，《和剂局方》治诸血及金疮、胎产亦有花蕊石散，此石之功可知矣。

麦饭石

麦饭石，状如一团麦饭，故名。

味甘，气温，无毒。治一切痈疽发背。凡石多主痈疽，而麦饭石膏治背疮甚效，乃中岳山人吕子华秘方，裴员外唉之以名第，河南尹胁之以重刑，吕宁绝荣望，守死不传。今载李濒湖《纲目》中。

石　燕

石燕，味甘，气凉，无毒。治淋疾，疗目障、肠风痔瘘、妇人赤白带下。此利窍行湿热之药。

另有石燕，禽类也，生钟乳穴中，食乳汁能飞，补助与钟乳同功。宋人修本草混入石类，谓能助阳，不知其相反也。

盐

食盐有五种，海盐、井盐、碱盐三者出于人，池盐、崖盐二者出于天。此外，戎盐生于土，石盐生于石，木盐生于树，蓬盐生于草。盖润下作咸，盐之根源也，水周流于天地之间，润下之性无所不在。其味作咸，凝结为盐，亦无所不在也。

味咸、甘，气寒，无毒。五味之中，惟此不可阙。方药需用亦多，服补肾药用盐汤者，咸归肾，引药气入本脏也。补心药用炒盐者，心苦虚以咸补之也。补脾药用炒盐者，虚则补其母也。治积聚、结核用之者，咸能软坚也。诸痈疽、眼目及血病用之者，咸走血也。诸风热用之者，寒胜热也。大小便病用之者，咸能润下也。吐药用之者，咸引水聚也。诸虫及虫伤用之者，取其解毒也。《素问》云：盐走血，血病无多食盐，多食则脉凝泣而变色。今西北人食不耐咸，而多寿少病；东南人食欲咸，而少寿多病，则食物中似宜少用为佳。凡喘嗽、水肿、消渴者，宜全禁之。或引痰吐，或泣血脉，或助水邪故也。盐收豆腐，亦引水聚之意。然以浸鱼肉则经久不败，以沾布帛则易致朽烂，物各有宜，当悟此理。

芒 消

芒消，见水即消，又能消化诸物，故谓之消。生于盐卤之地，状似末盐。煎炼入盆凝结在下者为朴消，在上有芒者为芒消，有牙者为牙消。取芒消以萝葡煎炼再三，去咸味为甜消。以二消置之风日中，吹去水气，为风化消。

芒消，味辛、苦、咸，气大寒，无毒。一云有小毒。治五脏积聚、久热留血、痰实结搏，利大小便，破五淋，下瘰疬。《内经》云：咸味下泄为阴，热淫于内，治以咸寒。气坚者以咸软之，热盛者以寒消之。故仲景陷胸汤、承气汤皆用芒消。若结不至坚者，不可用也。本草言芒消堕胎，然伤寒妊娠不可下者，用此润燥、软坚、泻热，而母子俱安，所谓有故无殒是也。凡便难、溺涩、秘结，俱为水少火盛。消禀太阴之精，水之子也，荡涤三焦、肠胃实热阳强之病。唐朝腊日，赐群臣紫雪、红雪、碧雪，皆用此炼成者，当时竞作之矣。

第诸种之消有别。朴消澄下，消之粗者也，其质重浊；芒消、牙消结于上，消之精者也，其质清明；甜消、风化消，则又芒消、牙消之去气味而甘缓轻爽者也。故朴消止可施于傅涂之药，凡牛马诸皮须此治熟，则其软坚之功可知。若汤散服饵，必须芒消、牙消为佳。若风化消体更轻浮，则又专治上焦心肺痰热，而不泄利者也。

玄明粉

制玄明粉法，用朴消煎化去滓，星月下露一夜，用萝葡同煮再露，用甘草同煮再露，鼎罐升煅则成矣。每一斤入生甘草、炙甘草各一两，和匀收用。

味辛、甘，气冷，无毒。治心热烦躁，并五脏宿滞癥结。昔唐明皇闻终南山道士刘玄真服食多寿，诏问之。玄真曰：臣按《仙经》修炼朴消，号玄明粉，其性温，阴中有阳，能除一百二十种疾，不拘丈夫妇人、幼稚褓襁，不问四时冷热，皆可服之。开关健脾，朝服夕应，不搜括人五脏，怡怡自泰。初服当微泄黄黑水涎沫等，此是搜淘诸疾根本，七日后腹内渐暖，除故养新，驻颜明目，轻身延寿。而朱丹溪、王海藏皆言玄明粉治阴毒，非伏阳在内不可用。若用治真阴毒，杀人甚速，则刘玄真之论妄耶。盖缘《神农本草》有炼服朴消神仙之句，而方士附会焉耳。较之芒消，加以煅炼，佐以甘草，咸寒之毒稍缓，凡遇三焦、肠胃实热积滞者，服之亦有速效。若脾胃虚冷，及阴虚火动者禁之。

焰 消

焰消，感海卤之气所产，得火则焰，入地千年其色不变，七十二石化而为水，制伏草木，柔润五脏，制炼八石，大丹不舍此也。兵家用作烽燧镜机等物，直入云汉，其性升可知矣。此与朴消形质虽同，性气迥别。

《本经》所列朴消，水消也。煎炼结出细芒者为芒消，结出马牙者为牙消，凝底成块者为朴消，气味皆咸而寒。所列消石，火消也，煎炼结出细芒者亦名芒消，结出马牙者亦名牙消，凝底成块者为消石，气味皆辛、苦而大温。水消其性下走，阴中之阴也，故惟荡涤肠胃积滞，折治三焦邪火；火消其性上升，水中之火也，故能破积散坚，升散三焦火郁，调和脏腑虚寒。与硫黄同用，则有升降水火之功，治冷热缓急之病。煅制礞石则除积聚、痰饮。盖硫黄之气热而下行，礞石之性寒而下行，消石之性热而上行。一升一降，一阴一阳，此制方之妙也。雷敩云：脑痛欲死，鼻投消末，取其上升辛散，乃从治之义也。

硇 砂

硇砂，乃卤液所结，出于青海，与月华相射而生，亦焰消之类。狄人采取淋炼而成，服之使人硇乱，故名。

硇性透物，五金藉之以为先锋，用黝罐盛，悬火上则常干。若近冷及得湿，即化为水，或渗失也。张匡邺云：高昌北庭山中，常有烟气涌起，而云雾至夕光焰若炬，照见禽鼠皆赤，谓火焰山，采硇砂者，乘木屐取之，若皮底即焦矣。

味咸、苦、辛，气温，有毒。治积聚，破结血，止痛，疗宿冷，去恶肉、烂胎，治噎膈、癥瘕、积痢、骨哽，除痣䵟疣赘。其性善烂金银铜锡，况腹中有久积，岂不腐溃？故反胃、内癥之病用之，则有神功。盖痰气郁结，遂成有形，妨凝道路，吐食痛胀，非此不能去之。疱人煮硬肉，入硇砂少许即烂，可类推矣。多服腐坏肠胃，生用能化人心为血。而西土用盐肉，炙以当盐，食之无害，岂久与性习耶？

硼砂

硼砂，生西南番，有黄白二种，西戎者白如明矾，南番者黄如桃胶。亦硇砂之类。

味苦、辛，气温，无毒。消痰止嗽，破癥结喉痹。盖硼砂质轻，专去胸膈上焦之热，其性能柔物也。治痰热眼目障翳用之，取其去垢也。一人骨鲠咽中，百计不下，用南硼砂含咽汁，脱然而失，此软坚之征也。

石硫黄

石硫黄，秉纯阳火石之精气而成，性质通流，色赋中黄，故名。为七十二石之将，故有阳侯将军之号。凡产硫黄之处，必有温泉作硫黄气也。

味酸，气温。一云大热。有毒。《本经》所用，止于治疮蚀、攻积聚，冷气脚弱等病。近世炼治服饵，殊无本源，非若乳石之有议论节度也。然硫黄能补命门真火不足，其性虽热，而疏利大肠与燥涩者不同，是亦救危妙药也。凡下元虚冷、久泄脾虚者，服之有速效，但不可假此纵欲尔。韩退之作文戒服食，晚年服硫黄而死，可不戒哉？《夷坚志》载唐与正能以意治疾，一人病不得溲，卧则微通，立则不能涓滴，用通利药不效。唐问其平日常服黑锡丹，因悟曰：此必结砂时硫飞去，铅不死，铅砂入膀胱，卧则偏重犹可溲，立则正塞水道，故不通。服金液丹三百粒，分为十服，煎瞿麦汤下，铅得硫气则化，水道自利，遂愈。由此观之，神而明之，存乎其人矣。

矾 石

矾者，燔也，燔石而出也。水化书纸上，干则水不能濡，其性却水故也。

气味酸、涩，寒，无毒。其用有四：吐利风热之痰涎，取其酸苦涌泄也；治诸血痛、脱肛、阴挺、疮疡，取其酸涩而收也；治痰饮、泄痢、崩带、风眼，取其收而燥湿也；治喉痹、痈疽、中蛊、蛇虫螫，取其解毒也。

治膈下涎用之，多服则损心肺，却水故也。凡病痈疽发背，宜服黄矾丸，最止疼痛，不动脏腑。用白矾一两生研，以黄蜡七钱溶化，和丸梧子大，每服二十丸，渐加之，一日中近百粒便有效。如未破则内消，已破即便合，不惟止痛生肌，能防毒气内攻脏腑。获膜止泻，托里化脓之功甚大，勿谓浅近而忽之也。

绿 矾

绿矾，可染皂色，故称皂矾。

味酸，气凉，无毒。主消积滞，燥脾湿，化痰涎，除胀满、黄肿、疟疾、风眼口齿诸病。其功与白矾同，而力稍缓。张三丰有伐木丸，云上清金蓬头祖师所传，治脾土衰弱、肝木炽盛，病心腹中满或黄肿者，服此助土益元。用泔浸苍术二斤，炒赤面曲四两，醋拌皂矾一斤，入瓶，火煅为末，醋糊为丸。李濒湖谓以此方加平胃散，治一人中满腹胀，果有效验。刘禹锡传信方，治喉痹用绿矾入好醋同研，含之咽汁立瘥也。

第四卷　土部

土者五行之主，坤之体也。《禹贡》辩九州之土色，《周官》辩十有二壤之土性。土具五色而以黄为正色，具五味而以甘为正味，在人则脾胃应之。故诸上入药，皆取其裨助戊己之功，而气味有异宜辩。

白垩土

土以黄为正色，则白者为恶色，故名垩。后人讳之，呼为白善。

味苦、辛，气温，无毒。治女子寒热癥瘕，月闭积聚。盖诸土皆胜湿补脾，而白垩土则兼入气分也。

黄　土

黄土，味甘，气平，无毒。治泄痢、冷热，解毒。取干土煮三五沸，去滓暖服。

三尺以上曰粪，三尺以下曰土。凡用当去上恶物也。《钱乙传》云：一人病瘈疭，国医未能治，乙进黄土汤而愈。神宗召问黄土愈疾之状，乙对曰：以土胜水，水得其平则风自退尔。《夷坚志》云：吴少师得疾消瘦，饮食入咽，如万虫攒攻。张锐令明旦勿食，遣卒诣十里外，取行路黄土至，以温酒搅之，投药百粒，饮之痛几不堪，及登厕下蚂蟥千余。因言夏月出师燥渴，饮涧水一杯，似有物入咽遂病。锐曰：虫入人脏，势必滋生，饥则聚咂精血，饱则散处脏腑，苟知杀之而不能尽之，无益也。是以请公枵①腹诱之，虫久不得土气，又喜酒，故乘饥毕集，一洗而空之也。

东壁土

东壁土，味甘，气温，无毒。止泄痢、霍乱、温疟。《素问》云：少火之气王，壮火之气衰，少火生气，壮火食气。不用南壁而用东壁者，初出少火之气胜于当午壮火之气也。凡脾胃湿霍乱吐泻者，以东壁土新汲水搅化澄清，服之即止。盖取太阳所照之土，引真火生发之气，补土而胜湿也。岭南治瘴疟用南壁土，近治反胃用西壁土，或取离火所照之气，或取西方收敛之气。皆借气补土，同一理也。

太阳土

人家动土犯禁，主小儿病气喘。但按九宫，看太阳在何宫，取其土，煎汤饮之，喘即定。

伏龙肝

此灶中对釜月下黄土也。《广济历》云：伏龙在，不可移作。则伏龙乃灶神也。阴子方腊日晨炊，而灶神见形。注云：宜猪肝泥灶，令妇孝。则伏龙肝之名义，或取诸此。

味辛、咸，气温，无毒。治心痛狂癫、风邪蛊毒，妇人崩中吐血，醋调涂痈肿毒。

百草霜

此灶额内及烟炉中墨烟也。

---

① 枵（xiāo 消）：空虚。

味辛，气温，无毒。主消化积滞，疗伤寒阳毒发狂、黄疸、疟痢、噎膈、妇人崩带。

百草霜、釜底墨、梁上尘三种，皆是烟气结成，但其体质有轻虚、结实之异。重者归中下二焦，轻者入心肺之分。古方治阳毒黑奴丸，三者并用，攻解三焦结热，兼取火化从治之理。其治失血、胎产诸病，虽是血见黑则止，亦不离从化之理也。

墨

墨，味辛，气温，无毒。主通月经，治痈肿，利小便。又主止血痢，合金疮，治产后血晕、崩中。

盖墨属金而有火，其性甚健，能行又能止也。惟松烟墨方可入药。

冬 灰

诸灰一爇而成，体轻力劣，惟冬灰则经三四月方撤炉，其灰晓夕烧灼，力全而体重也。

味辛，气温，有毒。主去黑子疣、息肉痕，蚀疥瘙。古方治人溺水死，用灶中灰一石埋之，从头至足，惟露七孔，良久即苏。凡蝇溺水死，以灰埋之即活，盖灰性暖而拔水也。

第五卷　谷部

上古民无粒食，茹毛饮血而已。神农氏尝百草，别谷以教民耕薮①，别药以救民疾夭，而后民始得遂养生之道。《周礼》有五谷、六谷、九谷之名，诗人有八谷、百谷之咏，谷之类可谓繁矣。《素问》云：五谷为养，麻麦稷黍豆，以配肝心脾肺肾，此其大要也。《职方氏》辨土宜种稑②之种，则知五方之气，九州之产，各异其性。岂终日食之，而不辨其气味损益耶？

粳

粳，乃今人尝食之米，有早中晚三收。

北粳凉，南粳温，赤粳热，晚白粳凉，新粳热，陈粳凉。晚粳得金气多，故色白者入肺而解热；早粳得土气多，故赤者益脾而白者益胃。入药以晚白粳为第一，他米皆不及也。夫天生五谷，所以养人，粳米得天地中和之气，同造化生育之功，入药之功在所略耳。

糯

糯米，味甘，脾之谷也。主温中，坚大便，令人多热，脾肺虚寒者宜之。久食令人身软，缓人筋也；小猫犬食之，亦脚屈不能行；马食之足重；妊妇杂肉食之，令子不利。大略糯性黏滞难化，能拥经络之气故也。稻穰煮治作纸，嫩心取以为鞋，

---

① 薮（yì艺）：刈割。
② 稑（lù路）：早种晚熟的谷物。

皆大为民利，其纸不可贴疮，能烂肉。

稷

稷，一名粢①，一名穄②，谓可供祭也。《礼记》祭宗庙稷，曰明粢是矣。罗愿云：稷、穄、粢皆一物，语音之轻重耳。稷与黍一类二种也，黏者为黍，不黏者为稷。稷可作饭黍，可酿酒，犹稻之有粳与糯也。稷熟最早，作饭疏爽香美，为五谷之长，故祠谷神者，以稷配社，盖五谷不可遍祭，祭其长以该之也。

气味甘、寒，主安中利胃，凉血解暑。

黍

魏子才云：禾下从氽，众细粒下垂之形。许慎云：黍可酿酒，从禾入水为意也。《氾胜之》③ 云：黍者，暑也，待暑而生，暑后乃成也。今汴、洛河陕间皆种之。古之定律者，以上党秬黍④之中者累之，以生律度量衡，后人取此黍定之，终不能协。或云秬乃黍之中者，一稃⑤二米，并均匀无大小，此黍得天地中和之气而生，盖不常有，有则一穗皆同，故可定律，他黍则不然。黍可酿酒，亦作饧⑥。古人以黍粘履，以黍雪桃，菰叶裹成粽食，谓之角黍，皆取其黏也。

气味甘、温，肺之谷也。主益气补中。与糯同性，多食亦

---

① 粢（zī 资）：谷子，子实去壳后为小米。

② 穄（jì 计）：亦称"糜子"，跟黍子相似但不黏。

③ 氾（sì 四）胜之：西汉晚期的农学著作，一般认为是我国最早的一部农书。

④ 秬（jù 巨）黍：黑黍。

⑤ 稃（fū 夫）：谷壳，粗糠。

⑥ 饧（xíng 形）：糖稀。

作烦热，缓筋骨也。

粟

粟，与粱一类，古呼为粱，后世谓之粟。观《周礼》九谷、六谷之名，有粱无粟可知矣。一云穗大粒粗者为粱，穗小粒细者为粟，故北人谓之小米。

味咸，气微寒，肾之谷也。治虚热、消渴、泄痢，皆肾病也。渗利小便，所以泄肾邪也。陈粟三五年者，尤解烦闷，服食家亦须之。孟诜云：青粱米可辟谷，以苦酒浸三日，九蒸九晒，日一餐之，可度十日。

秫

秫字，象禾体柔弱之形，性黏可以酿酒熬糖，盖粳之黏者为糯，稷之黏者为黍，粟之黏者为秫也。

味甘，气微寒，一云热。利大肠，消癥瘕，疗漆疮。宋元嘉中一人食鸭成癥瘕，医以秫米研粉，水调服之，须臾烦躁，吐一鸭雏而瘥。

籼

籼，先熟而争鲜，故谓之籼。始自闽人得种于占城国，宋真宗遣使就闽取三万斛，分给诸道为种，故各处皆有之。品类亦多，较粳稍温，大同小异耳。

稗

稗，乃禾之卑贱者，最能乱苗，茎叶穗粒，并如黍稷，俭岁可以代粮，所谓五谷不熟不如稊稗，此也。

味辛、甘、苦，气微寒，无毒。作饭益气宜脾，故曹子建有芳菰精稗之称。亦能杀虫，煮以沃地，蝼蚓皆死也。

菰 米

菰①即菱也，别见菜部。一种野生者，九月开花如苇，结青子，谓之彫胡米。杜诗"波漂菰米沉云黑"此也。古人以为五饭之一者，《周礼》以之供御，《管子》谓之雁膳，今饥岁人犹采以当粮。

味甘，气寒，无毒。能止渴，解烦热。

薏苡仁

薏苡仁，味甘，气微寒，无毒。主健脾益胃，清热，去风胜湿，利小便、热淋。

《本经》云：主筋急拘挛。夫拘挛有两等，《素问》注云：大筋受热则缩而短，故挛急不伸，此因热而拘挛也，当用薏苡。若《素问》言寒则筋急者，薏苡微寒，岂其所宜？盖受寒使人筋急，受热使人筋缓。又云：热则筋缩，寒热使人筋挛，受湿则弛，弛则引长无力。夫缩近于急，缓近于长，寒热湿似乎难分矣。大略寒与湿未尝不挟热，而寒热皆起于湿，外湿非内湿启之不能成病。湿之为病，因酒而鱼肉，继之甘腻烧炙，皆致湿之因也。三者之病，未尝不相兼。

薏苡仁属土，阳明药也。筋骨之病以治阳明为本，故拘挛筋急、风痹者用之。土能胜水除湿，故泄痢、水肿亦用之。脾

---

① 菰（gū 姑）：多年生草本植物，生在浅水里，嫩茎即茭白。

为肺之母，虚则补其母，故肺痿、肺痈亦用之。马伏波①在交趾，尝饵薏苡实，云能轻身，以胜瘴气也。

罂粟

罂粟，一名御米。其实状如罂子，其米似粟，可以供御，故名。嫩苗可作蔬食，罂中有子，可煮粥食，水研滤浆，用绿豆粉作腐食甚佳。

罂子，味甘，气平，无毒。行风气，逐热痰滞，润燥，治泻痢。

罂粟壳，气味酸、涩，微寒。主敛肺、涩肠，治久咳、遗精，泻痢、脱肛。今人虚劳咳嗽，及湿热泄痢者用之。若未先去病根而遽投之，邪得补而愈甚矣。然泄痢既久，则气散不固而肠滑肛脱；咳嗽诸痛既久，则气散不收而肺胀痛剧。若非收敛涩固之，其何以济，则粟壳为对治也。王硕云：粟壳治痢如神，多令呕逆，若用醋制，加以乌梅，则无碍也。

小麦

小麦，秋种冬长，春秀夏实，具四时之气，秉中和之性。地暖处亦可春种，至夏便收，然比秋种者四气不足，故有毒也。《素问》云：麦属火，心之谷也。郑玄云：麦有孚甲属木。许慎云：麦属金，金王而生，火王而死。三说不同，当以《素问》为准。盖许以时，郑以形，而《素问》以功用也。东南卑湿，春多雨水，麦受湿气，不曾出汗，故食之助湿发热，动风气。西北高燥，春雨又少，麦不受湿，复入地窖出汗，故常食而不

---

① 马伏波：马援，东汉开国功臣之一，拜伏波将军，故称马伏波。

病。一云江南麦花夜发，故发病，江北麦花昼发，故宜人。大略南北之麦，微有不同，要之新麦性热，陈麦平凉，犹之米以陈为贵也。

大　麦

大麦，味咸，气温，微寒，无毒。

主消渴，除热，益气调中。有患缠喉风者，寇宗奭用大麦面作稀糊，令咽以助胃气而平。孟诜云暴食似脚弱，为下气故也。

荞　麦

荞麦，味甘，气平、寒，无毒。降气宽肠，能炼五脏滓秽，治浊带泄痢，腹痛上气之疾。气盛有湿热者宜之，若脾胃虚寒人服之，则脱元气而落须眉，非所宜矣。孟诜谓其益气力，或未然也。《简便方》云：肚腹微微作痛，出即泻，泻亦不多，日夜数行者，用荞麦面一味作饭，连食三四次即愈。取其炼积滞也。

黑　豆

黑豆，味甘，气平，无毒。炒食则热，煮食则寒；作豉则冷，造酱及生蘗则平；牛食之温，马食之冷。一体之中，其用数变。

盖豆有五色，各治五脏，惟黑豆属水，为肾之谷，故能治水、消胀、下气、制风热，活血解毒。初服时似身重，一年以后便觉身轻。又益阳道，按诸方书盛称黑豆有辟谷度饥之用。王氏《农书》①云：水旱虫荒，国家代有，甚则怀金立鹄，易

---

① 王氏农书：即《王祯农书》，元王祯著，成书于1313年，全书分为《农桑通诀》《百谷谱》《农器图谱》三大部分。是中国四大农书之一。

子析骸。为民父母者，不可不知辟谷救荒之法也。晋惠帝永宁二年，黄门侍郎刘景先表奏：臣过太白山隐氏，传济饥辟谷仙方，臣家大小七十余口，更不食别物，若不如斯，臣一家甘受刑戮。其方用黑豆五斗淘净，蒸三遍，去皮，用大麻子三斗，浸一宿，亦蒸三遍，令口开取仁，各捣为末，作团如拳，入甑内蒸，从戌时至子时止，寅时出甑，午时晒干为末，干服之，以饱为度，不得食一切物。第一顿得七日不饥，第二顿得四十九日不饥，第三顿三百日不饥，第四顿二千四百日不饥，更不必服，永不饥也。且能令人强壮，容貌红白，口渴即研大麻子汤服之，滋润肠腑。若要重吃物，用葵子三合研末，煎汤冷服，取下药如金色，任吃诸物，亦无所损。前知随州朱颂教民用之有验，勒石于汉阳大别山大平兴国寺中。按此方理所难信，要之黑豆、麻仁必有疗饥之功也。

黄　豆

豆，有黑、青、黄、白数色，惟黑者入药，而黄豆作腐造酱榨油，盛为时用。

味甘，气温，无毒。主宽中下气，利大肠，消水肿。炒食则热，有微毒。

赤　豆

赤豆，味甘、酸，气平，无毒，心之谷也。主行津液，利小便，止吐。治下痢，解酒病，除痈肿，排脓散血，通乳汁，下胞衣产难。

盖其性下行，通乎小肠，能入阴分，治有形之病。久服则降令太过，津血渗泄，令人肌肤枯燥也。有人患脚气，以袋盛此豆，朝夕践踏展转之，久久遂愈。其吹鼻瓜蒂散及辟瘟疫用之，亦取其通气、除湿、散热耳。或方其工氏有不才子，以冬至死为疫鬼，而畏赤豆，故于是日作赤豆厌之，则因其有辟疫之功，而传会之也。朱氏《集验方》云：宋仁宗患痄腮，道士赞宁取赤小豆七七粒为末，傅之而愈。中贵人任承亮患恶疮近死，尚书郎傅永授以药，直愈。叩其方，赤豆也。予患胁疽，既至五脏，医以药治之甚验，承亮曰：得非赤豆耶？医谢曰：某用此活三十人，愿勿复言。此药治一切痈疽疮疥及赤肿，不拘善恶，但水调涂，无不愈者。惟紧小而赤黯色者入药，稍大而鲜红、淡红色者并不治病，其性甚黏，干即难揭，入苧根末即不黏。

绿　豆

绿豆，味甘，气凉、平，无毒。解诸热，益气，解诸药毒死心头尚温者。

色绿属木，通厥阴、阳明经。消肿治水之功虽同赤豆，而压热解毒之力过之，且无久服枯人之患。宜连皮用，盖肉平而皮寒也。外科治痈疽有内托护心散，用绿豆粉一两，乳香半两，灯心同研和匀，以生甘草浓煎调一钱，时时呷之。若毒气冲心有呕逆之证，大宜服此，服至一两，则香彻疮孔中，真圣药也。

扁　豆

扁豆，味甘，气微温，无毒，脾之谷也，入太阴气分。主和中，消暑，暖脾胃。除湿热，疗霍乱、吐利。盖扁豆通利三焦，能化清降浊，专治中宫之病也。

蚕　豆

蚕豆，味甘、微辛，气平，无毒。主快胃，和脏腑。万表言一女子误吞针入腹，煮蚕豆同韭菜食之，针自大便中出。此可验其性之利脏腑也。

豇 豆

豇豆，开花结荚，必两两相垂，有习坎之义。豆子微曲，如人肾形，所谓豆为肾谷者，宜以此当之。

味甘、咸，气平，无毒。主补肾，健胃，调营卫，止消渴、吐痢。卢廉夫教人补肾气，每日空心煮豆入少盐食之，盖得此理。

胡 麻

胡麻之辨不一，寇宗奭断然以脂麻为胡麻，而论始定。以其种自汉使张骞从大宛得来，故名胡麻，以别中国大麻也。孟诜谓四棱、六棱、七棱、八棱，皆随土地肥瘠而然，非二物也。《本经》云：胡麻，一名巨胜。《抱朴子》云：巨胜一名胡麻。则胡麻即巨胜无疑。今市肆间或以茺蔚子为巨胜，或以黄麻子、大藜子为胡麻，此三种皆无脂油，易辨也。

胡麻有迟、早二种，有黑、赤、白三色，取油以白者为胜，服食以黑者为良，取其黑色通肾也。

味甘，气平，无毒。补五内，益气力，长肌肉，填髓脑，久服轻身不老。风人久食则步履端正，语言不蹇。《五符经》有巨胜丸，云服之不息，可以知万物，通神明。《参同契》云：巨胜可延年还丹。刘阮入天台，遇仙女食胡麻饭。由此观之，胡麻乃仙家服食，而近世罕用，或者未必有此神验，但久服定有益耳。苏东坡云：凡痔疾宜断酒肉与盐酪酱菜厚味及粳米饭，惟食淡面一味，用九蒸胡麻即黑脂麻，同去皮茯苓入少白蜜为面，食之日久，气力不衰，百病自去，而痔渐退，此长生要诀也。

按胡麻须夫妇同种则茂盛，《本事诗》云：胡麻好种无人种，正是归时又不归。服食时当九蒸九曝，捣烂饵之，蒸不熟令人发落。

麻　油

麻油，味甘，气微寒，一曰大寒，无毒。脂麻炒熟，乘热压出者，谓之生油，但可点照。须再煎炼，乃为熟油，始可食，不中点照。夫油生于麻，麻温而油寒，亦一异也。

主利大肠，解热毒、食毒、虫毒，杀一切虫。此乃常食所用。而发冷疾，滑精髓，困脾脏，令人体重损声，有牙齿及脾胃疾人不可食。治饮食物，须逐日熬熟用之，若经宿即动气也。按张华《博物志》云：积油满百石，则自能生火。《陈霆墨谈》云：衣绢有油，蒸热则出火星，是油与火同性矣。用以煎炼食物，尤能动火生痰。陈氏谓之大寒，似未必然。但生用之，有润燥、解毒、止痢、消肿之功，似乎寒耳。若煎炼过，与火无异，而气尽则反冷此，此物之玄理也。

大　麻

大麻，即火麻，皮可织布，子可压油，一名汉麻，以别胡麻也。雄者名枲麻、牡麻，雌者名苴麻、苧麻。花名麻勃，实名麻蕡，麻仁则实中仁也。

麻仁，味甘，气平，无毒。润五脏，利大肠，风热结燥，其性滑利。凡汗多、胃热、便难，三者皆燥也，故用之以通润也。

麻勃，味辛，性温，无毒。逐诸风恶血，治健忘。陶贞白云：术家合人参服之，逆知未来事。《范汪方》云：七月七日收麻勃一升，人参二两为末，蒸令气遍，每临卧服一刀圭，能尽知四方之事。夫知未来、知四方，诚过言矣，盖因麻勃有益智慧、治健忘之功，而溢美焉耳。

陈廪米

陈仓米，煮汁不浑，初时气味俱尽，故冲淡可以养胃。古人多用以煮汁煎药，取其调脾胃，去湿热之功也。

蘖 米

蘖，芽也，犹蘖也，生不以理之名也。

麦芽味咸，谷芽味甘，并气温，无毒。主快脾开胃，消食和中。人之食积，多是谷麦，生芽则气已清，而又炒使性枯则能化食。大略麦芽、神曲二药，以代戊己腐热水谷，但有积者能消化，无积而久服，则消人元气也，须同参术诸药消补兼施则无害矣。

豆 豉

豉，嗜也，调和五味使可嗜也。诸豆皆可为之，以黑豆者入药。

味苦、甘，气寒，无毒，主下气和中。凡得时气，用葱豉汤服之取汗，便瘥也。古方用豉最多，有咸、淡二种。治病多用淡豉，能升能降，得葱则发汗，得盐则能吐，得酒则治风，得薤则治痢，得蒜则止血，炒热则止汗，各随佐使而为用也。

神 曲

神曲，取诸神聚会之日造成者，或五月五日，或六月六日，或三伏日。用白面同青蒿汁、赤豆末、杏仁泥、苍耳汁、野蓼汁，以配白虎、青龙、朱雀、玄武、勾陈、腾蛇六神也。待生黄衣晒收之，以陈久者为良。

味甘、辛，气温，无毒，主化宿食、癥结、积滞，健脾暖胃，兼治目病。生用能发其生气，熟用能敛其暴气也。妇人产后欲回乳者，炒研酒服二钱，日二即止。

红　曲

红曲，味甘，气温，无毒。主消食，活血，健脾，治赤白痢。

盖人之水谷入胃，受中焦湿热熏蒸，游溢精气，化而为红，散布脏腑经络，是为营血，此造化自然之妙也。造红曲者，以白粳米作饭，入曲母揉匀密覆，旋分旋合，令其湿热郁蒸，变而为红，久亦不渝，此乃人窥造化之巧者也。故有治脾胃营血之功，得同气相求之理。朱丹溪青六丸治痢，用六一散加炒红曲五钱为末，蒸饼和丸梧子大，每服七十丸，日三服。

酒

酒，味苦、甘、辛，气大热，有毒，行十二经络。

夫大寒凝海，惟酒不冰，其性之热，独冠群物。味之辛者能散，苦者能下，甘者能缓，药家用为导引，可以通行一身之表至极高分。味淡者则利小便而速下也。《博物志》云：有三人冒雾晨行，一饮酒、一饱食、一空腹，空腹者死，饱食者病，饮酒者无恙，亦可见其御风寒、辟邪恶之功矣。扁鹊谓过饮则腐肠烂胃、溃髓蒸筋、伤神损寿。王海藏谓古以麦造曲，已为辛热有毒，今之酝者，加大毒、大热之药，以增其气味，岂不伤冲和、损精神、涸荣卫、竭天癸而夭人寿耶？朱丹溪谓本草止言酒热而有毒，不言其湿中发热近于相火，醉后振寒战栗可见矣。

又性喜升，气必随之。痰郁于上，溺涩于下，恣饮寒凉，其热内郁，肺气大伤。其始病浅，为呕吐、自汗、疮疥、鼻皶、泄利、心脾胃痛等病，尚可散而去之；其久病深，为消渴、内疽、肺痿、鼓胀、失明、哮喘、劳瘵、癫痫、痔漏、难名之病矣。汪颖谓人戒晨饮而不知戒夜饮，醉后就枕，热拥伤心伤目，夜气收敛，酒以发之，乱其清明，劳其脾胃，因而致病者多矣。

夫酒为神仙美禄，而其害如此，然则酒可废耶？《说文》云：酒，就也。所以就人之善恶也。面曲之酒，少饮则和血行气、壮神御寒、消愁遣兴；痛饮则伤神耗血、损胃亡精、生痰动火。邵尧夫诗云：美酒饮教微醉后。此得饮酒之妙，所谓醉中趣、壶中天者也。但酒后食芥及辣物，缓人筋骨，酒后饮茶伤肾脏，醉卧当风成癫风，醉浴冷水成痛痹。酒得咸而解者，酒性上而咸润下也。

烧酒，味辛、甘，气大热，有大毒，得火即燃，同乎焰硝。辛甘能升扬发散，燥热能胜湿祛寒，故开怫郁而消沉积，通膈噎而散痰饮，治泄疟而止冷痛也。和水饮之，则抑使下行，通调水道，而令小便长白。热能燥金耗血，大肠受刑，故令大便燥结，与姜蒜同饮，即生痔也。若大暑月饮之，汗出而膈快身凉，赤目洗之，泪出而肿消赤散，此乃从治之法焉耳。过饮不节，杀人如剑，善摄生者戒之。

醋

醋，味酸、苦，气温，无毒。消痈肿，散水气，杀邪毒，治产后血运，癥块坚积。

产妇房中常以火炭沃醋气，酸益血也。以磨雄黄涂蜂虿①毒，取其收而不散之义。观造靴皮者，得醋而纹皱，其收敛可知。所主诸证，皆取酸收之义，而又有散瘀解毒之功也。

醋有诸种，惟米醋入药，谷气全也。

饴　糖

饴糖，味甘，气大温，无毒。主补虚冷，益气力，止肠鸣咽痛。

盖甘能补脾之不足，然属土而成于火，大发湿中之热，生痰动火最甚。凡中满吐逆、秘结牙蜃、赤目疳病者，切宜忌之。

湿糖如厚蜜者曰饴，凝结及洁白者饧。方家多用胶饴，是湿糖也。

酱

刘熙《释名》云：酱者，将也。能制食物之毒，如将之平暴恶也。

面酱咸，豆酱甜，大麦酱、麸酱皆咸、甘，并冷利无毒。主除热，杀鱼肉菜蔬百药毒，并蛇虫蜂虿等毒。

蒸　饼

蒸饼，味甘，气平，无毒。主消食化滞，益气和血，养脾胃，利三焦，通水道。

取腊月及寒食日造者，至皮裂，去皮悬之风干，以水浸胀，

① 虿（chài 瘥）：蛇、蝎类一类的毒虫。

擂烂滤过和脾胃药，甚易消化。且面已过性，不助湿热也。宋宁宗为郡王时，病淋，日夜凡三百起，孙琳用蒸饼、大蒜、淡豆豉三物捣丸，令以温水下三十丸，日三服，三日病除。或问其说，琳曰：小儿何缘有淋，只是水道不利，三物皆能通利故尔。

第六卷　果部

木实曰果，草实曰蓏，辅助粒食以养民生者也，故《素问》云五果为助。五果者，李、杏、桃、枣、栗，以五味、五色应五脏也。占书欲知五谷之收否，但看五果之盛衰。《周官》方氏辨五地之物：山林宜皂物，柞栗之属也；川泽宜膏物，菱芡之属也；丘陵宜核物，梅李之属也。观此则果瓜之土产常异，性味良毒，岂可不辨。

李 _{李实　李仁}

李实，气味甘、酸，微温，无毒。主调中，去骨节间劳热，肝病宜食之，多食发虚热。

李仁，苦，平。治瘀血骨痛，利小肠，下水气，治面䵟①黑子。

杏 _{杏实　杏仁}

杏实，气味酸，热，有小毒。主止渴，去冷热毒，心病宜食之。

杏仁，甘、苦，温，冷利，有小毒，入手太阴经。降也，阴也。其用有三，润肺也，消食积也，散滞气也。又能治疮杀虫，用其毒也。杏仁、桃仁俱治大便秘，而有气血之分。杏仁，下喘，治气也；桃仁，疗狂，治血也。昼则便难，气病也，夜则便难，血病也，故虚人便闭不可过泄。脉浮者属气，用杏仁、

---

① 䵟（gǎn赶）：脸上黑斑。

陈皮；脉沉者属血，用桃仁、陈皮。手阳明与手太阴为表里，贲门主往来，魄门主收闭，为气之通道，故并用陈皮佐之耳。

古方有万病丸，治五劳七伤，一切虚损，止用杏仁一味，童子小便蒸煮，日晒夜露，拌蜜食之。辛士游梦皇姑谓曰：每盥漱毕，以杏仁七枚纳口中良久，细嚼和津液顿咽，一年必换血，令人轻健，此申天师方也。左慈杏金丹，云夏姬服之寿年七百。杨士瀛亦谓水浸杏仁，五更端坐细嚼，能润五脏，去尘滓，驱风明目，治肝肾风虚。

夫杏仁性热，降气，亦非久服之药。此特咀嚼得法，吞纳津液以消积秽耳。杏仁能使人血溢，少误必出血不已，或至委顿，服久或泻，或脐中出物，不可治也。

又，凡杏、桃诸花皆五出，若六出必双仁，有毒能杀人，不可不慎。

梅梅实 乌梅 白梅

梅者，媒也，媒合众味，故《书》以盐梅为和羹也。

梅花开于冬而实熟于夏，得木之全气，故其味最酸。肝为乙木，胆为甲木，人之舌下有四窍，两窍通胆液，故食梅则津生者，气相感应也。《素问》云：味过于酸，肝气以津。而肾属水，外为齿，津液泄则肾气伤矣。

梅实，气味酸，平，无毒。多食损齿伤筋，蚀脾胃，令人发膈上痰热。取半黄梅以烟熏之为乌梅，取青梅盐渍曝干为白梅。

乌梅，酸，温、平，涩。敛肺涩肠，下气，除烦热，利筋脉，止久嗽、泻痢、反胃、蛔厥，消肿涌痰，杀虫解毒。

白梅，酸、咸，平。治中风惊痫、喉痹痰厥、牙关紧闭者，擦牙龈，涎出即开。止血，治刀箭伤，蚀恶肉。

乌梅、白梅所主诸病皆取酸收之义，惟仲景治蛔厥乌梅丸，取虫得酸则止之义耳。昔曾曾公痢血百余日，陈应之用盐水梅肉一枚，研烂合腊茶入醋服之，一啜而安。盖血得酸则敛，得寒则止，得苦则涩故也。用乌梅肉烧存性，研傅恶肉上，一夜立尽。杨起云：起臂生一疽，愈后恶肉突起，如蚕豆大，月余不消，因阅本草得此方试之，越日而平，乃知世有奇方如此，遂留心搜刻诸方也。

桃 桃实 桃仁 桃花 桃叶 桃符

桃，性易植而子繁，十亿曰兆，言其多也，五果列桃为下。《酉阳杂俎》载：九疑有桃核半扇，容米一升，蜀后主有桃核杯，半扇容水五升，良久如酒味。昔人谓桃为仙果，殆此类欤。

桃实，味辛、酸、甘，气热，微毒。作脯食，益颜色，肺病宜食之。多食令人膨胀。

桃仁，味苦、甘，气平，无毒。桃品甚多，惟毛桃小而多毛，其仁充满多脂，盖外不足者内有余也。入手足厥阴经血分药，苦以泄滞血，甘以生新血。其功有三，治热入血室，一也；泄腹中滞血，二也；除皮肤血热燥痒，三也。肝者血之源，血聚则肝气燥，肝苦急，急食甘以缓之。桃仁之甘，以缓肝散血，故抵当汤用之，以治伤寒蓄血、发热如狂、小腹满痛、小便自利者。凡用桃仁，连皮尖生用，则行血；或汤浸去皮尖，炒黄用或烧存性用，则活血润燥也。

桃花，苦，平，无毒。除水气，破石淋，利大小便，杀三虫。《肘后方》言服三树桃花尽，则面色红润如桃花也。北齐崔氏以桃花、白雪与儿靧①面，盖得《本经》令人好颜色之义。陶苏二氏有服桃花法则误矣，桃花性走泄下，降利大肠，用以治气实人消肿积滞则有功，若久服则耗阴血损元气，岂能悦泽颜色耶？一女丧夫发狂，闭之室中，夜断窗棂，登桃树上食桃花几尽，及旦遂愈。此亦惊怒伤肝，痰夹败血，遂致发狂，偶得桃花利痰饮、散滞血之功耳。

桃叶，苦，平，无毒。治恶气，疗伤寒时气、风痹无汗，出疮中小虫。桃叶蒸汗法：用水二石煮桃叶，取七斗，安床箦②下，厚被盖卧床上，乘热薰之，少时当雨汗，汗遍，去汤速粉之。又法：烧地令热，去火，以少水洒之，布干桃叶于上，厚二三寸，安席叶上卧之，温覆得大汗，被中傅粉极燥，便瘥也。凡柏叶、蚕砂皆可照此法用。昔范云为梁武帝属官，得时疫热疾，召徐文伯诊之。是时武帝有九锡之命，云恐不预，求速愈。文伯曰：此甚易，政恐二年后不坐起耳。云曰：朝闻道夕死可矣，况二年乎？文伯乃以火煅地，布桃、柏叶于上，令云卧之，少顷汗出粉之，翼日遂愈，后二年云果卒。凡医伤寒当顾表里、循次序。夫桃叶发汗良法也，欲求速愈而促天年，可不惧哉？

桃符，治中恶、精魅邪气，煮汁服之。盖桃乃五木之精，味辛、气恶，故能厌伏邪气、制百鬼，今门上用桃符以此也。《礼》云：王吊则巫祝以桃茢③前引，辟不祥。《博物志》云：桃根为印，可以召鬼。《玉烛宝典》云：户上着桃板辟邪，取《山海经》神荼、郁垒，居东海蟠桃树下，主领众鬼之义。据此

---

① 靧（huì 会）：洗脸。
② 箦（zé 责）：竹编床席。
③ 茢（liè 列）：苕帚，古用以扫不祥。

则桃之枝叶根核、桃枭①桃橛，皆辟鬼祟②，有由来矣。

栗

栗，于五果属水，水潦之年则栗不熟，类相应也。吴栗虽大，味短不如北栗，广中无栗，水果不宜于炎方也。

味咸，气温，无毒。主益气、厚肠胃，治腰脚不遂。盖栗，肾之果也，肾病宜食之。一人患腰弱，往栗树下食数升，即便起行。一人内寒，暴泄如注，食煨栗二三十枚顿愈。《经验方》治肾虚腰脚无力，以袋盛栗悬干，每旦吃十余颗，次吃猪肾粥助之，久必强健。仍须细嚼连液吞咽则有益，若顿食致饱反伤脾矣。苏子由云：老去自添腰脚病，山翁服栗旧传方。客来为说晨兴晚，三咽徐收白玉浆。此得食栗之诀者也。《史记》载秦饥，应侯请发五苑枣栗，则《本经》令人耐饥之语匪虚。

第生食则发气，熟食则壅气，干食则益人，风干之栗胜于日曝，栗作粉食胜于菱芡。患风水人不宜食咸，能生水也，以饲婴儿令齿不生，壅气故也。

枣枣实 枣仁

生枣，气味甘、辛，热。干枣，甘、平。并无毒，入足太阴经。

生枣助湿热，动脏腑。干枣润心肺，和阴阳，补虚损，除肠澼。道家以枣为佳饵，皮利肉补宜擘之。仲景治奔豚用大枣，滋脾土以平肾气也。治水饮、胁痛有十枣汤，益土而胜水也。

---

① 桃枭：经冬不落的干桃子。
② 祟：原作"崇"，据文意改。

邪在荣卫者，辛甘以解之。姜枣配合以和荣卫，生发脾胃升腾之气也。《素问》言枣为脾之果，脾病宜食之。丹溪谓枣属土而有火，补脾者未尝用甘，食甘多者脾必受病，相反何也？盖枣之温以补不足，甘以缓阴血，若脾气虚寒者，宜以甘温补之，故益脾。若湿热自甚者，再以甘温益之，则助湿生热，故病脾也。《日华子》谓齿病、疳病、虫蟨人不宜啖者，以甘能生虫也。又谓小儿不宜食者，以小儿肾水未充，食枣以助脾，则土胜而水受克也。枣与葱同食令人五脏不和，与鱼同食令人腰腹痛。

枣仁，苦，平，无毒。治腹痛邪气疰忤①，以三岁陈枣核中者佳。昔袁仲阳敬事道士陈孜，孜曰：今春当有疾，可服枣核中仁二十七枚。后果大病，服之而愈。又云：常服枣仁百邪不复干也。道书云：常含枣核，令口行津液咽之。《后汉书》云：孟节能含枣核，不食可至十年，此皆藉枣以生津，受气而咽之，能达黄宫以交坎离也。

梨

梨者，利也，其性流利下行也。上巳无风乃佳。语云：上巳有风梨有蠹，中秋无月蚌无胎。梨核每颗有十余子，种之惟一二子生梨，余皆生杜，亦一异也。杜即棠梨也。梨树开白花，如雪六出。好梨多产北土，《史记》云：淮北荥南河济之间千株梨，其人与千户侯等也。则梨与雪同性，北方寒潦，故地气相宜耳。

味甘、微酸，气寒，无毒。主润肺凉心，消痰降火，解疮

---

① 疰忤（zhùwǔ 住午）：即中恶。

毒、酒毒。《别录》止言其害，盖古人论病多主风寒，用药皆是桂、附故尔。今人痰病、火病十居六七，梨之有益不少。《类编》云：一士人状若有疾，厌厌无聊，杨吉老诊之曰：君热证已极，气血消铄，此去三年当以疽死。士人不乐而去，闻茅山有道士，医术通神，乃衣仆衣，诣山拜之，执薪水役，久之以实告。道士诊之曰：汝便下山，日吃好梨一颗，如生梨已尽，则取干者泡汤，食滓饮汁，疾自当平。士人如其言，经一岁复见吉老，颜貌腴泽，脉息和平，吉老惊曰：君必遇异人，不然岂有痊理？士人备告之，吉老具衣冠望茅山投拜，自咎学之未至。然则梨之功岂小补哉。

木 瓜

木瓜，得木之正气，故名。《埤雅》①云：梨百损一益，楙百益一损。故《诗》谓投我以木瓜，取其益也。人以铅霜或胡粉涂之，则失酢味且无渣，盖受金之制也。

气味酸，温，无毒。治湿痹脚气，霍乱吐下转筋。凡病转筋，但闻其名及书土作木瓜字皆愈，今人挂木瓜杖，以利筋脉也。一人患脚气，筋急腿肿，因附舟，以足搁一袋上，渐觉不痛，乃问舟子袋中何物，曰宣州木瓜也。及归制木瓜袋用之，顿愈。夫木瓜之验如此。然其所主霍乱、吐利、转筋、脚气皆脾胃病，非肝病也。肝虽主筋，而转筋则由湿热、寒湿之邪袭伤脾胃所致，故筋转必起于足腓，腓及宗筋皆属阳明，木瓜治转筋非益筋也，理脾而伐肝也。土病则金衰而木盛，故用酸温

---

① 埤（bì 必）雅：宋代陆佃作，二十卷，名物专书，以为《尔雅》之补充。

以收脾肺之耗散，而籍其走筋以平肝邪，乃土中泻水以助金也，木平则土得令而金受荫矣。孟诜云：多食木反损齿及骨，为伐肝也。《经》云：多食酸，令人癃。刘仲海日食蜜煎木瓜，病淋，罗天益曰：此食酸所致也，但夺食则已。盖膀胱得酸则缩，卷约而不通，故水道不利也。《会典》① 载宣州岁贡乌烂虫蛀木瓜，入御药局，取其陈久无木气，与干栗子去水气同义。

山 楂

山楂，涩而多渣，故名。

气味酸，凉，无毒。主化饮食，消肉积、癥瘕、痰饮、痞满、吞酸、滞血、痛胀诸证。妇人产后儿枕痛、恶露不尽，煮汁入砂糖服之立效。《相感志》② 言煮老鸡硬肉，入山楂数颗，即易烂。则其消食积之功可推矣。若胃中无食积，脾虚不能运化者，服之反克伐脾胃生发之气也。

柿

柿有六绝：一多寿，二多阴，三无鸟巢，四无虫蠹，五霜叶可玩，六落叶肥滑可以临书也。

生柿，气味甘、寒、涩，无毒。主压胃间热，止口干。干柿，甘、平、涩，无毒。消痰涩肠，疗肺痿心热咳嗽，治吐血、血淋、肠澼。柿霜清上焦心肺热，生津化痰宁嗽，治咽喉口舌疮痛。盖柿乃脾肺二经血分之药，属金而有土，性涩而能收，故有健脾润肺，清热止血之功。一人病脏毒下血十年，以干柿

---

① 会典：专记一代法典政制的书，如明会典、清会典。

② 相感志：即《物类相感志》，北宋高僧释赞宁著，书中列举了作者视为"物类相感如斯"的七十七例现象。

烧灰，饮服二钱遂愈。《经验方》云：有人三世死于反胃病，至孙得一方，用干柿饼同干饭，日日食之，绝不用水饮，如法食之遂愈。

柿蒂，涩，平，无毒。主治咳逆、哕气。丹溪谓：人之阴气，依胃为养，土伤则木挟相火，直冲清道而作咳逆。古人以为胃寒，用丁香、柿蒂，不能清气利痰，惟助火耳，此论是矣。按咳逆之证有伤寒吐下后、久病产后，阴血大亏，阳气暴逆，自下逆上而不能出者；有伤寒失下，及平人痰气抑遏者，故气自脐下冲脉，直上咽膈而作呃忒塞逆之声。当视虚实阴阳，或温或补，或泄热或降气可也。古方单用柿蒂煮汁饮之，取其苦温降逆气也。《济生方》加丁香、生姜，以开痰散郁，盖从治之法。而洁古又加人参，治虚人咳逆，用之往往有效。丹溪但执以寒治热之理，而遗从治之法，矫枉过中矣。若《三因方》又加良姜之类。是真以为胃寒，而助邪火者也。

柰

柰，梵言谓之频婆，北人亦呼之。西方多柰，家家收切曝干为脯，谓之频婆粮也。

气味甘，寒，有小毒。一云无毒。主生津和脾，多食令人胪胀。

林檎

林檎，一名来禽，以味甘能集众禽于林也。与柰一类二种，小而圆耳。

气味酸、甘，温，无毒。主下气止渴。多食发热、闭百脉，生疮疖。

石 榴

张骞使西域，得安石国榴种以归，故名安石榴。潘岳赋云：榴者，天下之奇树，九州之名果，千房同膜，千子如一。御饥疗渴，解醒止醉。道书谓榴为三尸酒，言尸虫得此果则醉也。

气味甘、酸、涩，温，无毒。甘者，治咽喉燥渴，制尸虫；酸者，治赤白痢，连子捣汁顿服一枚。夫榴受少阳之气，荣于四月，盛于五月，实于盛夏，熟于深秋。丹花实纯具木火之象，故多食损肺齿而生痰涎。酸者兼收敛之气，故入滞下崩中之药也。

橘 橘实 陈皮 青皮 橘核

云五色为庆，二色为乔，乔云外赤内黄，郁郁纷纷。橘实外赤内黄，剖之香雾纷郁，有似乔云，故字从乔。

橘实，气味甘、酸，温，无毒。甘者润肺，酸者聚痰。

陈橘皮，苦、辛，温，无毒。主破滞气，导胸中寒邪。盖辛能散，苦能泄、能燥，温能和。橘皮能治百病，凡煎剂中并不可少，总是理气之功。同补药则补，同泻药则泻，同升药则升，同降药则降。脾乃元气之母，肺乃摄气之钥，橘皮为二经气分之药，各随所配而见功也。

一人凡食已辄胸满，百方不效，合橘红汤连日饮之，忽觉胸中有物坠下，自汗如雨，须臾腹痛，下数块如铁弹，自此胸次廓然，其疾顿愈。盖脾之冷积也。其方用陈橘皮去瓤一斤，甘草、盐花各四两，水五碗，慢火煮干，焙研为末，白汤点服，名二贤散。丹溪变之为润下丸，治一切痰气甚效。洁古谓陈皮利其气而痰自下，世医徒知半夏、南星之属，何足以语此哉？

然气实人服之相宜，气不足者不宜用也。橘皮下气消痰，其肉生痰聚饮，表里之异如此。他药贵新，惟橘皮贵陈。入和中理胃药则留白，入下气消痰药则去白。此乃日用所须，今人多以柑柚皮乱之。橘皮气温，柑柚皮气冷，柑皮犹可，柚皮则悬绝矣。

青橘皮，乃橘之未黄而青色者。苦、辛，温，无毒，入足厥阴经。其气芳烈，破滞削坚，治在下之病。人多怒气滞，胁下有郁积，或小腹疝痛，用青皮以疏通肝胆二经，行其气也。陈皮治高，青皮治下，但有滞气则破滞气，无滞气则损真气。小儿食积多用青皮，最能发汗，有汗者不可用，人罕知之。久疟热甚，必结癖块，宜多服清脾汤，内有青皮疏利肝邪，则癖自不结也。市中亦以小柑、小柚、小橙乱之，不可不辨。

橘核，苦、平，无毒，入足厥阴经。治腰痛、膀胱气痛在下之病，与青皮同功。其治小肠疝气、阴核肿痛，取象于核之意也。

橙

橙实，气味酸，寒，无毒。止恶心，去胃中浮风恶气。多食伤肝气，发虚热。

橙皮，苦、辛，温，无毒。消食下气，散肠胃恶气。作酱醋香美。糖作橙丁，消痰下气，利膈宽中。

柑

柑，亦橘类而畏霜雪，南方果也。

柑实，味甘，气大寒，无毒。利肠胃中热毒，止暴渴，利小便。

柑皮，辛、甘，寒，无毒。下气调中。伤寒饮食劳复者，浓煎汁服。

香 橼

香橼，俗作圆，味不甚佳而清香袭人。《异物志》云：浸汁浣葛纻，胜酸浆也。

气味辛、酸，温，无毒。主下气，除心头痰水。蜜渍藏久食之，宽中和脾。

枇 杷

枇杷，其叶形似琵琶，故名。

实，味甘、酸；叶，味苦。并气平，无毒。实与叶并有下气之功，而实不及叶。气下则火降痰顺，而逆者不逆、呕者不呕、渴者不渴、咳者不咳矣。治胃病以姜汁涂炙，治肺病以蜜水涂炙。雷敩云：凡采得，湿叶重一两，干者三叶重一两，乃为气足堪用。拭去毛，以甘草汤洗过，每一两以酥二钱炙过用。

樱 桃

樱桃，颗如璎珠，故名。《礼记》天子以含桃荐宗庙，此也。

气味甘，热，涩，无毒。主调中益脾，止泻精水谷痢。此果熟于春末夏初，得正阳之气，先诸果熟，故性热属火。小儿食多作热，若旧有热病及喘嗽者，得之立病，且有死者。张子和云：一家有二子，好食紫樱，日吃一二升，半月后一发肺痿，一发肺痈，相继而亡。邵尧夫诗"爽口物多终作疾"，真格言哉！王维诗"饱食不须愁内热，大官还有蔗浆寒"，盖谓寒物同食，犹可解其热也。

银　杏

银杏，一名白果。气味甘、苦，平，涩，无毒，一云有小毒。

生食引疳解酒，熟食温肺益气、缩小便、止白浊。宋初始入贡，近时方药用之。色白属金，性涩而收，故能益肺气、止遗数。生捣能浣油腻，则其去痰浊之功可类推矣。其花夜开，人不得见，盖阴毒之物，故能杀虫消毒。然食多则收，令太过，令人气壅胪胀。故《相感志》言：银杏能醉人。《三元延寿书》① 言：白果食满千个者死。昔有饥者，以白果代饭饱，次日皆死也。

胡　桃

胡桃，其形如桃，汉张骞使西域得种，植之秦中，渐及东土，故名。

气味甘，平，温，无毒。主补气，养血，润燥，益命门，利三焦，散肿毒，发痘疮，制铜毒。古有青娥丸方，用破故纸合胡桃肉为丸。破故纸属火，能使心包与命门之火相通。胡桃仁属木，主润血养血，血属阴，阴恶燥，故油以润之。二物有木火相生之妙，故云黄蘖无知母、破故纸无胡桃，犹水母之无虾也。夫三焦者，元气之别使；命门者，三焦之本原，盖一原一委也。命门指所居之府而名，为藏精系胞之物。三焦指分治

---

　　① 三元延寿书：即《三元参赞延寿书》，元·李鹏飞撰，全书五卷，养生学著作。

之部而名，为出纳腐熟之司，其体非脂非肉，白膜裹之，在七节之旁，两肾之间，二系着脊，下通二肾，上通肺，贯属于脑，为生命之原、相火之主、精气之府，生人生物皆由此出。胡桃仁颇类其状，而外皮水汁皆青黑，故能入北方，通肾气，与破故纸同为补下焦命门之药。肾命得补，三焦通利，则饮食自健，精气内充，脏腑润而血脉通。故上通于肺，而虚寒喘嗽者宜之；下通于肾，而腰脚虚痛者宜之。内而心腹诸痛可止，外而疮肿之毒可散矣。然惟虚寒者服之相宜，若痰火积热者，非所宜也。洪迈云：迈有痰疾，因晚对，上遣使谕令以胡桃仁三颗，生姜三片，卧时嚼服，即饮汤两三呷，又再嚼桃姜如前数，即静卧必愈。迈还玉堂，如旨服之，及旦而痰消嗽止。一小儿病痰喘，凡五昼夜不乳食，其母梦神授方，令服人参胡桃汤，服之喘即定。明日剥去皮用之，喘复作，仍连皮用，信宿而瘳。盖人参定喘，胡桃仁连皮能敛肺故也。然止言其敛肺治痰嗽之功，尚未知其为命门三焦之药耳。

油胡桃，辛，热，有毒。戟人咽肺，疮科取之，用其毒也。

橡

橡实，味苦，气微温，无毒。主益气力，实肠胃。煮食止饥，可御歉岁。

夫橡子非果非谷，无气而受气，无味而受味，令人强健。昔挚虞①入南山，拾橡实而食，唐杜甫客秦州，采橡栗自给。橡之可以充饥明矣。

---

① 挚虞：字仲洽，京兆长安（今陕西西安）人，西晋著名谱学家。著有《族姓昭穆》十卷、《文章志》四卷、注解《三辅决录》等。

荔枝

荔枝，《上林赋》作离支。白香山云：若离本支，一日色变，二日香变，三日味变，四五日色香味尽去矣。则离枝之义或取诸此。麝香触之，花实尽落，熟时人未采则百虫不敢近，人才采之，乌鸟、蝙蝠之类皆啄食也。

味甘，气平，一云热，无毒。通神益智，健气止渴。盖荔枝属阳，主散无形质之滞气，故治瘤赘赤肿，发痘疮。《普济方》治风牙疼痛，用荔枝连壳烧存性，研末擦牙即止。

荔枝核，入厥阴经，散滞。因其核肖睾丸，故治癞疝卵肿，述类象形之义也。

龙眼

龙眼，象形也。味甘，气平，无毒。治五脏邪气，除蛊毒，去三虫，久服强魂轻身，通神明。食品以荔枝为贵，而资益则龙眼为良。严用和《济生方》治思虑劳伤心脾有归脾汤，取甘味归脾，能益人智之义。

橄榄

橄榄，初入口味苦涩，久之方回甘味，比之忠言逆耳，世乱乃思之，故名谏果。

气味酸、甘，温，无毒。主生津液，治咽喉痛，解一切鱼鳖毒。一人食鳜鱼被鲠，痛声动邻里，遇渔人取橄榄核研末，调服，骨遂下。渔人云：橄榄木作取鱼掉篦，鱼触着即浮出，所以知鱼畏橄榄也。今人煮河豚鳖鱼，用橄榄则易烂，中河豚毒者，橄榄煮汁解之。橄榄树高，熟时以木钉钉之，纳盐少许于皮内，其实一夕自落。橄榄盐过则不苦涩，同栗子食则甚香，皆物理之妙也。

余甘子

余甘子，一名菴摩勒，梵言也。二广、西川、戎卢间有之。味类橄榄，亦可蜜渍盐藏。黄金得余甘则体柔，物理相制也。

气味甘、苦、酸、涩，寒，无毒。治风虚热气，解金石、硫黄毒。取子压汁和油涂发，去风痒，令发如漆黑。

枳 椇

枳椇，谓之木蜜，以子甘美如蜜也。《小雅》所谓南山有枸，楚人称鸡距，巴人称金钩，蜀人称桔枸、棘枸，滇人称鸡橘子，广人称结留子，皆枳椇也。

实，气味甘，平，无毒。主止渴除烦，去膈上热，利大小肠，解酒毒。枝叶煎膏亦同。昔有人修舍，落枳椇木一片入酒瓮中，酒化为水，则其解酒可知。丹溪云：一人因饮酒发热，兼房劳虚乏，乃服补气血之药，加葛根以解酒，微汗出，人反懈怠，热如故。乃气血虚，不禁葛根之散也。于煎药中加枳椇子，服之而愈。《东坡集》云：揭颖臣病消渴，日饮水数斗，饭亦倍进，小便频数，服消渴药日甚。张肱取麝香当门子，以酒濡湿，作十许丸，用棘枸子煎汤吞之遂愈。问其故，肱曰：消渴、消中皆脾弱肾败，土不制水而成，今颖臣脾脉极热，肾脉不衰，当由果实酒物过度，积热在脾，所以食多而饮水，水饮既多，溺不得不多，非消非渴也。麝香能制酒果花木，屋外有棘枸树，屋内酿酒不熟，故以此二物去其酒果之毒也。吁！古人重格物，肱殆庶几矣，医云乎哉！

榧

榧木，一名文木，斐然章采，故谓之榧。

实，气味甘、涩，平，无毒，肺之果也。治五痔，去三虫。小儿黄瘦，有虫积者宜食之。东坡云"驱除三彭虫，已我心腹疾"是矣。孟诜谓日食榧子七颗，满七日，寸白虫皆化为水也。《相感志》云：榧子同甘蔗食，其渣自软。

松 子

松子，气味甘，小温，无毒。主诸风，治燥嗽，润五脏不饥，久服延年。按《列仙传》云：偓佺①好食松实，体毛数寸，行及奔马。赤松子食松实，莫知所终。则松子洵服食之佳珍也。

槟 榔

宾与郎皆贵客之称，稽含草木之状，言交广人。凡贵胜客，先呈此果，若邂逅不设，用相嫌恨，则槟榔名义，盖取诸此。

气味苦、辛、涩，温，无毒。消谷逐水，除痰澼，杀三虫，治泄痢后重，御瘴疠。盖槟榔苦以破滞，辛以散邪，泄胸中至高之气，使之下行，性如铁石之沉，能坠诸药至下极也。岭南人槟榔代茶，以御瘴疠。夫瘴疠之作，率因饮食过度，气痞痰结，而槟榔能下气、消食、去痰，遂为日用所不废。然峤南地热，四时出汗，人多黄瘠，食之则脏气疏泄，一旦病瘴，不敢发散攻下，岂尽气候所致，槟榔盖亦为患。卢和谓槟榔祛瘴，

---

① 偓佺（wòquán 沃全）：传说中的仙人。《列仙传》："偓佺饵松，体逸眸方。足蹑鸾凤，走超腾骧。遗赠尧门，贻此神方。尽性可辞，中智宜将。"

有瘴服之可也，无瘴而服之宁不损正气，而有开门延寇之祸乎？朱晦庵①槟榔诗云：药囊知有用，茗碗讵能同。盖兴其治疾杀虫之功，而不满其代茶之俗也。

大腹皮

大腹与槟榔，一类二种也。

皮，气味辛，微温，无毒。除逆气，止霍乱，健脾开胃，通大小便，消肌肤中水气、浮肿、脚气、瘴逆痞满、胎气恶阻、胀闷诸病。

椒

椒，秉纯阳之性，具五行之气，叶青、皮红、花黄、膜白、子黑。《岁时记》② 言元旦饮椒柏酒。椒乃玉衡星精，柏乃百木之精，能伏邪鬼也。秦椒粒大，蜀椒粒小，江淮皆有之，不及蜀中者良。

气味辛，温，有毒，乃手足太阴、命门气分之药。入肺散寒，治咳嗽；入脾除湿，治风寒湿痹、水肿、泻痢；入右肾补火，治阳衰溲数、足弱久痢诸病。盖椒之气馨香而性下行，能使火热下达，不致上冲。凡肾气上逆，须以蜀椒引之，归经则安。《上清诀》云：凡吃饭伤饱，觉气上逆痞闷者，以水吞生椒一二粒既散。取其通三焦，下恶气，消宿食甚效。戴原礼云：凡呕吐服药不纳者，必有蛔在膈间，蛔闻药是动，须于呕吐药中加炒川椒十粒，蛔见椒则头伏。此仲景治蛔厥乌梅丸中用蜀

---

① 朱晦庵：朱熹，号晦庵，南宋理学家。
② 岁时记：即《荆楚岁时记》，南朝梁宗懔撰。全书凡37篇，记载了中国古代楚地自元旦至除夕的二十四节令和时俗。

椒也。吴猛真人①椒红丸方，云芳草之中，皆不及椒，用蜀椒去目及合口者，炒去汁，曝干捣取红，以生地黄捣自然汁，煎至稀稠得所，和椒末为丸，空心酒下三十丸。诗云：其椒应五行，其仁通六义。欲知先有功，夜见无梦寐。四时去烦劳，五脏调元气。明目腰不痛，身轻心健记。别更有异能，三年精自秘。回老返婴童，康强不思睡。九虫顿消亡，三尸自逃避。若能久饵之，神仙应可异。窃谓椒红丸，虽云补肾不分水火，惟脾胃命门虚寒有湿郁者相宜，若肺胃素热者，非所宜也。凡服椒久，则火生于水中，多被其毒戒之。

椒目，苦，寒，无毒。蜀椒肉厚纹皱，其子光黑，如人瞳子，故名椒目。土椒则子无光也。止气喘、肾虚耳鸣，并十种水气、盗汗水虫。盖椒目下达，能行渗道不行谷道，故能下水燥湿，定喘消虫也。

胡 椒

胡椒，非椒也，因其辛辣似椒，故名。

味辛，气大温，无毒。主温中、下气、去痰，治冷痢、牙齿浮热作痛。盖胡椒属火而性燥，食之快膈，其去胃中寒痰，食已即吐水甚验。然走气助火，脾胃肺气必大伤也。李濒湖云：时珍自少嗜之，岁岁病目而不疑，及后绝之，目病亦止，食一二粒即便昏涩。此昔人所未试者。张子和云：噎膈之病，或因酒得，或因气得，或因胃火，医氏不察，火里烧姜，汤中煮桂，丁香未已，豆蔻继之，荜茇未已，胡椒继之。虽曰和胃，胃本

---

① 吴猛真人：吴猛，字世云，晋朝著名道士，为净明道西山十二真君之一。

不寒，虽曰补胃，胃本不虚，况三阳既结，食必上潮，止宜汤丸小小润之可也。此诚笃论。然亦有食入复出，无火之证，又有痰气郁结，得辛热暂开之证，在医者达权用之耳。

毕澄茄

毕澄茄，亦胡椒类。

气味辛，温，无毒。暖脾胃，止呕吐、哕逆，能染发及香身。

吴茱萸

吴茱萸，以吴地者良，故名。

气味辛，温，有小毒。主温中下气，除湿血痹，逐风邪，开腠理，治心腹诸冷绞痛。冲脉为病，逆气里急，宜此主之。震坤合德，其色绿，故仲景吴茱萸汤、当归四逆汤，治厥阴病及温脾胃皆用之。段成式①言：椒气好下，茱萸气好上，不可服食，恐冲眼且脱发也。夫茱萸辛热能散、能温，苦热能燥、能坚，故其所治之证，皆取散寒温中、燥湿解郁之功。

一人苦痰饮，每食饱或阴晴节变，率发头疼背寒，呕吐酸汁。得一方，用吴茱萸泡过七次，茯苓等分为末，炼蜜丸，每遇饮食过多腹满，服五七十丸便已。少顷，小便作茱萸气，酒饮皆随小水而去。前后痰药甚众，无及此者。又咽喉口舌生疮，以茱萸末醋调，贴两足心，移夜便愈。其性虽热，而能引热下行，盖亦从治之义。而谓茱萸之性，上行不下者，似不然也，但多服则走气动火，昏目发疮耳。

---

① 段（xiá 霞）成式：唐代诗人，位居太常卿。

食茱萸

食茱萸，一名辣子，与吴茱萸一类二种。盖吴地者入药，辣子则形味似茱萸，惟可食用，不入药也。

气味辛、苦，热，无毒，暖胃燥湿，消食疗虫，杀腥物。

茗

茶，有野生、种生。种者用子，一坎须百颗乃生一株，盖空谷者多也。畏水与日，最宜坡地阴处。初采为茶，晚采为茗。或言《六经》无茶字，杨升庵①谓茶即古"荼"字，《诗》云"谁谓荼苦，其甘如荠"是也。唐人尚茶，茶税始于唐德宗，以迄于今。且与西番互市易马，以其所食腥肉之膻、青稞之热，非茶不解。西戎得茶不为我害，中国得马则为我利，以摘山之利，关御戎之权，此国家之重务也。

气味甘，微寒，无毒。《神农食经》②云：治瘘疮，利小便，去痰热。苏恭云：下气消食。汪机云：头目不清，热熏上也，以苦泄其热则上清矣。且茶体轻浮，采摘之时芽蘖初萌，正得春升之气。味虽苦而气则薄，可升可降，所以能清头目。汪颖云：一人好食炙煿，人防其生痈疽，后卒不病，其人每夜必啜凉茶一碗，茶能解炙煿之毒也。陶隐居谓丹丘子、黄山君服茶，轻身换骨。壶公言苦茶久食羽化。此皆著茶之功也。唐母炅《茶序》云：释滞消壅。

---

① 杨升庵：杨慎，字用修，号升庵。明代文学家，著作百余种，后人辑为《升庵集》。

② 神农食经：《汉书·艺文志》有《神农食经》七卷，记载先秦饮食烹调经验。

一日之利暂佳，瘠气侵精，终身之累斯大，福近易知，祸远难见耳。苏轼《茶说》云：空心饮茶入盐，直入肾经，且冷脾胃，乃引贼入室也。古人呼茗为酪奴，盖贱之民。李廷飞云：大渴及酒后，饮茶水入肾经，令人腰脚、膀胱冷痛，兼患水肿、挛痹诸疾。陈藏器云：久食消人脂，使人不睡，饮之宜热，冷则聚痰。此皆著茶之害者也。夫茶能降火，火为百病，火降则上清矣。然火有虚实之异，若少壮胃健之人，心肺脾胃之火多盛，则与茶相宜，温饮则火因寒气而下降，热饮则茶借火气而升散，兼解酒食之毒，使人神思恺爽不昏不睡，茶泂有功矣。若气血虚寒之人，饮之既久则脾胃渐弱，精血潜虚，土不制水，停饮泛溢或痞闷呕恶，或腹冷洞泄，茶亦岂无害哉？在人自斟酌之耳。

人有嗜茶成癖者，时时咀嚼不止，久而伤营伤精，血不华色，尤可叹悼。《搜神记》云：一人啜茗一斛二升乃止，才减升合，便为不足，有客令更进五升。忽吐一物，状如牛脾而有口，浇之以茗，尽一斛二升，再浇即溢出矣，谓之斛茗癖。嗜茶者可鉴矣。惟饮食后，浓茶漱口，既去烦腻而脾胃不知，且苦坚肾、齿消蠹，最有益而无损。杨士瀛有姜茶治痢方，姜助阳，茶助阴，并能消暑、解酒食毒，且一寒一热调平阴阳，不问赤白冷热，用之皆良。苏东坡以治文潞公有效。又浓茶能吐风热痰涎，乃酸苦通泄，为阴之义，非其性能升也。又治阴证汤药内入之，以去格拒之寒，此寒因寒用之理也。

甘瓜 西瓜 瓜仁 瓜蒂

瓜类有二，供果者为果瓜，供菜者为菜瓜。《礼记》为天子削瓜及瓜祭，系果瓜也。药中用瓜蒂，亦果瓜之蒂也。《广志》

惟以辽东、敦煌、卢江之瓜为胜。然瓜州之大瓜、阳城之御瓜、本蜀之温瓜、永嘉之寒瓜，并为佳品。甘肃甜瓜皮瓤皆胜糖蜜，其皮暴干尤美，皆甘瓜也。

瓜性本寒，曝而食之尤寒，故《稽含赋》云瓜寒于曝，油冷于煎，此物性之异也。气味甘，寒，滑，无毒。主止渴，除烦热，利小便，通三焦壅塞，解暑毒。孟诜谓：食瓜作胀者，食盐花即化。陶贞白谓：食瓜多，饮水自渍即消。《博物志》言：人以冷水渍至膝，可顿啖瓜数十枚，渍至项，其啖转多。然瓜最畏麝气触之，得酒气近糯米即易烂。凡食瓜多，但饮酒或嗅麝，胜于食盐渍水也。

西瓜亦甘瓜类。胡峤①《陷虏记》言峤征回纥得种归，则西瓜自五代时始入中国，今则南北皆有之。甘，淡，寒，无毒。止渴下气，解暑热酒毒，有天生白虎汤之号。《松漠纪闻》②云：有人苦目病，或令以西瓜切片曝干，日日服之，遂愈。性冷降火也。然亦不宜多食，世谓醍醐灌顶，甘露沥心，取一时之快，而不知有伤脾助湿之害也。真西山云"瓜桃生冷宜少飧，免致秋冬成疟痢"是矣。

瓜仁，甘，寒，无毒。治腹内结聚，和中清肺。食瓜后食其子即不噫，研末去油水调服，止月经太过。故雷敩谓：血泛经过，饮调瓜子是也。

瓜蒂，苦，寒，有毒。主吐风热痰涎。张仲景云：病如桂枝证，头不痛，项不强，寸脉微浮，胸中痞硬，气上冲咽喉不得息者，此为胸中有寒也，当吐之。太阳中暍，神热疼重，而

---

① 胡峤：生卒年月不详，字文峤，五代后晋时期人，根据在契丹七年的见闻写成《陷虏记》数卷。

② 松漠纪闻：宋代洪皓撰，全书一卷，乃洪氏随笔纂录之金国杂事。

脉微衰，此夏月伤冷水，水行皮中也，当吐之。少阳病头痛发寒热，脉紧不大，是膈上有痰也，当吐之。病胸上诸实郁，郁而痛，不能食，欲人按之而反有浊唾，下利十余行，寸口脉微弦者，当吐之。懊恼烦躁不得眠，未经汗下者，谓之实烦，当吐之。宿食在上脘者，当吐之。并宜瓜蒂散主之。

惟诸亡血虚家不可与瓜蒂散也。按《难经》云：上部无脉，下部有脉，其人当吐，不吐者死。经饮食内伤，填塞胸中，食伤太阴，风木生发之气伏于下，宜瓜蒂散吐之。《素问》所谓木郁则达之也。吐去上焦有形之物，则木得舒畅，天地交而万物通矣。若尺脉绝者，不宜用此，则是瓜蒂之用专主于吐矣。寇宗奭谓：瓜蒂吐涎，甚不损人，胜石绿硇砂辈也。朱丹溪谓：瓜蒂性急，能损胃气，胃弱及病后、产后宜以他药代之。夫瓜蒂乃阳明经除湿热之药，故能引去胸脘痰涎、头目湿气、皮肤水气、黄疸湿热诸证。凡胃弱人及病后、产后，并不宜吐，何独瓜蒂不可用耶？

葡萄

葡萄，根茎中空相通，暮溉其根，晨渍于子，以麝香入葡萄皮内，则葡萄皆作香气。大宛以之酿酒，十余年亦不坏。实有紫白二色，蜀中有绿葡萄，西边有琐琐葡萄，皆为佳品。《汉书》言张骞始得种还，而《神农本经》已列为上品之药矣，二书孰可信耶？

气味甘、酸、涩，平，一云温，无毒。治筋骨湿痹，益气强力忍风寒，逐水治淋。西北人多食之，而东南人食之多病热者，盖能走渗道以动相火。《本经》所谓久服延年，似未然也。魏文帝诏群臣曰：蒲桃当夏末涉秋，尚有余暑，醉酒宿醒，掩露而食，甘而不饴，酸而不酢，冷而不寒，味长汁多，除烦解渴，酿之为酒，甘于曲蘖，善醉而易醒，他方之果，宁有匹之者乎？盖甚言其美也。

甘蔗 蔗浆 沙糖

凡草皆正生嫡出，惟蔗侧种，根上庶出，故字从庶。

气味甘，平，无毒，脾之果也。主下气和中，除心胸烦热，利大小肠，解酒毒。一人病痁疾疲瘵，忽梦白衣人云食蔗可愈，后果验。此亦清热和中之效矣。

沙糖乃蔗汁煎成者，法出西域，唐太宗遣人传其法入中国。清者为蔗饧，凝结如沙者为沙糖，造成如石、如霜、如冰者为石蜜、为糖霜、为冰糖也。

沙糖，甘，温，无毒。主和中助脾，缓肝气。治产后恶露不尽，解烟毒。西北地高多燥，得之有益，东南地下多湿，食之助热。小儿多食则损齿生虫者，土制水，倮虫属土，得甘即生也。

夫蔗浆，甘，寒，能泻火热，消渴，解酒，自古称之。而孟诜乃谓其酒食发痰，似不然也，煎炼成糖则甘温而助湿热。《日华子》又谓沙糖解酒毒，亦不然也。甘草遇火则热，麻油遇火则冷，甘蔗煎饧则热，此物理之常。医者不可不知乎。

莲藕 藕 莲实 莲须 莲房 荷叶

《尔雅》云：荷芙蕖，其茎茄，其叶蕸①，其本蔤②，其中

---

① 蕸（xiá 霞）：荷叶。

② 蔤（mì 密）：藕。

蒻①，蒻中薏②。陆玑《诗疏》③ 云：茎为荷，花未发为菡萏，已发为芙蕖。按茎负叶，有负荷之义。蔤如竹之行鞭，节生二茎，一为叶、一为花，尽处乃生藕，为花叶根实之本。显仁藏用，功成不居，可谓退藏于密矣，故谓之蔤。花叶常偶生，不偶不生，故根曰藕，或云藕善耕泥，故从耦。茄者，加于蔤也，蘧者，远于蔤也。菡萏，函含未发之意。芙蕖，敷布容艳之意。莲者，花实相连而出也。蒻者，子在房中，点点如的也。薏，犹意也，含芳在内也，诗云"食子心无弃，苦心生意存"是矣。大抵野生及红花者，莲多藕劣；种植及白花者，莲少藕佳也。其花白者香，红者艳，千叶者不结实。《相感志》云"荷梗塞穴鼠自去，煎汤洗镴④垢自新"，物性然也。

藕，气味甘、平，无毒。生卑污之中，而洁白自若，质柔而穿坚，居下而有节，孔窍玲珑，丝纶内隐，四时可食，可谓灵根矣。生食治霍乱后虚渴，蒸食补五脏、实下焦，亦可休粮。捣浸澄粉服食，轻身延年。疱人削藕皮，误落血中，遂散不凝，故产后忌生冷物，独不忌藕者，为其破血故也。宋孝宗患痢，乃食蟹所致，医诊之曰：此冷痢也，用新采藕节，捣烂热酒调下，数服即愈。藕能消瘀、解热、开胃，而又解蟹毒，故也。一人病血淋，痛胀欲死，李濒湖以藕汁调发灰，每服二钱，服三日而血止痛除矣。

莲实，甘、涩、平，无毒。主补中养神，益气力，除百疾，

① 蒻（dì 弟）：莲子。
② 薏：莲子心。
③ 诗疏：即《毛诗草木鸟兽虫鱼疏》，二卷，三国吴陆玑著。专释《毛诗》所及动物、植物名称，对古今异名者详为考证。自唐孔颖达《毛诗正义》至清陈启源《毛诗稽古编》，多采此书之说。
④ 镴（là 蜡）：铅和锡的合金，可以焊接金属，亦可制造器物。

久服轻身延年。夫莲禀清芳之气，得稼穑之味，脾之果也。脾者黄宫，所以交媾水火，会合木金者也。土为元气之母，母气既和，津液相成，神乃自生，久视耐老，此其权舆①也。故其所主交心肾，厚肠胃，固精气，强筋骨，补虚损，利耳目，除寒湿，止脾泄久痢、赤白浊、妇人带下崩中诸血病。昔人治心肾不交，劳伤白浊，有清心莲子饮；补心肾、益精血，有瑞莲丸，皆得此理也。石莲子乃经秋黑而沉水者，居山海间，百年不坏。孟诜谓诸鸟猿猴，取得不食，藏之石室内，人得三百年者食之，永不老也。今药肆中石莲子，状如土石而味苦，似非真者，不可用也。

莲须，苦、涩，温，无毒。主清心通肾，固精气，乌须发。本草不收，而固真丸、巨胜丸各补益方中往往用之。大略与莲子同功。

莲房，苦、涩，温，无毒。主清心去热。血渴、产后渴，生研末服二钱，立愈。

荷叶，苦，平，无毒。张洁古授李东垣枳术丸方，用荷叶烧饭为丸，东垣老年味之始悟其理。夫震者动也，人感之生少阳甲胆，是属风木，为生化万物之根蒂。人之饮食入胃，营气上行，即少阳甲胆之气，与手少阳三焦元气，同为生发之气。《素问》云：履端于始，序则不愆。荷叶产于淤泥而不为泥染，居于水中而不为水没，其色青，其形仰，其中空，象震卦之体。食药感于此气之化，胃气岂有不升者乎？更以烧饭和药，与白术协力滋养胃气，其利广矣、大矣。世之用巴豆、牵牛者，岂足语此？李濒湖云：雷头风证，头面疙瘩肿痛，憎寒发热，状

---

① 权舆：萌芽，引申为起始。

如伤寒，病在三阳，不可过用凉药重剂，诛伐无过，以清震汤治之。用荷叶一枚，升麻、苍术五钱，水煎温服。盖震为雷，而荷叶之体象震，乃述类象形之义也。又闻人规[1]云：痘疮已出，复为风寒外袭，则窍闭血凝，其点不长，或变黑色，此为倒厌，必身痛四肢微厥。但温肌散邪，则热气复行，而斑自出也，宜紫背荷叶散治之。盖荷叶能升发阳气、散瘀血、留好血，僵蚕能解结滞之气也。此药易得而活人多，胜人牙龙脑也。又戴原礼云：荷叶服之，今人瘦劣，故单服可以消阳水浮肿之气也。

芰 实

芰实，《别录》谓之菱，《风俗通》谓之水栗。

气味甘，平，冷利，无毒。止消渴，解丹石毒。《仇池笔记》[2]云：菱花开背日，芡花开向日。故菱寒而芡暖。孟诜谓：多食损阳气，伤人脏腑。若过食腹胀者，暖姜酒服之即消。

芡 实

芡，可济俭歉，故谓之芡。《庄子·无鬼篇》谓之鸡雍，《管子·五行篇》谓之卯菱。

气味甘，平，涩，无毒。主补中益精气，治小便不禁、遗精白浊带下。捣为末，熬金樱子煎和丸服之，补下秘精，谓之水陆丹。孙升谓芡本不益人，而俗谓水流黄，何也？盖人之食

---

[1] 闻人规：宋代儿科医生，撰《小儿痘疹论》三卷。

[2] 仇池笔记：轶事小说，题为北宋苏轼撰。《四库全书总目提要》疑其为"好事者集其杂帖为之，未必出轼之手著"。

芡，必咀嚼之，终日嗫嗫而不肒①，能使华液流通，转相灌溉，其功胜乳石也。入涩精药连壳用之。

乌 芋

乌芋，俗称荸荠。郑樵《通志》称地栗。

气味甘，滑，微寒，无毒。能解丹石毒，除胸中实热，消黄疸，解虫毒。其性善毁铜，合铜钱嚼之则钱化，其消坚削积之功可知。故能化五种膈疾，治误吞铜物也。凡下虫之家，知有此物便不敢下，此昔人所未言者。

慈 姑

慈姑，一根岁生十二子，如慈母之乳诸子，故以名之。

气味苦、甘，微寒，无毒，一云有毒。主下石淋，解百毒。产后血闷攻心欲死，胞衣不出，捣汁服一升。多食发虚热及肠风痔漏等病。

---

① 肒（nì 逆）：肒，胖。

第七卷 菜部

凡草木之可茹者，谓之菜。韭、薤、葵、葱、藿，五菜也。《素问》云五谷为养、五菜为充，所以辅佐谷气，疏通壅滞也。古者三农生九谷，场圃毓①草木，以备饥馑。明初周宪王图草木之可济生者四百余种，为《救荒本草》，厥有旨哉。菜之于人岂曰小补？是以《内则》有训，《食医》有方，其间五气之良毒不同，五味之偏胜亦异。爰集可茹之草，撮其要者条著于篇。

韭韭汁 韭子

韭，象叶出地上之形，一本而久生，一岁三五剪，其根不伤。俗称草钟乳，言其温补也。昔人正月节食五辛以辟疠气，谓韭、薤、葱、蒜、姜也。

根、叶，气味辛、微酸，温，无毒，入足厥阴经。温中下气，补虚益阳。饮生汁，治上气喘息欲绝，解肉脯毒；煮汁饮，止消渴、盗汗，熏产妇血运，洗肠痔脱。盖韭乃肝之菜也，《素问》言心病宜食韭，《食鉴本草》言归肾。何也？心乃肝之子，肾乃肝之母，子能令母实，虚则补其母也。一人病噎膈，或令取韭汁，入盐梅卤汁少许，细呷，忽吐稠涎数升而愈，盖韭汁能散痰饮恶血故也。道家目为五荤之一，谓其昏人神而动虚阳也。韭黄，未出土者，食之滞气，以含抑郁未伸之气故也。

韭子，辛、甘，温，无毒。补肝及命门，主漏精。肾主闭藏，肝主疏泄。《素问》曰：足厥阴病则遗尿，思想无穷，入房

---

① 毓（zǐ 吱）：草木生貌。

太甚，发为筋痿及为白淫，男随溲而下，女子绵绵而下。韭子之治遗精漏泄、小便频数、女人带下者，能入厥阴，补下焦不足。命门者，藏精之府，故同治云。

葱

葱，外直中空，匆通之象。

味辛。茎气平，叶气温，无毒，肺之菜也。治伤寒头疼寒热，中风面目浮肿，喉痹不通，安胎，除肝中邪气，能出汗。盖葱生则辛散，熟则甘温，专主发散以通上下阳气。肺主气，外应皮毛，其合阳明，故所治之证，多属太阴、阳明，皆取发散通气之功。气者，血之帅也，气通则血活矣。

《胜金方》取汁入酒少许，滴鼻中，治衄血不止，即觉血从脑散下也。凡头目重闷疼痛，用葱管插鼻内二三寸，并耳内，气通即便清爽。凡金疮折伤血出，疼痛不止者，用葱白连叶煨熟，捣烂傅之，立止，冷即再易，更无瘢痕。李濒湖言：杀伤气未绝者，嗌食之，用此活人甚众。又葱管吹盐入玉茎内，治小便不通及转脬危急者，俱有捷效。然多食昏人神，发散故也。冬月多食损须发，发人虚气，为其开骨节出汗也。与蜜同食，壅气杀人。

薤

薤，亦韭类，古人言薤露者，以其色滑难仝之义。道家以薤为五荤之一，而诸氏言虽辛不荤。其性温补，服食家皆须之。

气味辛、苦，温，无毒。主温中，散结气。助阳道，利产妇，骨哽在咽不去者，食之即下。能泄下焦阳明气滞，故又治泻痢。《齐谐志》①曰：一人得天行病后，遂能大餐，每日食至一斛，五年家贫行乞。一日大饥，至一园，食薤一畦、大蒜一畦，便闷极卧地，吐一物如笼，渐渐缩小，即消成水而病寻瘳。此亦薤散结、蒜消癥之验也。

蒜

俗谓葫为大蒜，蒜为小蒜，以气类相似也。蒜乃五荤之一，五荤即五辛，谓其辛臭，昏神伐性也。练形家以小蒜、大蒜、韭、芸薹、胡荽为五荤；道家以韭、薤、蒜、芸薹、胡荽为五荤；佛家以大蒜、小蒜、兴渠、慈葱、茖葱②为五荤。虽各不同，然皆辛薰之物，生食增恚，熟食发淫有损性灵，故绝之也。

蒜，气味辛，温，有小毒。治霍乱，腹中不安，消谷理胃，温中，除邪痹毒气。治蛊毒、傅蛇虫沙虱疮，涂丁肿。《南史》载：李道念食鸡子过多，病五年，褚澄取蒜一升煮食，吐出鸡雏十二而愈。《后汉书》载：华佗治一人病噎，取蒜齑二升食之，立吐一蛇而愈。则蒜乃吐蛊要菜也。但脚气风病人忌食之。

葫

葫，大蒜也。气味辛，温，有毒，入手太阴、阳明经。通五脏，达诸窍，去寒湿，辟邪恶，消痈肿，化癥积。其性喜散快膈，善化肉，置臭肉中反能掩臭，味久不变，可以致远，化臭腐为神奇。调鼎俎，伐醯酱③，携之旅途则炎风瘴雨不能加，

---

① 齐谐志：古代记载奇闻逸事的书籍，已佚。《庄子·逍遥游》："齐谐者，志怪者也。"
② 茖（gé 隔）葱：又名格葱、隔葱、山葱，为百合科葱属的植物。
③ 醯（xī 稀）酱：指醋和酱，以酱醋拌和的调料。醯，醋。

食餲①腊毒不能害。

然辛能散气，热能助火，伤肺损目，昏神伐性之害，荏苒受之而不觉矣。陈藏器谓初食不利目，多食却明。然北人嗜蒜宿坑，盲瞽最多。而谓明目，似不然也。纳肚中，能通幽门，治关格不通；贴足心，能引热下行。一妇衄血一昼夜不止，以蒜傅足心，即时血止。叶石林云：一仆暑月驰马，忽仆地欲绝，用大蒜及道上热土各一握，研烂以新汲水和，取汁，决齿灌之，少顷即苏。相传徐州市门忽有书此方，咸以为神仙救人。云有患痃癖者，梦人教食大蒜三颗，初服瞑眩吐逆，下部如火，后有人教取数片，合皮截两头吞之，名曰内灸，果获大效。

苏颂云：毒疮肿毒，号叫不得眠，人不能别者。取独头蒜两颗捣烂，麻油和，傅疮上，干即易之，屡用无不神效。又江宁府紫极宫刻石云：但是发背及痈疽、恶疮肿核初起，皆可灸之，不计壮数，惟要痛者灸至不痛，不痛者灸至痛极而止。疣赘之类灸之，亦变成痂自脱，其效如神。李迅论蒜钱灸法云：痈疽治法，著灸胜于用药，缘热毒中隔，上下不通，必得毒气发泄，然后解散。凡初发一日之内，便用大独头蒜切如小钱，厚贴顶灸之，三壮一易，大概百状为率。一使疮不开大，二使内肉不坏，三使疮口易合，一举而三得之。但头及顶以上，不可用灸，恐引气上也。史源云：母氏背作痒，有赤晕半寸，白粒如黍。灸二七壮，其赤随消。信宿有赤流下，长二寸。举家归咎于灸，用膏护之，日增一晕，二十二日，横斜约六七寸，痛楚不胜。或言一尼病此，得灸而愈，予奔问之，尼曰：剧时昏不知人，灸八百余壮方苏，约艾一筛。予亟归，以炷如银杏

①　餲（ài爱）：食物经久而变味。

大，灸十数，殊不觉，乃灸四旁赤处，皆痛。每一壮尽，则赤随缩入，三十余壮，赤晕收退。盖初发处肉已坏，故不痛，直待灸到好肉方痛也。至夜则火掀满背，疮高阜而热，夜得安寝。至晓高三四寸，上有百数小窍，色黑，调理而安。盖高阜者，毒外出也。小窍多者，毒不聚也。色黑者，皮肉坏也。非艾火出其毒于坏肉之里，则内逼五脏而危矣。庸医傅贴寒凉消散之说，何可信哉？

芸薹 叶 子

此菜易起薹，须采其薹食，则分枝必多，故名芸薹。子可榨油，又名油菜。

叶，气味辛，温，一云凉，无毒。治风游丹肿、乳痈，治产后血风。其功长于散血消肿，故主诸证。孙思邈云：予因饮多，觉四体疼痛。至晓头痛，额角有丹如弹丸，肿痛。至午通肿，经日几毙。予思本草芸薹治风游丹肿，遂取叶捣傅，随手即消，其验如神也。道家以为五荤之一，能损阳气，发疮，生腹中诸虫也。

芸薹子，辛，温，无毒。行滞血，破冷气，消肿散结。治产难、赤丹热肿、金疮、血痔、梦中泄精与鬼交。又治小儿惊风，贴其顶囟，则引气上出也。

芥 茎叶 子 白芥子

芥性辛烈，菜中之介然者，食之有刚介之象，故字从介。

茎、叶，气味辛，温，无毒。主通肺开胃，利气豁痰。久食则积温成热，辛散太盛，耗人真元。陆佃①云：慕而垂涎，愧而汗出，五液之自内生也；望梅生津，食芥堕泪，五液之自外至也。《素问》云：辛走气，气病无多食气，多则肉胝而唇褰②。此类是矣。而《别录》谓明耳目者，盖知暂时之快，而不知积久之害也。

芥子功与菜同，去一切邪恶疰气。治口噤耳聋鼻衄，消瘀血痈肿痛痹。

白芥子，利气豁痰，温中开胃，消肿辟恶，功用并同，而其辛辣更甚，入药尤良。疾在胁下及皮里膜外者，非白芥子不能达，故古方控涎丹用之。韩懋③云：凡老人苦痰气喘嗽，胸满懒食，不可妄投燥利之药，反耗真气。懋因人求治其亲，静中处三子养亲汤。白芥子白色主痰，下气宽中；紫苏子紫色主气，定喘止嗽；萝卜子白种者主食，开痞降气。各微炒研破，看所主为君，每剂三四钱，用生绢袋盛，煮汤饮之，勿煎太过则味苦辣。若大便实者，入蜜一匙。冬月加姜一片，尤良。

莱菔 莱菔子

莱菔，能制面毒，是来麰④所服也，故名莱菔，俗讹萝卜。

---

① 陆佃：字农师，号陶山，陆游的祖父。著有《埤雅》《礼象》《春秋后传》等。

② 褰（qiān 牵）：揭起。《诗经·郑风·褰裳》："子惠思我，褰裳涉溱。"

③ 韩懋：字天爵，号飞霞子。著有《韩氏医通》《杨梅论治方》《海外奇方》等。

④ 来麰（móu 谋）：也作"来牟"。麦。出自《诗经·周颂·思文》："贻我来牟，帝命率育"。《广雅·释草》解作大小麦。

卜，《谈苑》①云：种芋三十亩，省米三十斛；种萝卜三十亩，益米三十斛。言萝卜能消食也。

根，辛、甘；叶，辛、苦。并温，无毒。消痰止渴，去邪热，除五脏恶气。生捣汁服，止消渴；炮煮食，下气消谷，和中祛痰癖。孙思邈谓：与地黄同食，令发白。为其涩营卫也。寇宗奭谓：与地黄、何首乌同食，令髭发白。为其味辛下气速也。然姜芥更辛，何以不白人发？盖莱菔辛而又甘，故能散、能缓，而又下气。李九华谓：多服渗人血。则其白人髭发，盖亦由此。《洞微志》②云：一人病狂，梦红裳女子引入宫殿中，小姑令歌，遂歌云：五灵楼阁晓玲珑，天府由来是此中。惆怅闷怀言不尽，一丸萝卜火吾宫。一道士云：此犯大麦毒也。少女心神，小姑脾神，萝卜制面毒，故曰火吾宫也，遂以萝卜治之顿愈。东垣云：一人病鼻衄甚危，以萝卜自然汁，和无灰酒饮之即止。盖血随气运，气滞故血妄行，萝卜下气而酒导之故也。一人食豆腐中毒，医治不效，卖腐人言误以萝卜汤入锅中，遂不成。遂以萝卜汤饮之而瘳。《延寿书》载：李师逃难入石窟中，贼以烟熏之垂死，得萝卜一束嚼之咽下即苏。物理之妙如此。

莱菔子，辛、甘，平，无毒。主下气消食，治痰除胀，利大小便。生能升，熟能降。升则吐风痰，散风寒，发疮疹，降则定痰喘咳嗽，调下痢后重，止内痛，皆利气之效也。丹溪谓萝卜子治痰，有推墙倒壁之功。然其治痰则本于利气矣。

---

① 谈苑：即《孔氏谈苑》，四卷，旧题宋代孔平仲撰。是一部记载北宋及前朝政事典章、人物轶闻的史料笔记，书中间涉社会风俗和动植物知识。

② 洞微志：宋钱希白撰，已佚。

姜

《春秋运斗枢》①云：璇星②散而为姜。王安石《字说》云：姜能疆御百邪。故谓之姜。姜性恶湿洳③而畏日，故秋热则无姜。糟姜瓶内入蝉蜕，虽老姜无筋，物性有所伏也。

生姜，辛，微温，无毒，入肺经气分。去恶气，通神明，除风邪寒热、头痛鼻塞、咳逆上气，止呕吐，去痰除湿。生能发散，熟则和中。与芍药同用，温经散寒；与枣同用，辛甘相合。甲己化土，益脾胃元气。孙思邈云：姜为呕家圣药。呕乃气逆不散，姜能行阳而散气也。凡早行、山行，宜含一块，不犯霜露清湿之气，及山岚不正之邪。方广④云：凡中风、中暑、中气、中毒、干霍乱，一切卒暴之病，用姜汁与童便合服，立可解散。盖姜能开痰下气，童便能降火也。崔元亮有姜茶治痢方，以二物调和阴阳，且解暑及酒食温热之毒。热痢留皮，冷痢去皮，以姜温而皮冷也。

古人言秋不食姜，《晦翁语录》亦云：秋姜夭人天年。盖夏月暑胜，宜汗散之，辛能走气散肺，故秋月禁之也。夜间勿食生姜，令人闭气，盖夜气收敛，姜以发之，则违天道矣，若有病人则不然也。食姜久，积热患目，凡病痔人，兼酒立发，痈疮人多食则生恶肉，皆当戒之。

干姜，辛，温，无毒。主温中，消痰下气，消宿食，通关

---

① 春秋运斗枢：天文学著作，已佚，《太平御览》收之。

② 璇星：亦作"璿星"，北斗第二星。

③ 洳（rù 入）：低湿之地。

④ 方广：字约之，号古庵。明代医家，私淑朱丹溪。著有《脉药证治》《伤寒书》《药性书》等。

节，宣诸络脉，逐风湿痹。张洁古谓：干姜，阳中之阴，又谓阳中之阳。其用有四：通心助阳，一也；去脏腑沉寒痼冷，二也；发诸经之寒气，三也；治感寒腹痛，四也。肾中无阳，脉气欲绝者，合黑附子煎服，名姜附汤。亦治中焦寒邪、寒淫所胜，以辛散之也。干姜本辛，炮之稍苦，性便止而移，能治里寒，非若附子行而不止，故仲景理中汤用之。多用则耗元气，壮火食气故也。凡服干姜以治中者必僭上，不可不知。《太清外术》云：孕妇不可食干姜，令胎内消，盖性热而辛散故也。

胡 荽

胡荽，亦姜属，茎柔叶细而根多，须绥绥然也。张骞使西域得种归，故名胡荽，俗呼蒝①荽，蒝乃茎叶布散之貌。

气味辛，温，微毒。补筋脉，令人能食，利大小肠，辟飞尸鬼疰、虫毒、鱼肉毒。盖气香窜，内通心脾，外达四肢，能辟一切不正之气。凡痘疮出不爽快者，能发之。诸疮皆属心火，营血内摄于脾，心脾之气得芳香则运行，得臭恶则壅滞。故而杨士瀛谓：痘疹不快，宜饮胡荽酒以辟恶气。床帐上下左右，皆宜挂之以御汗气胡臭、天癸淫佚之气。按此论惟儿虚弱，及冱寒时宜之。若儿壮实，及春夏晴暖，阳气发越之时，不可用也。凡服白术、牡丹者忌之。

水 蕲

水蕲，冷滑如葵，故《尔雅》谓之楚葵。《吕氏春秋》载：菜之美者有云梦之芹，此也。

---

① 蒝（yuán 原）：草木茎叶散布的样子。

第七卷 菜部

九九

气味甘，平，无毒，利大小肠，去伏热，杀石药毒。仲景谓：龙带精入芹菜中，人误食之，病面青手青，腹满如妊。夫芹菜生水涯，蛟龙虽云变化，其精那得入此？大抵是蜥蜴、虺蛇①之类，遗精于此尔，且蛇嗜芹故也，不可不慎。

蘹 香

蘹香，煮臭肉下少许，即无臭气，臭酱入末亦香，故曰茴香。俚俗多怀之衿衽②咀嚼，蘹香之名或以此也。

气味辛，平，无毒。主开胃下气，暖丹田，补命门不足。古方有去铃丸，用茴香二两，连皮生姜四两，慢火炒之，入青盐一两为末，糊丸，治脾胃虚弱病。盖茴香得盐则引入肾经，发出邪气，肾不受邪，病自不生也。亦治疗小肠疝气，甚效。

罗 勒

罗勒，北人避石勒③讳，呼为兰香。

气味辛，温，微毒。能和血润燥，调中消食。东垣治牙疼口臭神功丸中用兰香，云无则以藿香代之，盖取其去恶气也。凡病眼中生翳，用兰香子洗晒，每纳一粒入眦内，闭目少顷，连膜而出。李濒湖谓：取子试之水中亦胀大，盖此子湿即胀，故能染惹眵泪、浮膜尔。然目中不可着一尘，而此子可纳三五颗，亦不妨碍，亦一异也。

---

① 虺（huǐ 毁）蛇：毒蛇。
② 衿衽（jīnrèn 斤任）：指能揣物的衣襟衣袖。衿，衣下两旁掩裳际处。衽，衣袖。
③ 石勒：初名石匐，字世龙，羯族，十六国时期建立后赵，史称后赵明帝。

菠薐

菠薐，气味甘，冷滑，无毒。

主调中止渴，通利五脏，通肠胃，解酒毒。张子和云：凡大便涩滞及痔漏之人，宜尝食菠薐、葵菜之类，滑以养窍，自然通利也。

苜蓿

苜蓿，郭璞作牧宿，谓其宿根自生，可饲牧牛马也。《尔雅翼》① 作木粟。其米可炊饭也。

气味苦。凉，无毒。主安中，通利大小肠，可久食。一云久食瘦人。

荠

荠生济济，故谓之荠。《诗》云：其甘如荠。师旷②云：岁欲甘，甘草先生，荠是也。释家取其茎为挑灯杖，可辟蚊蛾，谓之护生草。

气味甘，温，无毒。主利肝和中，明目益胃。

苋

苋，气味甘，寒，利，无毒。利大小肠，能滑胎，与妊娠人尝服，令易产也。

---

① 尔雅翼：宋代罗愿作，解释《尔雅》草木鸟兽虫鱼各种物名，以为《尔雅》辅翼，故名。

② 师旷：字子野，又称晋野。春秋时著名乐师。

马齿苋

叶如马齿，而性滑利似苋，故名。苗叶与苋不相似，《宝藏论》及《八草灵变篇》并名马齿龙牙。亦名五行草，以叶青、梗赤、花黄、根白、子黑也。

气味酸，寒，无毒，主散血消肿，利肠滑胎，解毒通淋。治产后虚汗，捣烂傅恶疮，百方不瘥者，三遍即愈。此方出唐相国武元衡苦胫疮，焮痒不堪，百医无效，有厅吏上此方用之便瘥，李绛①记其事于《兵部手集》。

莴苣

莴菜，自呙国来，故名莴苣。

气味苦，冷，微毒。主通乳汁，利小便，杀虫蛇毒。患冷人不宜食。彭乘②云：莴苣有毒，百虫不敢近，蛇虺触之则目瞑不见物，人中其毒以姜汁解之。《丹房鉴源》云：紫色莴苣和土作器，火煅如铜也。

蒲公英

蒲公英，气味苦，寒，无毒，足少阴经之药，兼入太阴、阳明经。解食毒、散滞气、化热毒、消肿核有奇功。同忍冬藤煎汤，入少酒佐服，治乳痈，服罢欲睡，睡觉微汗，病即安矣。萨谦齐③有擦牙乌须还少丹，甚言此草之功，盖取其能通肾也。

---

① 李绛：字深之。元和二年（807）授翰林学士，元和六年拜相，为中书侍郎，后入为兵部尚书。

② 彭乘：字利建。寇准荐为馆阁校勘，校正《南史》《北史》《隋书》。

③ 萨谦齐：元代医家，撰《重订瑞竹堂经验方》。

蕨

蕨，初生无叶，状如雀足之拳，又如人足之蹶，故谓之蕨。

气味甘，寒，滑，无毒。去暴热，利水道，令人睡。久食令人目暗、鼻塞、发落。冷气人食多腹胀，小儿食之脚弱不能行。夫蕨之无益，为其泄阳气，降而不能升，耗人真元也。陈藏器谓：四皓①食芝而寿，夷齐②食蕨而夭。夫夷齐之死，于蕨何与焉？若饥人濒死，赖蕨延活，又不无济世之功矣。

薯蓣

薯蓣，避唐代宗讳"预"，改为薯药，又避宋英宗讳"署"，改为山药，尽失本名矣。

气味甘，平，无毒，入手足太阴二经。补虚损，益气力，健脾胃，止泄痢，化痰涎，润皮毛。山药虽入手太阴，然肺为肾之上源，源既有滋，流岂无益？此八味丸所以用其强阴也。古方皆用干山药，以生则性滑，熟则滞气也。凡人体虚羸者，加而用之。

芋

芋，叶大根实，魁悍之状。卓文君云"岷山之下，野有蹲鸱③，至死不饥"是也。

气味辛，平，滑，有小毒。宽肠胃，充肌肤，破宿血，去

---

① 四皓：即商山四皓，秦始皇时七十七名博士官中的四位，秦亡后隐居于商山。

② 夷齐：即伯夷、叔齐，周初隐士。

③ 蹲鸱（chī吃）：指大芋，状如蹲伏的鸱。

死肌。煮汁洗腻衣白如玉，则其涤肠去滞之功可知矣。昔刘阳隐居王屋山，见一蜘蛛为蜂所蜇，腹鼓欲裂，徐行入草啮芋梗，以疮就啮处磨之，良久消如故，自后用治蜂蜇有验。

百　合

百合之根，以众瓣合成也，或云专治百合病，故名。

气味甘，平，无毒。补中益气，治邪气腹胀、心痛、通身疼痛及乳难、喉痹，通利大小便。王维诗：果堪止泪无，欲纵望江目。盖因本草有百合止治涕泪之文也。张仲景治百合病，凡四方皆用百合，病名百合而用百合治之，其义何居？

竹　笋

旬内为笋，旬外为竹，故字从旬。

气味甘，微寒，无毒。主利膈下气，化热消痰，爽胃，其功近于竹沥。有人素患痰病、食笋而愈也。赞宁《笋谱》云：笋虽甘美，而滑利大肠，无益于脾，俗谓之刮肠篦。惟生姜及麻油能解其毒，以麻滓沃竹，则次年凋疏矣。以薄荷数片同煮，亦去苤味。俗医治痘，往往劝饮笋汤，云能发痘，不知痘疮不宜大肠滑利，而笋有刮肠之名，则暗受其害者多矣。

茄

茄，一名落苏，隋炀帝改茄曰昆仑紫瓜。

气味甘，寒、无毒。主散血止痛，消肿宽肠。茄实治乳头裂，茄根煮汤渍冻疮，茄蒂烧灰治口疮，俱获奇效，皆甘以缓火之意。王隐君治疟方用干茄，讳名草鳖甲。盖以鳖甲治寒热，茄亦能治寒热也。又治癜风，用茄蒂蘸硫附末掺之，取其散血也。白癜风用白茄蒂，紫癜用紫茄蒂，各从其类耳。然蔬圃中此最无益，其性寒利，多食必腹痛下利，女人能伤子宫也。

冬　瓜

冬瓜，经霜始美。以其时名之也。其肉可煮为茹，可蜜为果，盖兼蔬果之用。

气味甘，微寒，无毒。止消渴，除烦热，利大小肠，压丹石毒。煮食练五脏，为其下气故也。欲得体瘦轻健者，则可长食；若要肥，则勿食也。寇宗奭谓其分散热毒气，朱丹溪谓其性走而急。若久病者、阴虚者当忌之。《杨氏家藏方》治十种水气浮肿喘满，用大冬瓜一枚，切盖去瓤，以赤小豆填满，盖合签定，以纸筋泥固济，日干，用糯糠两大箩，入瓜在内煨至火尽，取出切片，同豆焙干为末，水糊丸，梧子大，每服七十丸，煎冬瓜子汤下。

南　瓜

南瓜，气味甘，温，无毒。补中益气。多食发脚气、黄疸。同羊肉食，令人气壅。

黄　瓜

黄瓜，气味甘，寒，有小毒。清热解渴。多食令人损阴血，发疮疥、脚气、虚肿百病。

丝　瓜

丝瓜，老则筋丝罗织，故名。

气味甘，平，无毒。除热利肠。老者烧存性服，去风化痰，解毒杀虫，行血脉，下乳汁。治大小便、血气作痛、疮肿痘疹、胎毒，以其筋络贯串房隔联属，故能通人脉络脏腑而治病也。

紫　菜

紫菜，甘，寒，无毒。治烦热、瘿瘤、脚气。凡瘿结积块之疾，宜尝食之，乃咸能软坚之义也。

石花菜

石花菜，气味甘、咸，大寒，滑，无毒。主去上焦浮热，发下部虚寒。

菰　菜

菰菜，叶如蒲苇。河朔边人刈以牧马作荐①，吴中种葑以为葑田②。中心如小儿臂，谓之菰笋，俗呼茭白。生熟皆可啖也。

气味甘，寒，滑，无毒。主利五脏邪气，去烦热，解酒毒。

芝

芝乃瑞草，王者仁慈则芝草生。昔四皓采芝，群仙服食，则芝亦可食者。陶贞白谓：青芝生泰山，赤芝生霍山，黄芝生嵩山，白芝生华山，黑芝生常山，紫芝生高夏山。然芝类甚多，五色无尝，不必五岳定生五色也。此六芝皆仙草，世所希见。今俗所用紫芝，乃朽木株上所生，止疗痔。不入补药，似非五

① 荐：草。

② 葑（fēng 封）田：湖面上茭蒲等水生植物生长日久之后，根离地而浮于水上，农家利用其广而厚密的特性在上面施土种植，称为"葑田"。

芝类也。《神农经》云：山川云雨，四时五行之精，以生五色神芝，为圣王休祥。《抱朴子》云：芝有数百种，菌芝状如宫室，如龙虎，如车马，如飞鸟；威喜芝状似莲花，夜视有光，持之甚滑，烧之不焦，带之辟兵，服之神仙；樊桃芝刻之有血，血涂雨足，可行水隐形。此亦因其瑞物，人不经见，而形容之词耳。

凡求芝草入名山，必以三月、九月，乃山开出神药之日，以三辅时。出三奇吉门到山，须六阴之日，明堂之时，带灵宝符，牵白犬，抱白鸡，禹步往采，必得见芝。若其人行劣德薄，又不晓入山之术，鬼神不以与人也。嘉靖中方士以木渍湿处，用药傅之，生五色芝，以献世宗，则芝亦有伪者，不可不知。

芝草既不易得，《本经》《别录》虽有气味、主治，兹不具载。

木　耳

木耳，一名木蛾，象形也。凡木皆生耳，惟桑柳楮榆为多，良毒应随木性。仲景谓赤色及仰生者，不可食也。

气味甘，平，有小毒。断谷，治痔。凡患痔诸药不效者，用木耳煮羹食之即瘥。《生生编》云：柳蛾补胃，木耳衰精。此乃朽木所生，得一阴之气，故有衰精冷肾之害也。

香　蕈

《尔雅》云：生于刚处曰菌，生于柔处曰芝。木耳一名木菌，蕈依菌属，则芝、菌、蕈、木耳亦类也。宋人陈仁玉著《菌谱》，分别蕈有十种，品之高下甚详。

香蕈，气味甘，平，无毒。主益气，治风破血。

天花蕈

天花蕈，生五台山，素馔之至腴也。

气味甘，平，无毒。主益气，杀虫。李濒湖谓五台多蛇，蕈感其气而生，故味美而无益，似未为确论也。

蘑菇蕈

蘑菇蕈，气味甘，平，寒，无毒。益肠胃，化痰理气。

鸡　枞

鸡枞，生沙地间，其味似鸡，故名。

气味甘，平，无毒。益胃，清神，治痔。点茶、烹肉皆宜，土人采烘奇远，以充方味。

第八卷　草部上

天地造化而草木生焉，刚交于柔而成根荄，柔交于刚而成枝干。叶萼属阳，花实属阴。得气之粹者为良，得气之戾者为毒，故有五形焉、五气焉、五色焉、五性焉、五用焉。炎黄尝而辨之，轩岐术而著之，历代名贤，递有增益，品汇甚繁，精微难格，千方具备，一效难求。苟不查其微妙，审其淑慝①，其何以权十方、衡十剂，而寄死生耶?

甘　草

甘草，味甘，气平，无毒。入手足十二经。黄中通理，厚德载物之君子也。其用有四：补虚一也，泻火二也，缓中三也，解毒四也。阳不足者，补之以甘，甘温能除大热。

炙甘草，补脾胃不足，益三焦元气，散表寒，除邪热，缓正气，养阴血。《经》云"以甘补之"是也。

生甘草，泻心火，除积热，去咽痛。虽中满者禁用甘，然能引诸药直至满所。不满者用炙甘草补之，中满者用生甘草泻之。《经》云以甘泻之，是也。

甘味主中，可升可降，可外可内，热药得之缓其热，寒药得之缓其寒，寒热相杂者用之得其平。附子理中汤用甘草，恐其僭上也；调胃承气汤用甘草，恐其速下也；小柴胡汤有柴胡、黄芩之寒，人参、半夏之温，而用甘草以和之也；建中汤用甘

---

① 慝（tè 特）：奸邪，邪恶。

草，以缓脾急而补中州也；凤髓丹用甘草，以缓肾急而生元气也。协和群品，有元老之功，普治百邪，得王道之化。《经》云以甘缓之，是也。

甘草解百药毒，如汤沃雪。治七十二种乳石毒，解一千二百般草木毒。古方称大豆汁解百药毒，苏氏言试之不效，如入甘草为甘豆汤，验乃奇也。岭南人解蛊毒，凡饮食时，先取炙甘草嚼之，如中毒即吐出，若含甘草而食不吐者，非毒物也，其解毒如此。惟酒客不喜甘，黄疸、鼓胀诸病禁用甘草。大戟、芫花、甘遂、海藻与之相反。

以大径寸而结紧断纹者佳，轻虚细小者不及也。

人 参

人薓，年深浸渐长成者，根如人形，故谓之人薓。后世因画繁，以参代之。色黄而补血，故有黄参、血参之名。得地之精灵，故有土精、地精之名。背阳向阴，成有阶级，故有人衔鬼盖之名。《礼斗威仪》云：下有人参，上有紫气。《春秋运斗枢》云：摇光星散而为人参。人君废山泽之利，则摇光不明，人参不生。观此则人参洵神物也。

味甘、微苦，气微寒，一云温，无毒。入手太阴经，能补肺中元气。肺主诸气，肺气旺则四脏之气皆旺，精自生而形自盛矣。仲景云：病人汗后身热亡血，脉沉迟者，下痢身凉。脉微血虚者，并加人参。古人血脱者益气，盖血不自生，须得生阳气之药乃生。《素问》言：无阳则阴无以生，无阴则阳无以化。故人参虽补气，而血虚者用之也。且其味甘补阳，微苦补阴，生用则气凉，热用则气温。气主生物本乎天，味主成物本乎地。凉者高秋清肃之气，天地之阴也，其性降。温者阳春生发之气，天之阳也，其性升。甘者湿土化成之味，地之阳也，其性浮。微苦者火土相生之味，地之阴也其性沉。

人参气味俱薄。气之薄者，生降熟升；味之薄者，生升熟降。如土虚火旺之病，则用生参凉薄之气，以泻火而补土，是纯用其气也。脾虚肺怯之病，则用熟参甘温之味，以补土而生金，是纯用其味也。其佐使而为用者，东垣以相火乘脾，身热而烦，气高而喘，头痛而渴，脉洪而大者，用黄芪佐人参。孙真人治夏月热伤元气，人汗大泄，欲成痿厥者，用生脉散以泻热火而救金水。此皆补天元之真气，非补热火也。

白飞霞云：人参炼膏服，回元气于无何有之乡？若气虚有火者，合天门冬膏对服之。洁古谓：人参得升麻引用，补上焦之元气，泻肺中之火；得伏苓引用，补下焦之元气，泻肾中之火。东垣谓：人参得黄芪、甘草，乃甘温除大热，泻阴火，补元气，亦为疮家圣药。此皆神而明之，配合得宜者也。

王海藏谓：人参甘温，补肺之阳，泄肺之阴。若肺受火邪者，则反伤肺。王节斋谓：人参能补肺火，凡阴虚火动失血等证勿用。盖甘温助气，气属阳，阳旺则阴愈消。人服参芪为补而死者多矣，二家之说俱非确论。夫人参能补元气，生阴血，泻阴火，则是阴虚火动之病，均当用参，而二家独谓人参补火，请折中之。

凡人面白面黄、面青羸悴者，皆脾肺肾气不足，可用也；面赤面黑者，气壮神强，不可用也。脉之浮而芤濡虚大、迟缓无力，沉而迟涩弱细、结代无力者，皆虚而不足，可用也；若弦长紧实、滑数有力者，皆火郁内实，不可用也。洁古谓喘嗽勿用者，痰实气壅之喘也。若肾虚气短喘促者，必用也。仲景谓肺寒而咳勿用者，寒裹热邪，痰壅在肺之咳也。若自汗恶寒而咳者，必用也。东垣谓久病郁热在肺勿用者，乃火郁于内，宜发不宜补也。若肺虚火旺，气短自汗者，必用也。丹溪言诸痛不可骤用者，乃邪气方锐，宜散不宜补也。若里虚吐利，及久病胃弱虚痛喜按者，必用也。如此详推，则人参之可用不可用，思过半矣。

杨起亦谓：肺寒、肺热、中满、血虚四证，只宜散寒，消热、消胀、补营，勿用人参。不知各加人参在内，护持元气，力助群药，其功更捷。古方治肺寒以温肺汤、肺热以清肺汤、中满以分消汤、血虚以养营汤，皆有人参在焉。所谓邪之所凑，其气必虚。又曰：养正则邪自除，阳生则阴长贵，在配合得宜耳。

人参生上党辽东者佳。试参法：使二人同走，一含人参、一空口，度走三五里许，其不含人参者必大喘，含者气息自如，其参乃佳也。连皮者黄润，色如防风，去皮者坚白如粉。秋冬采者坚实，春夏采者虚松。频见风日则易蛀，盖生时背阳，故不喜见风日。惟纳新器中，与细辛相间密封之，可留经年。市人多以沙参、荠苨、桔梗造作乱之。沙参体虚无心而味苦，荠苨体虚无心而味甘，桔梗体坚有心而味苦，人参体实有心而味甘微带苦，谓金井玉兰是也。其似人形尤多赝者，更有以人参完浸取汁，晒干复售，全不任用，不可不察。

人参芦，苦，温，无毒。主吐虚劳痰饮。凡人弱者，当以人参芦代瓜蒂也。人参补阳中之阴，芦则反泻阴中之阳。亦如麻黄发汗，根则止汗，谷凉而糠热，麦温而麸凉。先儒谓物物具一太极，学者可不触类而长之乎？

黄耆

耆，长也。黄耆色黄，为补药之长，故名。

气味甘，微温，一云陇西者温，白水者冷，无毒，入手太阴气分，又入手少阴、足少阴命门。

其用有四：补虚一也，壮脾胃二也，去肌热三也，排脓止痛、活血生血、内托阴疽为疮家圣药，四也。治盗汗、自汗及肤痛是皮表之药；治出血，柔脾胃是中州之药；治伤寒尺脉不至，补肾脏元气是里药。于上中下内外三焦无所不治，而其功在于实表。《灵枢》云：卫气者，所以温分肉而充皮肤，肥腠理而司开合者也。脾胃一虚，肺气先绝，必用黄耆温分肉，益皮毛，实腠理，不令汗出，以益元气而补三焦，所谓甘温能除大热是也。

黄耆、人参同为补气补脾之药，而有表里之异。凡内伤脾胃、发热恶寒、吐泄怠卧、神短肺微者，当以人参为君，黄耆为臣。若表虚自汗亡阳、溃疡、痘疹、阴疮，当以黄耆为君，人参为臣也。唐许胤宗[①]仕陈时，柳太后病风，脉沉口噤。胤宗曰：不能下药，宜汤气蒸之，药入腠理，周时可瘥。乃造黄耆防风汤数斛，置于床下，气如烟雾，其夕便得语也。盖人之口通乎地，鼻通乎天，口以养阴，鼻以养阳。天主清，故鼻不受有形而受无形。地主浊，故口受有形而兼乎无形。柳太后之病口噤，若以有形之物缓不及事，今投以二物，汤气满室，口

第八卷 草部上

一一三

---

① 许胤宗：曾事南朝陈，陈亡后入仕隋，历尚药奉御，唐武德元年（618）授散骑侍郎。

鼻俱受，所以便瘥。防风能制黄耆，黄耆得防风，其功愈大，乃相畏而相使也。

李东垣云：小儿外物惊，宜用黄连安神丸，镇心药。若脾胃寒湿吐，腹痛泻痢青白，宜用益黄散。如脾胃伏火，劳役不足之证，服过热剂，胃虚而成慢惊者，用益黄理中之药，必伤人命，当于心经中以甘温补土之源，更于脾土中以甘寒泻火，以酸凉补金，使金旺火衰，风木自平矣。今立黄耆汤，泻火补金益土，为神治之法。用炙黄耆二钱，人参一钱，炙甘草五分，白芍药五分，水煎温服。魏直改为保元汤，言小儿痘疮，有顺、逆、险三证。惟险乃悔吝之象，须资药力，用东垣治慢惊上衰火旺之法，移而治痘，以内固营血外护卫气，其证虽异其理则同。去白芍药，加生姜，名保元汤也。险证初出干红少润，将长顶陷不起，既出惨色不明，浆行色灰不荣，浆定光润不消，浆老湿润不敛，结痂胃弱内虚，痂落口渴不食，痂后生毒，毒溃敛迟。凡有诸证，并宜此汤惟是。

黄耆实表，凡肥白而多汗者宜之。若面黑形实而瘦者，服之有胸满之患耳。黄耆以坚实如箭杆者良，勿用木黄耆，真相似，但叶短根横也。市中以苜蓿根乱之，苜蓿味苦而坚脆，能令人瘦，黄耆味甘而柔韧，能令人肥。

沙　参

沙参，色白，生于沙地，故名。气味甘、苦，微寒，无毒。主补中，益肺气。

洁古取沙参代人参，但人参甘温，其体重实，专补脾胃元气。因而益肺与肾，内伤元气者宜之。沙参甘淡而寒，其体轻虚，专补肺气，因而益脾与肾，金受火克者宜之。一补阳而生阴，一补阴而制阳也。

桔　梗

桔梗，根结实而梗直，故名。气味辛、苦，微温，一云寒，有小毒，一云无毒。主清肺气，利咽喉，其色白，故为肺部引经，与甘草同为舟楫之剂。如大黄苦泻降下之药，欲引致胸中至高之分，须用辛甘之剂升之，譬如铁石入江非舟楫不载也。干咳嗽乃痰火之邪郁在肺中，宜苦梗开之；痢疾腹痛，乃肺金之气郁在大肠，亦宜苦梗开之。此药乃开提气血，故气药中宜用之。

朱奉议①治胸中痞满不痛，用桔梗、枳壳，取其通肺利膈下气也。仲景治寒实结胸，用桔梗、贝母、巴豆，取其温中消谷破积也。治肺痈唾脓，用桔梗、甘草，取其苦辛清肺，甘温泻火，又能排脓血补内漏也。治少阴证二三日咽痛，亦用桔梗、甘草，取其苦辛散寒、甘平除热，合而用之，能调寒热也。后人易名柑桔汤，通治咽喉口舌诸病。宋仁宗加荆芥、防风、连翘，名如圣汤，极言其验。

荠　苨

荠苨多汁，有济苨②之状，故名。济苨，浓露也。气味甘，寒，无毒。主消渴强中，杀虫毒蛇咬，解百药毒。葛洪云：一

---

① 朱奉议：朱肱，字翼中，号无求子，晚号大隐翁。曾任奉议郎，故称。

② 苨（nǐ你）：草根露。

药而兼解众毒者，惟荠苨汁。《千金方》治强中为病，茎长兴盛，不交精出，消渴之后，发为痈疽，有荠苨丸、猪肾荠苨汤，取其解热解毒之功也。张骞云：虎中药箭，食青泥而解，野猪中药箭，豗①荠苨而食。物尤知解毒而况人乎？

黄　精

黄精，得坤土之精粹，故名。气味甘，平，无毒。主补虚填精，安五脏，久服延年。陶氏列于草部之首，《仙经》以为五色芝草之类。以其受戊己之淳气，故为补黄宫之胜品。土者万物之母，母得其养，则水火既济、木金交合，而诸邪自去，百病不生矣。《神仙芝草经》②曰：黄精宽中益气，使五脏调良，骨髓坚满，又能先下三尸虫。上尸名彭质，好宝货，百日下；中尸名彭矫，好五味，六十日下；下尸名彭居，好五色，三十日下。皆烂出也。

根为精气，花实为飞英，皆可服食。《抱朴子》谓：服其实胜其根，服其花胜其实。但花难得，生花十斛干之才得五斗，日服三合，十年乃得其益。昔黄帝问天老曰：天地所生，有食之令人不死者乎？天老曰：太阳之精名黄精，食之令人长生；太阴之精名钩吻，食之入口立死。人信钩吻杀人，不信黄精益寿，不亦惑乎？《稽神录》③云：临川一婢，逃入山中，见野草枝叶可爱，取根食之，久久不饥，夜息大树下，闻草中动，以

---

① 豗（huī 灰）：猪嘴拱土。

② 神仙芝草经：本草著作，已佚。北宋《证类本草》引此书佚文一条，略述药性，多道家言。

③ 稽神录：宋代徐铉撰，六卷，志怪小说集，后被收入《太平广记》。

为虎攫，上树避之，及晓下地，其身欻①然凌空而去，若飞鸟焉。家人采薪见之，捕之不得。或云此婢岂有仙骨，不过偶食灵药耳。遂以酒饵置衢路，果来，食讫遂不能去，获之，俱述其故，指所食者乃黄精也。

萎蕤

葳蕤，草木叶垂之貌，如冠缨下垂之蕤而有威仪，故以名之。《瑞应图》②云"王者礼备，则葳蕤生于殿前"是矣。

气味甘，平，无毒。其用有四，去风淫四末、两目泪烂、男子湿注腰痛、女子面生黑皯。李濒湖云：萎蕤柔润可食。《活人书》治风温自汗，身重语言难出，用萎蕤汤。

子，每用治虚劳寒热、痁疟及一切不足之证。用代参耆，不寒不燥，大有殊功，不止于去风热湿毒而已。黄精、萎蕤性味功用大抵相近，昔华佗入山，见仙人所服，以告樊阿，服之寿百岁也。

知 母

知母，叶至难死，掘出随生，枯燥乃止。

气味苦，寒，无毒。入足阳明、手太阴经。其用有四：泻无根之肾火，疗有汗之骨蒸，止虚劳之热，滋化源之阴。盖肾苦燥，宜食辛以润之，肺苦逆，宜食苦以泻之。知母之辛苦寒凉，下则润肾燥而滋阴，上则清肺金而泄火也。凡使欲上行则

---

① 欻（xū 需）：快速。
② 瑞应图：中兴瑞应图，是以宋代曹勋所编故事为内容绘制的长卷式连环图，是歌颂赵构即位时"上天祥应"之作。

用酒浸焙干，欲下行则用盐水润焙。

肉苁蓉

肉苁蓉，补而不峻，故有从容之名。生于马沥，后乃滋殖，如茜根生于人血之类也。

气味甘，微温，无毒。主强阴，益精气。命门相火不足者，以此补之。凡服苁蓉以治肾，必妨心，且骤用亦滑大便。凡使须劈中心去白膜一重，有此能隔人心前气也。今人以嫩松稍盐润伪之，宜辨。

锁　阳

锁阳，亦肉苁蓉之类，系野马或蛟龙遗精入地，久之发起如笋，上丰下俭，鳞甲栉比，筋脉联络，绝类男阳。

气味甘，温，无毒。大补阴气，益精血。治痿弱，利大便。虚人大便燥结者宜之，不燥结者勿用。

赤箭 天麻

赤箭，亦芝类，有风不动，无风自摇，一名瑶芝，一名定风草。根为天麻，形如芋魁，有游子十二枚周环之，仿十二辰，去大魁数尺，但以气相属耳。如菟丝草有茯苓根，无此则丝不得上，然亦不相属也。

天麻即赤箭根，气味辛，温，无毒。赤箭有自表入里之功，天麻有自内达外之理。主诸风湿痹，杀鬼精物蛊毒恶气，小儿风痫惊悸，久服益气轻身长年。罗天益云：眼黑头旋，风虚内作，非天麻不能治，久服遍身发红丹者，是其验也。东垣谓：

肝虚不足者，宜芎蒡、天麻补之。沈括《笔谈》谓：补益上药，天麻为第一。《本经》称其益气强阴，盖不止于祛风而已。雷敩云：凡使天麻勿用御风草，使御风草勿使天麻，二物相似，若同用有肠结之患。

白 术

《本经》无苍白术之名，昔人通用。自宋以来，始言苍术苦辛气烈，白术苦甘气和，各自施用，此后人之胜前人也。

白术，甘，温，无毒。其用有九：温中一也，去脾胃中湿二也，除胃中热三也，强脾胃进饮食四也，和胃生津液五也，止肌热六也，四肢困倦嗜卧七也，止渴八也，安胎九也。上而皮毛，中而心胃，下而胎脐，在气主气，在血主血，无汗则发，有汗则止，与黄耆同功而除湿过之。盖脾恶湿，湿盛则气不得施，化津何由？生用白术以除其湿，则气得周流而津液生矣。制法以人乳汁润之，制其性也。以陈壁土炒过，窃真气以助脾也。

浙术种平壤，颇肥大，由壅力也。歙术虽瘦小而燥白，土气充实胜于浙术。宁国、昌化、池州者并同歙术，境相邻也。

苍 术

苍术，甘，温，无毒，入手太阴、阳明，手太阳经。

苍、白二术主治皆同，而苍术发汗，白术止汗，特异。洁古谓：苍术除上湿功最大，若补中焦除脾胃湿，不如白术。夫苍术气味辛烈，别有雄壮上行之气，使邪不传脾，以下安太阴。其治湿之功，上中下皆可用，不独除上湿也，兼能总解诸郁。

痰火湿食气血六郁，皆因传化失常，不得升降，病在中焦。故药必兼升降，将欲升之必先降之，将欲降之必先升之。苍术发谷之气，径入诸经，疏泄阳明之湿，故郁散而得平。凡脾精不禁、小便漏浊、腰背酸疼、宜用苍术以敛脾精，精生于谷也。

《紫微夫人术序》云：吾察草木之胜，速益于己者，并不及术之多验也。可以长生久视，远而更灵。《抱朴子》云：南阳文氏逃难山中饥困，有人教之食术，遂不饥数十年还乡里，颜色更少，故术一名山精。《神农经》所谓"必欲长生，常服山精"是也。张仲景辟一切恶气，用赤术同猪蹄甲烧烟。陶隐居亦言：术能除恶气，弭灾沴①，故岁旦烧苍术以辟邪气。《类编》载：越民病鬼凭之，其家烧苍术烟，鬼遽求去。《夷坚志》载：江西一士人为女妖所染，其鬼将别，曰君为阴气所侵，必当暴泄，但多服平胃散为良，中有苍术能去邪也。

许叔微患饮澼三十年，始因少年夜坐写文，左向伏几，是以饮食多坠左边，中夜饮酒数杯，又向左卧，三五年后，觉酒止从左下有声，胁痛食减，饮酒半杯，必呕酸水数日，暑月止右边有汗，左边绝无。遍访名医及海上方，补如天雄、附子、礜石，利如牵牛、甘遂、大戟，备尝之矣。间或病止，月余复作。自揣必有澼囊，如水之有科臼，不盈科不行。但清者可行而浊者停滞，无路以决之，故积至五七日必呕而去。脾土恶湿，而水则流湿，莫若燥脾以去湿，崇土以填科臼。乃悉屏诸药，只以苍术一味，去皮切片为末，油麻水研滤汁，大枣煮去皮核，捣和丸，服三月而疾除。自此常服，胸膈宽利，饮啖如故，暑

---

① 沴（lì力）：灾害。

月汗亦周身，灯下能书细字，皆术之力也。初服微燥，以山栀子末沸汤点服解之，久服亦不燥矣。

愚按苍术之用，大略除湿、开郁二者而已。究其功效，令人辟谷长生，致神仙以至避恶驱邪，抑何闳①也？古方有苍术膏、苍术散、苍术丸、固真丹、固元丹、少阳丹、交感丹、交加丸、坎离丸、不老丹、灵芝丸之类，皆苍术四制及八制，或独用，或合白茯苓，或合石菖蒲，或合熟桑葚，或合熟地黄，或合何首乌，或合黑脂麻，或合黄蘗皮，并有延年祛痰之效。《内经》论五脏六腑总以胃气为本，苍术能生发胃中阳气，为健脾强胃之圣药，宜其为服食第一欤？制法嫌其性燥，故以糯米泔浸去其油，亦有用脂麻同炒以制其燥者。

贯 众

贯众，茎叶如凤尾，其根一本而众枝贯之，故名。

气味苦，微寒，有毒。治腹中邪热，解诸毒，杀三虫。治崩带产后血气胀痛、斑疹毒、漆毒、骨哽，制三黄，化五金，结砂制汞，解猪病。王海藏治夏月痘出不快，快斑散用之，云贯众有毒而能解腹中邪热之毒，病因内感而发于外者多效。黄山谷《煮豆帖》，言黑豆一升，入贯众一斤同煮，豆熟去贯众，每日啖豆五七粒，能食百草木枝叶，有味可饱。此荒年救饥奇方也。

狗 脊

狗脊，言其状也。一名强膂，一名扶筋，言其功也。

---

① 闳（hóng 红）：巷门，引申为门道。

气味苦，平，无毒。强肝肾，健骨强脊，利俛仰。菝葜、草薢、狗脊三者形状虽殊，而功用不相远也。

巴　戟

巴戟，一名不凋草，以经冬不枯也。

气味辛、甘，微温，无毒。治大风邪气、阴痿不起，强筋骨，安五脏，补中增志益气，病人肾虚者加而用之。

有一种山葎根，醋水煮之以乱巴戟，但击破视之，中紫而鲜洁者伪也，中紫而微白小暗者真也。

远　志

远志苗名小草，《世说》载谢安云：处则为远志，出则为小草。《记事珠》谓之醒心杖。

气味苦，温，无毒，入足少阴经。补不足，除邪气，利九窍，益智慧，明耳目，强志倍力，治肾积奔豚。夫远志入肾经，非心经药也。人之精与志皆肾精所藏，肾精不足，则志气衰，不能上通于心，故迷惑善忘。《灵枢经》曰：肾藏精，精合志，肾盛怒而不止则伤志，志伤则喜忘其前言，腰脊不可以俛仰屈伸，毛悴色夭。又云：人之善忘者，上气不足下气有余，肠胃实而心肺虚，虚则营卫留于下，久之不以时上，故善忘也。远志之功，专于益精强志，故治善忘甚效。

又《三因方》有远志酒治一切痈疽。有死血阴毒在中则不痛，傅之即痛；有忧怒等气所攻则痛不可忍，傅之即不痛；或蕴热在内，热逼人手，傅之即清凉；或气虚冷溃而不敛，傅之即敛。不问虚实寒热，治之皆愈。用远志米泔浸洗，槌去心为末，每服三钱，温酒一盏，调澄少顷，饮其清，以滓傅患处。夫远志补肾而兼利窍，宜乎内服外傅，并有功效也。

淫羊藿

西川北部有淫羊，一日百遍合，盖食此藿所致，故名。

气味辛，寒，一云甘温，无毒。能益精气，补腰膝，坚筋骨。食之使人好为阴阳，惟真阳不足者宜之。

仙　茅

仙茅，其叶似茅，久服长生，故名。成都以充岁贡。广西英州多仙茅，其羊食之，举体悉化为筋，不复有血肉也。

气味辛、甘，温，有毒。治心腹冷气不能食，腰脚风冷挛痹不能行。益阳道，助筋骨，开胃消食。许真君①云：仙茅甘能养肉，辛能养节，苦能养气，咸能养骨，滑能养肤，酸能养筋，宜和苦酒服之必效。王颜谓：阳弱精寒，禀赋素怯者宜之，若体壮火炽者非所宜也。东垣云：一人中仙茅毒，舌胀出口，渐大与肩齐，以小刀劈之，随破随合，劈至百数，始有血一点出，聊可施救。张弼②《梅岭仙茅》诗云：使君昨日才持去，今日人来乞墓铭。此亦为籍药纵欲者戒也，仙茅何咎哉？

玄　参

玄参，苦，微寒，无毒。补肾气，明目，滋阴降火，解斑

---

① 许真君：许逊，字敬之，晋代道士。相传道法高妙，为净明教教祖。
② 张弼：字汝弼，号东海，晚称东海翁。长于诗文，草书甚佳，著有《东海集》。

毒，利小便血滞。

此乃枢机之剂，管领诸气上下，清肃而不浊，故风药中多用之。凡肾水受伤，真阴失守，孤阳无根，发为火病，法宜壮水以制火，惟玄参与地黄耳。《活人书》治伤寒阳毒，汗下后毒不散，及心下懊憹不得眠，心神颠倒欲绝者，俱用玄参，其功可知矣。

地　榆

地榆，其叶似榆，初生布地，故名。道方烧作灰，能烂石，故煮石方用之。采叶代茗亦好。

气味苦，微寒，无毒。除下焦热，治大小便血证。其性沉寒，若热血痢则可用，若虚寒人水泻白痢，未可轻使。取上截切片炒用，止血，其稍则行血也。

丹　参

丹参，一名奔马草，治风软脚，可逐奔马也。

气味苦，微寒，无毒，入手少阴、厥阴经血分。治心腹邪气，肠鸣幽幽如走水，寒热积聚，破癥瘕，止烦满，治疝痛，渍酒疗风痹足软。《明理论》云：四物汤治妇人病，不问产前产后经水多少，皆可通用，惟一味丹参散，主治与之相同。盖丹参能破宿血，生新血，安生胎，落死胎，止崩带，调经脉，一物而有四物之功也。

紫　参

紫参，五葩连萼，状如飞禽羽举，故一名五鸟花。又与王孙并名牡蒙，古方所用牡蒙，皆紫参也。五参五色配五脏，人参色黄入脾，沙参色白入肺，玄参入肾，丹参入心，紫参入肝也。

气味苦，寒，无毒，入足厥阴经血分。治心腹积聚，寒热邪气，通九窍，利大小便，补虚益气，除脚肿，发阴阳。

紫　草

紫草，根花俱紫，故名。今人用以染紫。

气味苦、甘、咸，寒，一云温，无毒，入手足厥阴经。主凉血活血，利大小肠。痘疹欲出未出，血热毒盛，大便闭涩者宜用之，已出而紫黑便闭者亦可用，若已出而红活及白陷大便利者，切宜忌之。

古方惟用茸，取其初得阳气，以类触类，所以用发痘疮。今人一概用之，非矣。

白头翁

近根处有白茸，状似白头老翁，故名。其苗有风则静，无风自摇，与赤箭、独活同也。

气味苦，温，无毒，一云寒，有毒。治温疟、癥瘕、瘿气，逐血，止腹痛，疗金疮，治一切风气，暖腰膝，明目消赘。仲景治热痢下重，用白头翁汤主之。盖肾欲坚，急食苦以坚之，痢则下焦虚，故以纯苦之剂坚之。男子阴疝偏坠，小儿头秃，膻腥鼻衄，无此不效。

白　及

其根色白，连及而生，故名。

气味苦，平，一云微寒，无毒。治痈肿恶疮、败疽死肌、肠风痔瘘、扑损刀箭汤火疮、阴下痿、面上皯疱，令人肌滑。盖白及性涩而收，得秋金之令，故能入肺止血，生肌治疮也。《夷坚志》云：台州狱吏悯一囚，囚感之，因言吾七次犯死罪遭讯拷，肺皆损伤至于呕血，人传一方，用白及为末，米饮日服，其效如神。后其囚凌迟，肺间窍穴数十处皆白及填补，色尤不变也。洪贯之闻其说，一人苦咯血甚危，用此救之，一日即止。《摘玄》云：试血法，吐在水碗内，浮者肺血也，沉者肝血也，半浮半沉者，心血也。各随所见，以羊肝、羊肺、羊心煮熟，沾白及末日日服之。

三　七

三七，其叶左三右四，故名。一名山漆，谓其能合金疮如漆粘物也。一名金不换，贵重之称也。试法以末掺猪血中，血化为水者真也。

气味甘，微苦，温，无毒。能散血定痛，凡杖仆伤损瘀血淋漓者，嚼烂掩之即止，青肿者即消，若受杖时，先服一二钱，则血不冲心，杖后尤宜服之。亦主吐衄、崩中、血痢，产后恶血不下，血运血痛，赤目痈肿，虎咬蛇伤诸病。此药治一切血病，与麒麟竭同也。军中用为金疮要药，云有奇功。

黄　连

根连珠而色黄，故名。

气味苦，寒，无毒，入手少阴经。其用有六：泻心脏火一也，去中焦湿热二也，诸疮必用三也，去风湿四也，治赤眼暴发五也，止中部见血六也。夫五脏六腑皆有火，平则治动则病，虽有君火相火之分，实一气而已。黄连为治火之主药，治心经之火则生用，治肝胆之实火则以猪胆汁浸炒，治肝胆之虚火则以醋浸炒，治上焦之火则以酒炒，治中焦之火则以姜汁炒，治下焦之火则以盐水炒，治气分湿热之火则以茱萸汤浸炒，治血分中伏火则以干漆水炒，治食积之火则以黄土炒。诸法不独引导，盖辛热制其苦寒，咸寒制其燥性也。韩懋云：火分之病黄连为主。

治目疾以人乳浸蒸，或点或服之。佐以官桂少许，煎百沸入蜜，空心服之，能使心肾交于顷刻，入五苓、滑石，大治梦遗。以茱萸炒，加木香等分，生大黄倍之，水丸，治五痢。刘河间云：治痢惟宜辛苦寒药，辛能发散，开通郁结，苦能燥湿，寒能胜热，使气宣平而已。诸苦寒药多泄，惟黄连、黄蘗性冷而燥，能降火而去湿，故治痢以为君也。寇宗奭云：今人多用黄连治痢，若初病气实，热多血痢，服之便止，不必尽剂，虚而冷者慎勿轻用。诸家之论如此。

夫黄连治目及痢为要药。古方治痢香连丸用黄连、木香，姜连散用干姜、黄连，变通丸用黄连、茱萸，姜黄散用黄连、生姜。治消渴用酒蒸黄连，治伏暑用酒煮黄连，治下血用黄连、大蒜，治肝火用黄连、茱萸，治口疮用黄连、细辛。皆一冷一热，一阴一阳，寒因热用，热因寒用，君臣相佐，阴阳相济，此得用黄连之妙者也。

道书言黄连久服长生，《神仙传》载封君达、黑穴公并服黄连五十年仙去。夫黄连大苦寒之药，用之降火燥湿，中病即止，岂可久服，使肃杀之令常行，而伐其生发冲和之气乎？《经》言：五味入胃，久而增气，气增而久，夭之因也。酸入肝为温，苦入心为热，辛入肺为清，咸入肾为寒，甘入脾为至阴而四气兼之，皆增其味而益其气，所以久服黄连、苦参反热，从火化也。余味皆然，久则偏胜，即有偏绝，故有暴夭之患矣。又道书言：服黄连犯猪肉，令人泄泻。而方家有猪肚黄连丸、猪脏黄连丸，岂忌肉而不忌脏腑耶？

胡黄连

胡黄连，性味功用一如黄连，故名。折之尘出如烟者真也。

苦，平，一云大寒，无毒。补肝胆明目，治骨蒸痨热、三消、五心烦热，妇人胎蒸虚惊、冷热泄痢、五痔，厚肠胃，益颜色。浸人乳汁点目甚良，去果子积，合猪肉食令人漏精。

黄 芩

芩者，黔也，黄黑色也，外黄内黑，故名黄芩。

苦平，一云大寒，无毒。其用有六：泻肺热一也，去上焦皮肤风热风湿二也，利胸中气三也，消痰四也，肺脾经湿热五也，安胎六也。中枯而飘者名片芩，泻肺火，利气消痰，清肌表之风热。细实而坚者名条芩，泻大肠火，养阴退阳，补膀胱寒水，资其化源。

罗天益云：肺主气，热伤气，故身体麻木，又五臭入肺为腥，黄芩之苦寒，能泻火补气而利肺，故治喉中腥臭。朱丹溪云：黄芩、白术乃安胎圣药，俗以黄芩为寒而不敢用，不知胎孕宜清热凉血，血不妄行乃能养胎。黄芩消痰，由其降火，若肺虚者多用伤肺，先以天门冬保定肺气，而后用之可也。按黄芩苦入心，寒胜热，泻心火，治脾之湿热，一则金不受刑，一则胃火不流入肺，即所以救肺也。肺虚不宜者，苦寒伤脾胃损其母也。

少阳证寒热，胸胁痞满，不欲饮食，心烦呕，或渴或小便不利，虽曰病在半表半里，而系心肺上焦之邪，又见脾胃中焦之证，故用黄芩。黄芩亦少阳本经药也。杨士瀛谓：柴胡退热不及黄芩，不知柴胡之退热，乃苦以发之，散火之标也；黄芩之退热，乃寒能胜热，折火之本也。

《别录》谓黄芩治小腹绞痛，利小肠。而仲景云腹中痛者，去黄芩加芍药，心下悸小便不利者，去黄芩加茯苓，似乎相反。成氏注云：黄芩寒中，苦能坚肾，故去之。盖亦不然，若因饮寒受寒腹中痛，及饮水心悸小便不利者，是里无热证，黄芩不可用也。若热厥腹痛，肺热而小便不利者，黄芩可不用乎？李濒湖谓年少壮时，因感冒咳嗽日久且犯戒，遂病骨蒸，肤如火燎，每日吐痰碗许，寝食几废，六脉浮洪，遍服柴胡、麦冬、荆沥诸药，月余转剧。偶思李东垣治肺热如火燎，烦躁引饮而昼盛者，气分热也，宜一味黄芩汤，以泻肺经气分之火。遂按方用片芩一两，水煎顿服，次日身热尽退而痰嗽皆愈。药中肯綮，如鼓应桴也。

秦 艽

秦艽出秦中，根作罗纹交纠者佳，故名，以左文者为良。

气味苦，平，无毒，入手足阳明经。治寒热邪气、寒湿风痹、肢节痛，下水利小便。盖阳明有湿，则身体酸疼烦热；阳明有热，则日晡潮热骨蒸。秦艽能去阳明之湿热，故主之。

柴 胡

柴胡，出银州者为胜，生处多有白鹤、绿鹤于此飞翔，其香直上云间，过往闻者皆其爽也。银柴胡，长尺余而微白且软，殊不易得。北地所产亦良，南土产者强硬不堪使用。其苗如竹叶者为胜，如韭叶者次之，如邪蒿者下也。

气味苦，平，一云微寒，无毒，入手足少阳及厥阴经。治心腹肠胃中结气、饮食积聚、寒热邪气，提阳气下陷，平肝胆三焦包络相火，及头痛眩运、目昏赤障、耳聋鸣、诸疟、妇人热入血室、经水不调、小儿痘疹余热、五痔羸热。盖柴胡之功，能引清气而行阳道，使胃气上行升腾而行春令，故其主治如此。凡诸疟以柴胡为君，随所发时、所在经分，佐以引经之药。十二经疮毒，须用柴胡以散诸经血结气聚，功与连翘同也。

《本经》不言治劳，《日华》谓补五劳七伤，甄权谓治劳之羸瘦，而寇氏非之。谓此等病，苟无实热，执而用之，不死何待？夫劳有五劳，病在五脏，若劳在肝胆心及包络三焦有热，则柴胡乃手足厥阴、少阳必用之药。劳在脾胃有热，或阳气下陷，则柴胡乃引清气退热必用之药。惟劳在肺肾者，不必用耳。乃不分脏腑经络，有热无热，直谓柴胡不治劳乏，一概摈斥，殊非通论。庞元英①云：一人久病疟，热时如火，年余骨立，服茸附药益甚。孙琳投小柴胡汤，一服顿愈，三服脱然。琳曰：此名劳疟，热从髓出，加以刚剂，气血愈亏，安得不瘦。盖热有在皮肤、在骨髓，在骨髓非柴胡不可。若得银柴胡，只须一

---

① 庞元英：字懋贤，北宋进士，著有《文昌杂录》。

本草洞诠

一三〇

服，南方者力减，故三服乃效也。

前 胡

前胡，味苦、甘、辛，气平，一云微寒，无毒，入手足太阴、阳明经。

陶氏言其功同柴胡，然前胡之功长于下气，与柴胡上升不同，故能治痰热喘嗽、痞膈呕逆诸疾。气下则痰降火亦降矣，故为治痰要药。与柴胡治证虽同，而所入所主则异。

雷敩云：野蒿根似前胡，味微酸，误用之令人反胃。前胡味甘微苦，有香气也。出北地者为胜。

防 风

防者御也，其功疗风，故名。

气味甘，温，一云小寒，无毒。手足太阳经本药，兼行足阳明、太阴二经。治三十六般风，风能胜湿，为治风去湿之仙药也。凡脊痛项强不可回顾，腰似折项似拔者，乃手足太阳证，亦当用防风。凡疮在胸膈以上，虽无太阳证，亦当用之。若误服亦泻上焦元气。

独活_{羌活}

一茎直上，不为风摇，故曰独活。以羌中来者为良，固有羌活胡王使者之名。后人见其颜色气味不同，遂为异论。而羌活独活，如苍术白术、川芎抚芎之类，乃一类二种也。

气味苦、甘，平，一云微温，无毒。能逐风胜湿，透关利节。羌活气雄，独活气细，雄者治手足太阳风湿相搏，头痛肢节痛、一身尽痛者，非此不能除。细者治足少阴伏风头痛，两足湿痹不能动止者，非此不能治。羌活治太阳而兼入足厥阴气分，更治督脉为病，脊强而厥。大无不通，小无不入，故能散肌表八风之邪，利周身百节之痛。独活不治太阳之证，此其施用故有优劣也。

升 麻

升麻，叶似麻，性上升，故名。

气味甘、苦、辛，平，微寒，无毒。为足阳明、太阴引经药，亦入手阳明、太阴经。其用有四：手足阳明引经一也，升阳气于至阴之下二也，去至高之上及皮肤风邪三也，治阳明头痛四也。其用主于升胃中清气，又引甘温之药上升，以补卫气之散而实其表，又缓带脉之缩急。凡胃虚伤冷劳役饥饱，郁遏阳气于脾土者，宜升麻葛根以散其火郁也。李濒湖曰：升麻引阳明清气上行，柴胡引少阳清气上行。升麻葛根汤乃发散风寒药也，时珍用治元气下陷及时行赤眼诸病，每有殊效。神而明之，方可执泥乎？

一人素饮酒，因冬月哭母受冷，遂病寒中，至夏酷暑又多饮水兼馕，怫郁，食无姜蒜，不能一啜。右腰一点胀痛，牵引右胁上至胸口则必欲卧，发则里急后重，频欲登圊，小便长而数，或吞酸，或吐水，或作泻，或阳痿，或厥逆，或得酒少止，或得热少止。但受寒食寒，或劳役或入房，或怒或饥，及时举发，止则诸证泯然如无病人，甚则日发数次，服温脾胜湿滋补消导诸药，皆微止随发。时珍思之，此乃饥饱劳役，内伤元气，清阳陷遏，不能上升故也。遂用升麻葛根汤合四君子汤，加柴胡、苍术、黄耆煎服，服后乃饮酒一二杯助之。其药入腹则觉清气上升，胸膈爽快，手足和暖，头目精明，神采焕发，诸证如扫。每发一服即止，若减升麻葛根，或不饮酒则效便迟。大抵人年五十以后，其气消者多长者少，降者多升者少，秋冬之令多而春夏之令少，并以此药活法治之。《素问》云：阴精所奉其人寿，阳精所奉其人夭。千古之下，窥其奥而阐微者，洁古东垣二人而已。

又升麻能解痘，惟初发热时可用，痘已出后，气弱或泄泻者可少用。若见斑后不可用，为其升散也。本草以升麻为解毒吐蛊要药，李寿为雷州推官，鞫狱得治蛊方，毒在上用升麻吐之，在腹用郁金下之，或合二物服之，不吐即下，此方活人甚多也。

苦　参

苦以味名，参以功名，气味苦寒，无毒，足少阴肾经主药也。治心腹结气，除伏热肠澼黄疸，逐水，除痈肿，疗恶疮，明目止泪渍，酒饮治疥杀虫。子午乃少阴君火对化，故苦参、黄蘗之苦寒皆能补肾，盖取其苦燥湿寒胜热也。热生风，湿生虫，故又能治风杀虫。惟肾水弱而相火盛者宜之，若火衰精冷及年高之人，非所宜也。沈存中《笔谈》载一人苦腰重，久坐不能行，由病齿数年，用苦参揩齿，岁久亦病腰，自后悉不用之，腰疾皆愈。夫苦参能峻补阴气，或得之而致腰重者，因其气降而不升，非伤肾之谓也。苦入心为热，久服黄连苦参，则脏气偏胜，必有偏绝，故有暴亡之患。诸药皆然。

白　鲜

白鲜，根白，作羊膻气，故名。鲜者，羊之气也。

气味苦，寒，无毒。足太阴、阳明经主药，兼入手太阴、阳明。治头风、黄疸、咳逆、淋沥、湿痹，一切热毒。通关节利九窍，为风痹要药。世医止施之疮科，浅矣。

玄胡索

玄胡索，味辛，气温，无毒，入手足太阴、厥阴四经。主活血、利气、止痛，行产后恶露及儿枕。虫蛀成末者尤良。

盖玄胡通经络，能行血中气滞，气中血滞，故治一身上下诸痛。明荆穆王妃食面触怒，遂病胃脘痛不可忍，医用吐下行气化滞诸药，皆入口即吐，大便三日不通。因思雷敩云：心痛欲死，速觅玄胡。乃以玄胡末三钱，温酒调下即纳入，少顷大便行而痛遂止。一人病下痢，腹痛垂死，李东璧用此药三钱，米饮服之，痛即减十之五，调理而安。一人病体痛不可忍，或云中风，或云中湿，或云脚气，药悉不效。周离亨言是气血凝滞所致，用玄胡、当归、桂心等分为末，温酒随量频进，遂痛止。一人导引失节，肢体拘挛，亦用此数服而愈。此乃止血化气第一品药也。

贝　母

贝母，《诗》谓之莔，言采其莔，此也。

其味辛、甘、苦，平，一云微寒，无毒，入手太阴经。治伤寒烦热、邪气疝瘕、喉痹乳难、金疮风痉，疗腹中结实，消痰。

研末点目去肤翳，和沙糖丸含止嗽，烧灰油调傅恶疮敛疮口。以七枚作末酒服，治产难及胞衣不出。与连翘同服，主项下瘰瘤。

盖贝母能散心胸郁结之气，故治愁郁甚良，而有消痰化毒之功，故治恶疮最效。唐人纪其事云：一人左膊上有疮如人面，亦无他苦，以酒滴口中其面赤，以物食之亦能食，多则膊肉胀起，或不食则一臂痹焉。历试诸药，金石草木之类，悉无所苦，至贝母，其疮乃聚眉闭口，因以小苇筒毁其口灌之，数日成痂遂愈，然不知何疾也。

山慈菇

山慈菇，根如木慈菇，故名，一名金灯。花与叶不相见，人恶种之，谓之无义草。

味甘，微辛，有小毒。治痈肿疔瘘、瘰疬结核等，醋磨傅之，攻毒破皮。解诸毒蛊毒，蛇虫狂犬伤。

白 茅

白茅，一名地筋，叶如矛，根如筋，故名。《易爻》拔茅连茹，《禹贡》苞匦菁茅，《左传》苞茅缩酒，此也。

茅根，甘寒，无毒。主补虚坚筋，除瘀血淋沥，疗黄疸，解酒毒。其功在于除伏热，利小便，故能止诸血、呕逆喘急、消渴水肿，乃良物也。陶贞白言：茅根服食，可以断谷。今人因其微而忽其耳。

龙胆草

龙胆，叶如龙葵，其味如胆，故名。

气味苦、涩，大寒，无毒，入足厥阴、少阳经气分。除胃中伏热、时气温热，去目中黄及睛赤肿胀，疗咽喉痛，除下焦湿热之肿。其下行之功与防己同，酒浸则能上行也。人之相火寄在肝胆，有泻无补，故龙胆能益肝胆之气，正以其泻肝胆之邪热也。治目中疾必用之药，但大苦寒，过服恐伤胃中生发之气，亦有久服黄连反从火化之患耳。

细　辛

细辛，根细而味极辛，故名。嚼之习习如椒，而更甚于椒也。《博物志》言杜衡乱细辛，然不止杜衡也，鬼督邮、及己、徐长卿、白微、白前皆相类。鬼督邮、及己之乱杜衡，功不同苗亦不同；徐长卿之乱鬼督邮，苗不同功同；杜衡之乱细辛，则根苗功用皆仿佛矣。

细辛，辛，温，一云寒，无毒。入足厥阴少阴血分，为手少阴引经之药。治咳逆上气，头痛脑痛，百节拘挛，风湿痹痛，破痰明目，利九窍，治督脉为痛，脊强而厥。大略细辛之用有四：辛温能散，故风寒、风热头痛、痰饮、胸中滞气、惊痫者宜用之，口疮、喉痹、䘌齿诸病，取其散浮热，亦火郁则发之义也；辛能泄肺，故咳嗽上气者宜用之；辛能补肝，故胆气不足，惊痫眼目诸病宜用之；辛能润燥，故通少阴，及耳闭便涩者宜用之。

若单用末，不得过一钱，多则气闷不通而死。虽死复苏，无毒故也。须拣去双叶者，服之害人。

白　微

白微，《尔雅》谓之葴，微乃葴音之转也。

气味苦、咸，平，一云大寒，无毒。治暴中风、身热肢满、忽忽不知人、狂惑邪气、寒热酸疼、温疟，疗伤中淋露，下水气，利阴气。仲景治妇人产中虚烦呕逆，安中益气竹皮丸方中用白微。《本事方》治妇人血厥，平居无疾苦，忽如死人，目闭口噤，移时方寤，此名血厥，亦名郁冒。出汗过多血少，阳气独上，气塞不行，故身如死。气过血还，阴阳复通，故移时方寤。妇人尤多，白微汤主之。

白　前

白前，一名嗽药。似牛膝而粗长坚直易断者，白前也。似牛膝而短小柔软能弯者，白微也。

气味甘，微温，一云微寒，无毒，入手太阴经。治胸胁逆气，咳嗽，肾气奔豚。盖白前甘而带辛，长于降气，治嗽多用。然肺气壅实而有痰者宜之，若虚而长哽气者不可用也。

当　归

当归调血，为女人要药，有思夫之意，故有当归之名。古人相赠以芍药，相招以文无。芍药一名将离，当归一名文无也。

气味苦、辛，温，无毒，入手少阴、足太阴厥阴血分。治咳逆上气，温中止痛，润肠胃筋骨皮肤，和血补血。盖心生血，脾裹血，当归入此三经，故血病必用之。诸病夜甚者血病也，宜用之，病人虚冷者宜用之。脉者血之府，诸血皆属心，凡通脉者必先补心益血，故仲景治手足厥逆脉细欲绝者用之。产后恶露上攻，仓促取效，气血昏乱者，服之即定。血壅而不流则痛，故当归能止痛。治头痛酒煮服清，取其浮而上也；治心痛酒调末服，取其半沉半浮也；治小便出血酒煎服，取其沉入下极也。

凡治本病以酒制，有痰以姜制，血虚以熟地、石脂为佐，血热以生地、条芩为佐。同人参、黄耆则补气而生血，同牵牛、大黄则行气而破血。从桂、附、茱萸则热，从大黄、芒硝则寒。凡属血病，不离当归，第佐使分用，随所配而见功也。王海藏谓当归血药，如何治咳逆上气？按当归辛散，血中气药也，况咳逆上气有阴虚阳无所附者，用血药补阴，则血和而气降矣。

川产者力刚而善攻，秦产者力柔而善补。雷敩谓头破血，尾止血。洁古、东垣皆谓头止血，尾破血。凡物之根，身半以上气脉上行法乎天，身半以下气脉下行法乎地，人身法象天地，则治上当用头，治中当用身，治下当用尾，通治则全用，乃一定之理也。

芎 䓖

人头穹窿，穷高天之象也。此药上行，专治头脑诸疾，故名。

气味辛，温，一云生温、熟寒，无毒。少阳本经药，兼入手厥阴气分。主搜肝气，补肝血，润肝燥，补风虚，上行头目，下行血海。其用有四：为少阳引经，一也；诸经头痛，二也；助清阳之气，三也；去湿气在头，四也。凡诸头痛，必用川芎，如不愈加各引经药，太阳羌活、阳明白芷、少阳柴胡、太阴苍术、厥阴吴茱萸、少阴细辛。凡郁在中焦者，须芎䓖开提其气以升之，气升则郁自降也。《左传》楚人谓萧人曰：有麦麹乎？有山麹穷乎？河鱼腹疾奈何？李东璧谓治湿泻，每加二味，其应如响也。血痢已通而痛不止者，乃阴亏气郁，药中加芎为佐，气行血调，其病立止。

但骨蒸多汗及气弱人不可久服，其性辛散，令真气走泄而阴愈虚也。沈括云：一人旧服川芎，郑叔曰芎劳久服，令人暴亡，后果无疾而卒。又一人病脑风，服芎劳久亦暴亡，此皆单服既久，走散真气故也。

出蜀中者为川芎，出关中者为西芎，出天台者为台芎，出江西者为抚芎。凡用以川中大块，里白不油，嚼之微辛甘者佳。抚芎亦能开郁，他种不入药，止可煎汤沐浴而已。

蛇 床

蛇虺喜卧于下，食其子，故名。

蛇床，气味苦、甘、辛，平，无毒，入命门、三焦气分。治男子阴痿湿痒、妇人阴中肿痛，除痹气，利关节，治癫痫恶疮。浴男子阴，去风冷，大益阳事。此《神农》上品之药，不但补助男子，且益妇人。世人舍此而求补药于远域，岂非贵耳贱目乎？

藁 本

藁本，气味辛，温，一云微寒无毒，入足太阴经。治风头痛、腹中急、妇人疝瘕、阴中寒肿痛，治督脉为病脊强而厥，长肌肤，悦颜色，巅顶痛非此不能除。与木香同用，治雾露之清邪，中于上焦。与白芷同作面脂甚佳。《邵氏闻见录》① 云夏英公病泄，医以虚治，不效，霍翁曰风客于胃也，饮以藁本汤而止。盖藁本能祛风湿故耳。

---

① 邵氏闻见录：又名《河南邵氏闻见录》，北宋邵伯温撰，是一部记录北宋历史的史料笔记。

白 芷

白芷，一作白茝，茝香可以养鼻，又可养体，故从茝，音怡，养也。芬芳与兰同德，故骚人以兰茝为咏。

气味辛，温，无毒，入阳明经。治头眩目痒、女人漏下赤白，破宿血，补心血，止痛排脓，长肌肤，泽颜色，可作面脂。东垣谓疗风通用。其气芳香，能通九窍，表汗不可缺也。王璆[1]云：王定国病风头痛，至都梁求杨介[2]治之，进药三丸，即时病失，求其方，则香白芷一味，洗晒为末，蜜丸，弹子大，以清茶或荆芥汤下，遂命名都梁丸。其药治头风眩运、女人胎前产后、伤风头痛、血风头痛皆效。《卫生方》有神白散，治时行一切伤寒，不问阴阳轻重、老少男女孕妇，用白芷一两，生甘草半两，姜三片，葱白三寸，枣一枚，豉五十粒，煎服取汗，病至十余日未得汗者，皆可服之。

芍 药

芍药，犹婥约也，美好貌。昔人言洛阳牡丹、杨州芍药甲天下。有单叶、千叶、楼子之异，入药宜单叶之根，气味全厚，上不足者下有余也。

气味苦、甘、酸，平，一云小寒，无毒，行手足太阴经及足厥阴血分。其用凡六：安脾经一也，治腹痛二也，收胃气三

---

① 王璆（qiú 求）：字孟玉，号是斋，南宋人。著有《是斋百一选方》二十卷。

② 杨介：字吉老。出身于世医家庭，曾为太医生，相传曾为宋徽宗治病。

也，止泻痢四也，和血脉五也，固腠理六也。盖芍药之酸，敛津液而益营血，收阴气而泄邪热。同白术补脾，同芎䓖补肝，同人参补气，同当归补血，同甘草止腹痛，同黄连止泻痢，同防风发痘疹，同姜枣温经散寒。

仲景治伤寒多用芍药，以其主寒热、利小便也。古人以酸涩为收，何以能利小便？曰芍药能益阴滋湿而停津液，故小便自行，非通利也。又言缓中何也？曰损其肝者缓其中，即调血也。但气虚寒人禁之，所谓减芍药以避中寒也。冬月必以酒炒，凡腹痛皆血脉凝涩，亦必酒炒用之。治下痢宜炒，治后重不炒，然后治血虚腹痛，余并不治。为其酸寒收敛，无温散之功也。产后不可用者，以酸寒伐生发之气也。不得已亦酒炒用之。

赤、白二芍主治略同，而白补赤泻，白收赤散。白芍益脾，能于土中泻木，赤芍散邪，能行血中之滞。赤芍止痛不减当归，白者道家亦服食之。

牡 丹

牡丹，以色丹者为上，虽结子而根上生苗，故谓之牡丹。

根皮，辛，寒，无毒。除烦热，安五脏，治五劳骨蒸，和血生血。盖牡丹乃天地之精，为群花之首。丹者赤色火也，治手足少阴厥阴四经血分伏火。伏火即阴火也，阴火即相火也。古方惟以此治相火，后人乃以黄蘗治相火，不知丹皮之功更胜也。地骨皮入足少阴、手少阳，故治有汗之骨蒸；牡丹皮入手厥阴、足少阴，故治无汗之骨蒸。神不足者手少阴，志不足者足少阴，故肾气丸用之。又治肠胃积血及吐衄必用之药，故犀角地黄汤用之。

赤花者利，白花者补，根皮入药为佳。或以枝梗皮充之则谬矣。

木 香

木香即五香，一株五根，一茎五枝，一枝五叶，叶间五节，故名五香，烧之能上彻九天也。《修养书》云：正月一日，取五木香汤以浴，令人至老须发黑也。

气味辛，温，无毒。治邪气杀鬼精物、温疟、蛊毒，治冲脉为病，逆气里急。盖木香乃三焦气分之药，能升降诸气。诸气膹郁皆属于肺，故上焦气滞用之者，乃金郁则泄之也；中气不运者皆属于脾，故中焦气滞用之者，脾胃喜芳香也；大肠气滞则后重，膀胱气不化则癃淋，肝气郁则为痛，故下焦气滞用之者，乃塞者通之也。

《本草》言：生气和胃气，补也；通壅气、导一切气，破也；安胎健脾，补也；除痃癖癥块，破也。盖与补药为佐则补，与泻药为佐则泻耳。然惟气郁不达者宜之，若阴火冲上者，则反助火邪也。

甘松香

甘松香，产于川西松州而味甘，故名。

气温，无毒，芳香能开脾郁。入脾胃药中醒脾气，作汤浴令人身香。

山 柰

山柰一作山辣，俗讹为三柰，再讹为三赖，皆土音也。

气味辛，温，无毒。暖中，辟瘴疠恶气，治心腹冷痛，寒温霍乱，风虫牙痛。取花压油涂身，去风气。根合诸香用。

高良姜

此姜始出高良郡，故名。

气味辛，大温，无毒，入足太阴、阳明经。健脾胃，治噎膈，破冷癖，除瘴疟。《千金方》言心脾冷痛，米饮服高良姜末一钱立止，洪武中《御制周颠仙碑文》①亦载之。韩飞霞云：凡男女心口一点痛者，乃胃脘有滞，或有虫也，多因怒气及受寒而起。用高良姜以酒洗七次焙研，香附子以醋洗七次焙研，各记收之。病因寒得，用姜末二钱，附末一钱；因怒得，用附末二钱，姜末一钱；寒怒兼有，各一钱半，以米饮入生姜汁一匙，盐一捻，服之立止。

草豆蔻

凡物盛多曰蔻，豆象形也。郑樵谓之草果。

仁，辛、涩，温，无毒，入足太阴、阳明经。主温中，治心腹冷痛、呕吐，开郁破气，杀鱼肉毒。若身受寒邪、口食寒物胃脘作疼，用之如鼓应桴，或湿痰郁结者亦效。若热郁者不可用，恐积温成热也。南地卑下，山风烟瘴，饮啖酸咸，脾胃常多寒湿郁滞之病，故食料与之相宜。然过多亦助脾热，伤肺损目。

或云与知母同用，治瘴疟寒热，取其一阴一阳，无偏盛之害。盖草果治太阴独胜之寒，知母治阳明独盛之火也。

---

① 御制周颠仙碑文：又名《御制周颠仙人传》，一卷，明太祖朱元璋撰。

白豆蔻

白豆蔻，辛，大温，无毒，入手太阴经。

治积冷气止、吐逆反胃，消谷下气，去白晴翳膜，除疟疫寒热，解酒毒。杨士瀛谓：治脾虚疟疾，呕吐寒热，能消能磨，流行三焦营卫，一转诸证自平。大略取其除寒燥湿，开郁化食之功耳。

肉豆蔻

肉豆蔻，花实皆似豆蔻而无核，故名。

气味辛，温，无毒，入手足阳明经。主温中消食止泄，治积冷心腹胀痛，暖脾胃，固大肠。盖土爱暖而喜芬香，故肉果之辛温，理脾胃而治吐利。《日华子》称其下气，以脾得补而善运化，气自下也，非若陈皮香附之驶泄也。寇氏以为多服泄气，亦过慎之此矣。

缩砂密

缩砂密，实在根下，仁藏壳内，有密藏之意，故名。

气味辛，温，无毒，入手足太阴阳明太阳、足少阴七经。和中行气，止痛安胎，消化水谷，温暖脾肾，散寒饮胀痞、噎嗝呕吐，治虚劳冷泻，止女子崩中，除咽喉口齿浮热，化铜铁骨哽。盖缩砂属土，天地以土为中和之气，缩砂仁能和合五脏冲和之气。且肾恶燥，以辛润之，缩砂仁之辛以润肾燥，引诸药归宿丹田，故用以蒸地黄，取其达下也。方士炼三黄皆用之，则其消食化滞之功，盖可推矣。

益智子

脾主智，此物能益脾胃，故名。苏东坡云：海南产益智，观其上中下节，以候早中晚禾之丰凶。其为药治水而无益于智，其得此名，岂以其知岁耶？

气味辛，温，无毒。益气安神，利三焦，调诸气。此行阳退阴之药，三焦、命门气弱者宜之。杨士瀛谓：心者脾之母，凡进食不止和脾，火能生土，当使心药入脾胃药中，庶几相得，故用益智土中益火也。王海藏谓：益智主君相二火，在四君子汤则入脾，在集香丸则入肺，在凤髓丹则入肾，三脏互有子母相关之义，当于补药中兼用之。《夷坚志》云：一人忽得吐血不止，气戚惊颤，狂躁直视，至深夜欲投户而出，如是两夕，遍用方药弗瘳，夜梦观音授一方，梦觉记之。用益智仁一两，生朱砂二钱，青橘皮五钱，麝香一钱，碾为细末，每服一钱，灯心汤下，如法服之果愈。

荜 茇

荜茇，味辛，气大温，无毒，入手足阳明经。主温中下气，补腰脚，杀腥气，消食，除胃冷阴疝癖。第辛热耗散，能动脾肺之火，多服令人目昏肠虚下重。又为头痛鼻渊牙疼要药，取其辛温，能入阳明散浮热也。唐太宗患气痢，久未痊，下诏求方，有卫士进黄牛乳煎荜茇方，御用有效。后屡试于虚冷者必效。

补骨脂

补骨脂言其功，人讹为破故纸。

气味苦、辛，大温，无毒。通命门，暖丹田，敛精神，治肾泄、男子腰疼膝冷囊湿，逐冷痹。唐郑相国①自叙云：予为南海节度，年七十有五，越地卑湿，伤于内外，阳气衰虚，众疾俱作，服乳石补药，百端不应。有诃陵国②舶主李摩诃知予病状，传予一方，疑而未服，摩诃稽首固请，服之神效。用破故纸十两，净择去皮，洗过曝捣筛细，胡桃瓢二十两，汤浸去皮，细研如泥，以蜜和如饴糖，瓷器盛之。每旦以暖酒调一匙服之，便以饭压，久则悦心明目，补筋强骨，益气延年也。李濒湖言此方亦可作丸。盖破固纸属火，收敛神明，能使心包之火与命门之火相通，故元阳坚固，骨髓充实；胡桃属木，润燥养血，佐破固纸有木火相生之妙。

孙真人言补肾不若补脾，许叔微言补脾不若补肾。肾气虚弱则阳气衰劣，不能熏蒸脾胃，脾胃气寒，令人胸膈痞塞，饮食迟于运化，或腹胁虚胀，或呕吐痰涎，或肠鸣泄泻，如釜中之物无火力，虽终日不熟，何能消化也。《济生》二神丸治脾胃虚寒泄泻，用破固纸补肾，肉豆蔻补脾，二药虽妙但无斡旋，当加木香以顺其气，仓廪空虚则受物矣。《和剂方》有补骨脂丸，用补骨脂四两，胡桃肉一两，乳香、没药各一钱五分，蜜丸梧子大，空心盐汤或温酒服三十丸。自夏至起冬至止，日一服。此乃唐时张寿太尉得方于南番人，有诗云：三年时节向边隅，人信方知药力殊，夺得春光来在手，青娥休笑白髭须。此药治下元虚败、脚手沉重有效。

补骨脂性燥毒，须酒浸一宿，漉出，以东流水浸三日夜，

---

① 唐郑相国：郑愚，唐僖宗时官拜尚书左仆射。
② 诃陵国：古南海国名，今位于南洋群岛爪哇岛的中部。

蒸之从巳至申，日干用。

姜　黄

姜黄是三年老姜所生，西番亦有来者，与郁金、莸药相似。郁金味苦寒色赤，姜黄味辛温色黄，莸苦温色青。扁如干姜形者为片子姜黄，圆如蝉腹形者为蝉肚郁金，莸形似郁金而色不黄也。

姜黄，辛、苦，寒，一云热，无毒。主祛邪辟恶，治气胀，心腹结积痊忤，下气破血，除风热，消臃肿，功力烈于郁金。盖姜黄、郁金、莸药三物形状功用皆相近，但郁金入心，专治血分之病；姜黄入脾，治血中之气；莸药入肝，治气中之血，为不同耳。古方五痹汤，用姜黄治风寒湿气手臂痛，以姜黄能横行手臂也。

郁　金

郁金和酒，令黄如金，谓之黄流郁金。无香而性轻扬，能达酒气于高远，古人用治郁恶不能升者，故命名以此也。

气味辛、苦，寒，无毒。下气凉心，生肌止血，破恶血，产后败血冲心欲死，失心颠狂蛊毒。盖郁金清扬上行，凡吐衄及经脉逆行，并宜郁金末，加韭汁、姜汁、童尿同服，其血自清。《经验方》治失心颠狂，用真郁金七两，明矾三两，为末糊丸。有妇人颠狂十年，初服觉心胸间有物脱去，神气洒然，再服而苏。此惊忧痰血，结聚心窍所致，郁金去恶血，明矾化顽痰也。范石湖①云：岭南有厌胜法，鱼肉能反生于人腹中，而人以死则阴役其家。初得觉胸腹痛，即用升麻或胆矾吐之，若膈下痛，急调郁金末二钱服，即泻出恶物也。

蓬莪茂

蓬莪茂，一名蒁药。

苦、辛，温，无毒，入足厥阴经。治一切气，开胃进食，治心腹痛、中恶疰忤鬼气、霍乱、冷气、吐酸水，疗妇人血结、丈夫奔豚。凡治积聚诸气，为最要之药。虽为泄剂，亦能益气，故孙尚药用治气短不能接续。七香丸、集香丸诸阳散多用之。

荆三棱

生荆楚地，草有三棱，故名。

气味苦、甘，平，一云温，无毒。治老癖癥瘕积聚结块，产后恶血血结，堕胎，止痛利气。昔人患癥癖死，遗言令开腹取之，得病块坚如石，以为刀柄，后以刀刈三棱，柄消成水，乃知此药可疗癥癖也。

香附子

《别录》止云莎草不言用根，后世用其根，名香附子。其草可为雨衣，疏而不沾，故字从草从沙。其根相附，连续而生，可以合香，故名香附子。

气味甘、苦、辛，微寒，无毒。乃足厥阴、手少阴之药，

---

① 范石湖：范成大，字至能，晚号石湖居士。南宋名臣、文学家、诗人。

而兼通十二经、奇经八脉气分。利三焦，解六郁，消饮食积聚、痰饮痞满、跗肿腹胀脚气，止心腹肢体头目齿耳诸痛、痈疽疮疡、吐血下血尿血、妇人崩漏带下、胎前产后诸病。此血中气药，凡气郁必用之。本草不言补，方家言益老人，何也？盖行中有补也。天之所以为天者，健运不息所以生生无穷。

香附之气，平而不寒，香而能窜，其味多辛能散，微苦能降，微甘能和，周身经络无所不到。生则上行胸膈，外达皮肤；熟则下走肝肾，外彻腰足。炒黑则止血，童便浸炒则入血分而补虚，盐水浸炒则入血分而润燥，青盐炒则补肾气，酒浸炒则行经络，醋浸炒则消积聚，姜汁炒则化痰饮。得参术则补气，得归芐①则补血，得木香则疏滞和中，得檀香则理气醒脾，得沉香则升降诸气，得芎䓖、苍术则总散诸郁，得栀子、黄连则能降火热，得茯神则能交济心肾，得茴香、破故纸则引气归元，得厚朴、半夏则决壅消胀，得紫苏、葱白则解散邪气，得三棱、莪茂则消磨积块，得艾叶则治血气暖子宫。乃气病之总司，女科之主帅也。

诸书皆云益气，而俗有耗气之说，宜女人不宜男子者谬矣。盖妇人以血用事，气行则无疾，老人精枯血闭，惟气是资，小儿气日充则形日固。凡病则气滞而馁，故香附于气分为君药，臣以参耆，佐以甘草，治虚怯甚速也。《经验方》有交感丹，凡人中年精耗神衰，盖由心血少火不下降，肾气惫水不上升，致心肾隔绝营卫不和，上则多惊，中则寒痞，下则虚冷。庸医徒知峻补下田，不能滋阴，反见衰悴。但服此方半年，谢去一切

① 芐（hù 互）：地黄。

暖药，屏绝嗜欲，然后习秘固溯流之术，其效不可殚述。此铁瓮城①申先生授此方，香附子一觔，浸一宿，石上擦去毛，炒黄，茯神去皮木四两，为末，蜜丸，清晨细嚼，以降气汤下之。降气汤用香附子如上法半两，茯神二两，炙甘草两半，为末，点沸汤服前药。韩懋云：懋游方外，时悬壶轻剂，治百病黄鹤丹，治妇人青囊丸，随宜用引辄效。黄鹤丹乃铢衣翁在黄鹤楼所授，用香附一觔，黄连半觔，洗晒为末，水糊丸，如外感葱姜汤下，内伤米饮下，气病香汤下，血病酒下，痰病白汤下。青囊丸乃邵应节真人祷母病感方士所授，用香附略炒一觔，乌药略炮五两，为末，水醋煮面糊丸，如头痛茶下，痰气姜汤下，多宜酒下为妙。此皆行气而益气，行血而生血之理也。

又气血闻香即行，闻臭即逆。凡痈疽疮疡，皆因气滞血凝所致，宜服香药引气通血，最恶臭秽触之，毒必引蔓，香附进食宽气，大有效也。此近时日用要药，而陶氏不识，诸家亦略，乃知古今药物，兴废不同，则本草未用诸药，不可弃置，安知异时不为要药如香附者乎？

瑞　香

瑞香根，味甘、咸，无毒。急喉风，用白花者研水灌之。

茉　莉

茉莉花，气味辛，温，无毒。蒸油取液，作面脂头泽，长发香肌。亦入茗汤。

茉莉根，性热，有毒。以酒磨一寸服，则昏迷一日乃醒，

---

① 铁瓮城：东吴古都镇江，又名京城、子城。

二寸二日，三寸三日。凡跌损骨节脱臼接骨者，用此则不知痛也。

兰　草

兰乃香草，能辟不祥。陆玑言：秉蕳于水际以自被除。盖兰以阑之，蕳以闲之，其义一也。近世但知兰花不知兰草，黄山谷谓一干一花为蕙，一干数花为兰。寇宗奭谓春芳者为春兰，秋芳者为秋兰。朱丹溪谓人知其花香之贵，而不知其叶能散久积陈郁之气。三家之说皆以非兰为兰矣。夫兰草、泽兰，一类二种。二月宿根生，苗成丛，紫茎素枝，赤节绿叶，叶对节生，有细齿，但茎圆节长而叶光者，为兰草；茎微方节短而叶有毛者，为泽兰。嫩时并可采而佩之，八九月后渐老，开花成穗如鸡苏花，女子小儿喜佩之，俗呼孩儿菊。采置发中，令头不腻①，亦呼醒头草。《礼记》佩帨兰茝，诸侯贽薰，大夫贽兰。《楚辞》纫秋兰以为佩。应邵《风俗通》② 言：尚书奏事，怀香握兰。《西京杂记》③ 载：池苑种兰以降神，或杂粉藏衣书中以辟蠹。《汉书》言：兰以香自烧也。今之所谓兰者，有叶无枝，可玩而不可纫、不可佩、不可握、不可焚也。朱子言：古之香草，必花叶俱香而燥湿不变，故可刘佩。今之兰蕙，但花香而叶乃无气，质弱易萎，不可刘佩。因花馥郁，故得兰名，故陈

---

① 腍（zhí 直）：黏。

② 风俗通：即《风俗通义》，东汉应劭著，全书考证了历代名物制度、风俗、传闻等。

③ 西京杂记：汉代刘歆著，东晋葛洪辑抄，是古代历史笔记小说集。

止斋著《盗兰说》以讥之。杨升庵谓世以如蒲萱者为兰，九畹①之受诬久矣。兰乃《神农》上品之药，用以治病，岂可诬哉？

兰草，气味辛、甘，平，一云寒，无毒。主益气养营，生津止渴，润肌肉，治消渴胆瘅，除癖，利水道，杀蛊毒，久服益气轻身，通神明，煮水浴风病，浸油涂发，去风垢令香润。《史记》所谓罗襦襟解，微闻香泽是也。按《素问》云：五味入口，藏于脾胃以行其精气，津液在脾令人口甘，此肥美所发也，其气上溢，转为消渴，治之以兰除陈气也。王太仆注云：辛能发散故也。东垣治消渴生津饮用兰叶，盖本于此。

泽 兰

泽兰，气味苦、甘，微温，无毒，入足太阴、厥阴经。通九窍，利关节，养血气，消扑损瘀血，治头风目痛、妇人劳瘵、丈夫面黄。

盖兰草、泽兰气香而温，味辛而散，脾喜芬香，肝宜辛散，脾气舒则三焦通利而正气和，肝郁散则营卫流行而病邪解。兰草走气分，故利水道，除痰癖，杀蛊辟恶，而为消渴良药；泽兰走血分，故治水肿，涂痈毒，破瘀血，而为妇人要药。虽一类而用稍殊也。

零陵香

零陵，一名蕙草，一名薰草，古者烧香草以降神。薰者熏

---

① 九畹（wǎn 宛）：典出《楚辞·离骚》："余既滋兰之九畹兮，又树蕙之百亩。"后以九畹代指兰花。

也，蕙者和也。

气味甘、苦，平，一云温，无毒。主明目止泪，疗泄精，去臭恶气。单用治鼻中息肉、鼻齆。盖脾喜芳香，芳香可以养鼻，熏草之气辛散上达，故心腹恶气、齿痛鼻塞皆用之。多服气喘，为耗散真气也。

藿 香

豆叶曰藿，其叶似之，故名。

气味辛，微温，无毒，入手足太阴经。主温中快气，止霍乱，芳香之气助脾胃，故能止呕逆，进饮食。入顺气乌药散则补肺，入四君子汤则补脾也。肺虚有寒，上焦壅热，煎汤嗽之。

香 薷

其气香，其叶柔，故以名之。

气味辛，微温，无毒。调中温胃，治霍乱腹痛吐下，疗呕逆，散水肿，主脚气寒热，含汁漱口去臭气。盖香薷属金与水，有彻上彻下之功。解暑利小便，以大叶者浓煎汁服，肺得之清化行而热自除也。世医治暑病，以香薷饮为首药。凡暑月乘凉饮冷，致肠气为阴邪所遏，遂病头痛发热恶寒，烦躁口渴，或吐或泻或霍乱者，宜用此药以发越阳气，散寒和脾。若饮食不节，劳役作丧之人伤暑，大热大渴，汗泄如雨，烦躁喘促，或泻或吐者，乃劳倦内伤之证，必用清暑益气汤、人参白虎汤之类，以泻火益元可也。若用香薷之药，是重虚其表而又济之以热矣。盖香薷乃夏月解表之药，如冬月之用麻黄，气虚者尤不可服，今人不知暑伤元气，不拘有病无病，概用代茶，谓能辟暑，真痴人前说梦矣。且其性温，不可热饮，反致吐逆也。

荆 芥

荆芥一名假苏，一名姜芥，皆因气味辛香，如苏、如姜、如芥也。

气味辛，温，无毒，入足厥阴经气分。主散风热，清头目，利咽喉，消疮肿。治项强，目中黑花，及生疮阴癞，吐血衄血，下血血痢，崩中痔漏。其功在于祛风邪，散瘀血，破结气，消疮毒，四者而已。盖风木主血，而相火寄之，故风病、血病、疮病为要药。其治风也，贾似道称为再生丹，许叔微谓有神圣功，萧存敬呼为一捻金，陈无择隐为举卿古拜散。《唐韵》①"荆"字举卿切，"芥"字古拜切，隐语以密其方也。

夫岂无故而得此隆誉哉？华佗御风散治产后中风口噤，手足瘈疭如角弓，或血运不省人事，或心眼倒筑、吐泻欲死，用荆芥穗子微焙为末三钱，豆淋酒调服，或童便服，口噤则掘齿灌之，断噤则灌入鼻中，其效如神。武林郭医产世传牡丹十三方内，治产后血运血崩，专用炒黑荆芥。盖产后去血过多，腹内空虚则自生风，故尝有崩晕之患，不待外风袭之也。荆芥祛风，而血见黑则止，故炒黑用之耳。荆芥反河豚，本草并未言及，而稗官小说载之，云有立致于死者，不可不慎。

薄 荷

薄荷，气味辛，温，一云凉，无毒，入手太阴、足厥阴经。

---

① 唐韵：唐代孙愐著，是《切韵》的增修本，书中对韵字加入注释，引文皆有出处。

清头目，除风热，利咽喉口齿诸病，治瘰疬疮疥瘾疹，捣汁含漱去舌苔语涩，浥叶塞鼻止衄血，涂蜂虿蛇伤。盖其辛能发散，凉能清利，专于消风散热二者而已。性浮而升，故能去高巅及皮肤风热。《相感志》云：雨后刈收则凉，不尔不凉也。

紫苏

苏，舒畅也，苏性舒畅，故谓之苏。

气味辛，温，无毒。主解肌发表，散风寒，行气宽中，消痰利肺，和血止痛，定喘安胎，解鱼蟹毒，治蛇犬伤。其味辛入气分，其色紫入血分。同橘皮、砂仁则行气安胎；同藿香、乌药则温中止痛；同香附、麻黄则发汗解肌；同芎䓖、当归则和血散血；同木瓜、厚朴则散湿解暑，治霍乱脚气；同桔梗、枳壳则利膈宽肠；同杏仁、莱菔子则消痰定喘。宋仁宗命翰林院定汤饮，奏曰紫苏第一，以其能下胸膈浮气也，然不知久则泄人真气。今人饮紫苏汤甚无益，所谓芳草治豪贵之疾者，此其一焉。若脾胃寒人多致滑泄。

紫苏子治风顺气，宽肠解毒，与叶同功。发散风气宜用叶，清利肠胃宜用子。

第九卷　草部中

地　黄

《尔雅》云：芐，地黄。罗愿云：芐以沉下为贵，故字从下。生者以水浸验之，浮者名天黄，半沉半浮者名人黄，沉者名地黄也。江浙壤地种者，受南方阳气，质虽光润而力微。怀庆山产者，禀北方阴气，皮有疙瘩而力大。本草以二月八月采根，但八月残叶犹在，叶中精气未尽归根，二月新苗已生，根中精气已滋于叶，不如正月九月采者殊好。本草所云生地黄乃新掘鲜者，所云干地黄乃阴干阳干火干者。今人以蒸煮热者为熟地黄，遂以干地黄为生地黄矣。

生地黄大寒；干地黄甘、苦，寒，一云平；熟地黄甘、微苦，微温。并无毒。生地黄解诸热，利月水，通水道，治妇人崩中及产后血上薄心，瘀血鼻衄吐血，皆捣饮之。干地黄治伤中，逐血痹，填骨髓，长肌肉，安魂定魄，治惊悸、心肺损吐衄、妇人崩运。熟地黄填骨髓，长肌肉，生精血，补五脏，利耳目，黑须发，补男子五劳七伤、女子伤中胞漏、经候不调、胎产百病。戴元礼谓：阴微阳盛，相火炽强来乘阴位，为虚火之证者，宜地黄之属以滋阴退阳。王硕谓：男子多阴虚，宜熟地黄；女子多血虚，宜生地黄。王海藏谓：生地黄益肾水、凉心血，脉洪实者宜之。若脉虚者则宜熟地黄，假火力，蒸九数，能补肾中元气。汤液四物汤治藏血之脏，以之为君，癸乙同归一治也。

但生地黄生血，而胃气弱者服之恐妨食。熟地黄补血，而痰饮多者服之恐泥膈。制法生地黄以酒炒则不妨胃，熟地黄以姜汁炒则不泥膈。然地黄乃濡润之品，直达下焦，养阴之药，无过于此。若用姜汁变为辛辣，失其本性，惟以砂仁酒拌，九蒸九曝。盖地黄性泥，得砂仁之香而窜，和合五脏之气归宿丹田，此得用地黄之精微者也。《海上方》治一切心痛，无问新久，以生地黄一味，随人所食多少，取汁搜面作馎饦①，或冷淘食，勿着盐，良久当利出虫长一尺许，头如壁宫，后不复患矣。夫地黄兼能杀虫，此方书未载者，凡服地黄忌葱蒜萝卜诸血，令人营卫涩须发白。收藏宜用磁器，以脂柔喜润也。

菊

《月令》九月菊有黄华，花事至此而穷尽，故谓之鞠。

黄菊味甘、白菊味苦辛，并气平，无毒。治诸风头眩肿痛、皮肤死肌、风湿痹，养目血，去翳膜。久服利血气，安肠胃，轻身延年，作枕明目。叶亦明目。生熟并可食。盖菊春生夏茂，秋花冬实，兼备四气，饱经霜露，叶枯不落，花槁不零，味兼甘苦，性禀平和。昔人谓其能除风热、益肝补阴，而未言其得金水之精英尤多，能益金水二脏也。补水所以制火，益金所以平木，木平则风息，火降则热除。黄者入金水阴分，白者入金水阳分。

花苗根叶皆可入药，囊之可枕，酿之可饮，自本至末，罔不有功，宜乎前贤比之君子。《神农》列之上品，费长房②言九日饮菊酒，可辟不祥。《神仙传》言康风子、朱孺子皆以服菊花成仙，《荆州记》言饮菊潭水多寿。菊之贵重如此，是岂群芳可

第九卷 草部中

一五七

---

① 馎饦（bótuō 博托）：汤饼的别名。

② 费长房：东汉时方士，师从壶公入山学仙，能医重病，鞭笞百鬼，驱使灶公。《后汉书·方术列传》记其事。

伍哉？王子乔①发白增年方用甘菊，三月上寅日采苗，名玉英；六月上寅日采叶，名容成；九月上寅日采花，名金精；十二月上寅日采根茎，名长生。并阴干百日，各等分，以成日合捣千杵为末，蜜丸，酒服，日三。一年发白变黑，二年齿落更生，五年老人变童也。

菊有两种，花叶相似，惟以甘苦别之，甘者为菊，苦者为薏。真菊延龄，野菊泄人。

艾

艾可乂疾，久而弥善，故字从乂。《博物志》言：削冰令圆，举而向日，以艾承其影则得火。艾名冰台，其以此乎。本草不著土产，自成化以来，以蕲州者为胜，用充方物，相传艾灸酒坛不能透，蕲艾一灸，则透彻为异也。

艾，味苦，性微温，无毒，入足三阴经。主温中，逐冷除湿。治带脉为病，腹胀痛，腰溶溶如坐水中，止霍乱转筋、痢后寒热、妇人漏血，安胎，利阴气，辟风寒，使人有子。盖艾叶生寒熟热，纯阳也，可以取太阳真火，可以回垂绝元阳。服之则走三阴而逐一切寒湿，转肃杀之气为融和；灸之则透诸经而治百种病邪，起沉疴之人为康泰，其为功亦大矣。苏颂谓：有单服艾者，甚补虚羸，发则热气冲上，狂躁不禁，至攻眼有出血者。朱丹溪谓：妇人无子，多由血少不能摄精，俗谓子宫虚冷，或服艾叶，不知艾性至热，入火灸则气下行，入药服则气上行，久则毒发也。夫药以治病，中病即止。若素有虚寒痼冷及湿郁带漏之人，以艾和归附诸药，夫何不宜？而服艾不辍，

---

① 王子乔：周灵王的太子，本名姬晋，又名王晋，字子晋，又字子乔。

辛热久偏，致使火躁，于艾何尤？老人丹田气弱，脐腹畏冷者，以熟艾入布袋，兜其脐腹，妙不可言。寒湿脚气，亦加入袜内用之。苦酒作煎，治癣甚良。李月池著《蕲艾传》赞曰：产于山阳，采以端午，治病灸疾，功非小补。《容斋随笔》云：艾难着力，以白茯苓同碾，即成细末也。

茵陈蒿

茵陈蒿经冬不凋，更因旧苗而生，故名。

气味苦、辛，平，无毒；一云微寒，有小毒。治风湿寒热、邪气热结、黄疸、小便不利，通关节，久服轻身耐老，伤寒热甚发黄者用之。仲景茵陈栀子大黄汤治湿热也，栀子蘗皮汤治燥热也，如苗涝则湿黄，苗旱则燥黄，湿则泻之，燥则润之。此二药治阳黄也，韩祗和、李思训治阴黄用茵陈附子汤，大抵以茵陈为主，而佐以大黄、附子，各随其寒热也。《本经》谓白兔食之仙，是亦仙草之一矣。

青　蒿

凡蒿皆青，蒿丛中有一两窠迥然青色者，别蒿淡青，此蒿深青，至秋余蒿并黄，此蒿尤青，谓之青蒿。其气芬芳，土人谓之香蒿。

叶茎根子并苦寒，无毒，入少阳、厥阴血分。明目杀虫，治留热在骨节间，心痛热黄，鬼气尸疰。古方单用之，治骨蒸热劳为最。盖青蒿得春木少阳之气最早，故所主之证，皆少阳厥阴血分之病也。雷敩云：使子弗使叶，使根弗使茎，四件若同使，翻然成痼疾。采得用七岁儿七个溺，浸七日七夜，漉出曝干用。《月令通纂》①言：伏内庚日②，采青蒿悬庭内，可辟邪气，冬至元旦各服二钱亦良。

白　蒿

鹿食九种解毒之草，白蒿其一也。有水陆二种，陆生者辛薰，不及水生者香美。《诗》云：呦呦鹿鸣，食野之苹。苹即陆生蟠蒿③，俗称艾蒿是也。《诗》云：于以采蘩，于沼于沚。《左传》云：苹蘩蕴藻之菜，可以荐于鬼神，羞于王公。并指水生白蒿也。

气味甘、辛，平，无毒。补中益气，利膈开胃，治五脏邪气，风寒湿痹，久服轻身不老。《本经》列白蒿于上品，有功无毒，而方家罕用何与？

茺蔚_{叶 子}

此草及子，皆充盛密蔚，故名茺蔚。其功宜于妇人，故名益母。夏至后枯，亦名夏枯。

子辛甘微温，茎叶辛微苦，花微苦甘，根甘，并寒，无毒，入手足厥阴经。主明目益精，治风解热，顺气活血，养肝益心，调女人经脉胎产诸病。疗大热头痛，除水气，久服轻身。春仁生食，通血脉，填精髓，止渴润肺，茎苗根叶捣汁服，消浮肿恶毒疔肿乳痈丹游等毒。白花者入气分，紫花者入血分。

若治手足厥阴风热，明目益精调经，则单用子为良。若治

---

①　月令通纂：明代黄谦著，全书四卷，记述了时令类岁国家民政与日月民生规范。

②　伏内庚日：从夏至起计第三个庚日。

③　蟠（pó 婆）蒿：白蒿。蟠，白色。

肿毒疮疡，消水行血，妇人胎产诸病，则宜并用为良。盖其根茎花叶专于行，而子则行中有补也。昝殷《产宝》有济阴返魂丹，治妇人胎产诸疾危证，云甚神妙。单用茺蔚一味，根叶花子碾为末，蜜丸，随证用汤服之。东垣谓瞳子散大者禁用茺蔚子，为其辛温助火也。按目得血而能视，瞳子散大者血不足也，茺蔚行血甚捷，故禁之，非助火也。血滞病目者则宜之。

夏枯草

此草夏至后即枯，盖禀纯阳之气，得阴气则枯也。

气味苦、辛，寒，无毒。治寒热，瘰疬鼠瘘，破癥散瘿，治脚肿湿痹。楼全善谓夏枯草治目疼至夜则甚者，或点苦寒药反甚者，神效。盖目珠属厥阴经，夜甚及点苦寒药反甚者，夜与寒皆阴故也。夏枯禀纯阳之气，补厥阴血脉，故治此如神，以阳治阴也。一人病此，连眉棱骨及头肿痛，以夏枯草二两，香附二两，甘草四钱，为末，每服钱半，清茶调服，下咽则疼减，四五服遂愈。

刘寄奴

《南史》刘裕小字寄奴，遇一大蛇射之，明日往闻杵臼岩，寻之见童子数人，于榛林中捣药，问其故，答曰：我主为刘寄奴所射，今合药傅之。裕叱之，童子皆散，取药而返，每遇金疮傅之即愈。人因称此草为刘寄奴也。

气味辛，温，无毒。破血止痛，治产后余疾，止金疮血极效。多服令人下痢。

恶　实

其实状恶而多刺钩，故名。一名鼠粘，一名牛蒡，皆此意也。

气味辛、苦，平，一云温，无毒。治风湿瘾疹、咽喉风热，散诸肿毒，利腰膝滞气。吞一枚出痈疽头。

旋覆花

花缘繁茂，圆而覆下，故名旋覆。一名盗庚，一名夏菊，以夏开黄花，盗窃金气也。

气味咸、甘，温，有小毒，入手太阴、阳明经。开胃，止呕逆，消结气，胸上痰结，唾如胶漆，去五脏间寒热、风气湿痹，利大肠。盖硬则气坚，旋覆之咸以软痞坚，所主诸证，皆取其行水下气通血脉而已。亦走散之药也。

红　花

红花，辛，温，无毒。主活血润燥，止痛散肿，治产后血运口噤，腹内恶血不尽绞痛，胎死腹中。盖血生于心，藏于肝，属于冲任，红花汁与之同类，故能行男子血脉、女子经水。少用则养血，多用则行血也。《养疴漫笔》① 云：一妇产运已死，胸膈微热，有名医曰，血闷也，得红花数十斤可活。遂亟购得，煮汤盛三桶于窗格之下，舁妇寝其上熏之，汤冷再加，有顷指动，半日乃苏。

---

① 养疴漫笔：宋赵溍撰，为宋代琐事杂记，末附医方数条。

续　断

续断，一名属折，一名接骨，皆以功命名也。

气味苦、辛，微温，无毒。补不足，续筋骨，妇人乳难，破癥结瘀血，消肿毒肠风痔瘘瘰疬，胎产前后一切病，缩小便，止泄精。宋张叔潜秘书，其内病血痢，一医用平胃散一两，入川续断末二钱半，煎服二钱即愈，以方传人，往往有验。以色赤而瘦，折之有烟尘起者为良。

苎　麻

苎麻作纻，所以绩布，故谓之苎。

根，甘，寒，一云平，无毒。主安胎，治心膈热，天行热疾，大渴大狂，贴热丹毒，署毒箭蛇虫咬。盖苎根大能补阴而行滞血，方药或恶其贱未曾用耳。将苎根与产妇枕之止血运。产后腹痛以苎安腹上即止，散血故也。五月五日收取，和石灰捣作团，曝干收贮，遇金疮折损者研磨傅之，即时血止，且易痂也。凡诸伤瘀血服苎根汁，血皆化水，以生猪血试之可验。

胡芦巴

胡芦巴，一名苦荳。

味苦，气大温，无毒。益右肾，暖丹田，治冷气疝瘕，寒湿脚气。《和剂方》有胡芦巴丸。薛己云：一人病寒疝阴囊肿痛，服五苓诸药不效，与此而平。张子和云：有人病目不睹，思食苦豆，频频不缺，周岁而目中微痛如虫行，渐明而愈。此亦因益命门之功，所谓益火之原以消阴翳是也。

青葙子

青葙子治目，与决明子同功，故有草决明之名。

味苦，微寒，无毒。治肝脏热毒冲眼，赤障青盲翳肿，恶疮疥疮。《本经》不言治目，但云主唇口青。然目者肝之窍，唇口青者足厥阴之证，则其明目之功可知矣。

苍 耳

苍耳，诗人谓之卷耳。

实甘温，茎叶苦辛微寒，并有小毒。治一切风气，填髓暖腰脚，治风湿周痹，瘰疬疥疮。《苏沈良方》云：苍耳根苗叶实，皆洗濯阴干，烧灰汤淋取浓汁，连两灶炼之，灰汁耗，即取旁釜中热灰汤益之，一日夜不绝火，乃得干霜。磁瓶收之，每晨暮酒服二钱，补虚祛风驻颜，尤治皮肤风，令人肤革清净，每澡沐入少许尤佳。《斗门方》①云：一妇人血风攻脑，头旋倒地，用此草阴干为末，酒服一大钱立效。此物善通顶门连脑也。《集简方》有万应膏，治一切痈疽疔疮、肿毒杖疮、牙疼喉痹，五月五日采苍耳根叶数担熬成膏，每以傅贴即愈。

苍耳嫩苗拌食救饥，其子炒去皮可作饼食，亦可熬油点灯。

豨 莶

楚人呼猪为豨，草之气味辛毒为莶，此草气如猪而味莶蜇，故名豨莶。

气味苦、辛，寒，一云平，有小毒。治肝肾风气，四肢麻

---

① 斗门方：又名《斗门经》，五代宋初方书，已佚。

痹，骨痛膝弱，风湿诸疮，傅虎伤狗咬蜘蛛咬蚕咬蠼螋①溺疮。

蜀人单服豨莶法：五月五日、六月六日、九月九日采叶，去根茎花实，洗暴入甑内，层层洒酒与蜜，蒸之又暴，如此九遍则气味极香美，蜜丸服之，甚益元气，治四肢麻痹，腰膝无力。诸州产者皆性寒，惟文州高邮州者性热。须去茎，留枝叶花实蒸暴，岂叶则寒而枝花实则热乎？抑地产不同耶？盖生捣汁服，服则令人吐，九蒸九暴则补人去痹，是生则性寒熟则性温也。

成讷《进豨莶丸方表》略云：臣有弟訢，中风伏枕五年，百医不瘥，有道人钟针曰可饵豨莶丸。其草多生沃壤，高三尺许，节叶相对，当夏月以来收之，每去地五寸剪刈，温水洗去泥，摘叶及枝，九蒸九曝，不必太燥，但以取足为度，仍捣为末，蜜丸如梧子大，空心服后，须吃饭三五匙压之。至二千丸所患愈加，不得忧虑，是药攻之力，至四千丸必复，至五千丸当复丁壮。臣依法参合，令訢服之，果如其言。奉敕宣付医院详录。张咏《进豨莶丸方表》略云：切以餐石饮水，可作充肠之馔，饵松食柏，亦成救病之功。是以疗饥不在馐珍，愈病何须异术？倘获济时之药，犹如升鼎之丹。臣掘得一碑，内说修养气术，并药方二件，依方访采，金棱银线，素茎紫荄，对节而生，茎叶颇同苍耳，不费登高历险，每常求少获多，急采非难，广收甚易，倘勤久服，旋见神功，谁知至贱之中乃有殊常之效。臣自吃至百服，眼目清明，即至千服，髭须乌黑，筋力清健，效验多端。本州有押衙罗守一，中风坠马，失音不语，

---

① 蠼螋（qúsōu 渠搜）：别称夹板子、剪指甲虫、夹板虫等，杂食性昆虫，喜欢潮湿阴暗的环境。

臣与十服，其病立瘥。和尚智严，年七十余，忽患偏风，口眼㖞斜，时时吐涎，臣与十服，亦便得瘥。今合百剂，差贡奏进。

按《唐本草》谓豨莶似酸浆，猪膏母似苍耳，列为二种。而成讷《表》与本草所述有异，张咏亦谓颇同苍耳。河南陈州采豨莶充方物，其状亦是猪膏草，则苏恭所谓似酸浆者乃地菘非豨莶也。今按豨莶猪膏母条，并无治风之说，惟《本经》地菘条有去痹除热久服轻身耐老之文，则治风似当用地菘矣。然成、张进御之方必无虚谬之理，或者二草皆有治风之功乎？而今服猪膏母之豨莶者，复往往有效。

麻 黄

麻黄，味麻而色黄，故名。僧继洪①云：中牟有麻黄之地，冬不积雪，为泄内阳也。

麻黄，苦，温，无毒。疗伤解肌第一药。《十剂》云：轻可去实，麻黄、葛根之属是也。六淫有余之邪客于阳分皮毛之间，腠理闭拒，营卫气血不行，故谓之实，二药轻清成象，故可去之。麻黄其形中空，入足太阳寒水之经，其经循背下行，本寒而又受外寒，故宜发汗，去皮毛气分寒邪以泄表实。若过发则汗多亡阳也，或饮食劳倦，及杂病自汗表虚之证，用之则脱人元气，不可不慎。

仲景治伤寒无汗用麻黄，有汗用桂枝，从来解释皆随文传会，未有究其精微者。王海藏谓麻黄治卫实之药，桂枝治卫虚之药，二物虽为太阳经药，其实营卫药也。心主营为血，肺主

---

① 继洪：又名澹寮，金元时期僧人。著有《卫生补遗回头瘴说》《澹寮集验秘方》等书。

卫为气，故麻黄为手太阴肺之剂，桂枝为手少阴心之剂。似亦得其概矣，而未豁然。夫津液为汗，汗即血也，在营则为血，在卫则为汗。寒伤营，营血内啬，不能外通于卫，卫气闭固，津液不行，故无汗发热而憎寒；风伤卫，卫气外泄，不能内护于营，营气虚弱，津液不固，故有汗发热而恶风。然风寒之邪皆由皮毛而入，皮毛者肺之合也，肺主卫气，包罗一身，天之象也。是证虽属太阳，而肺实受邪气，其证时兼面赤怫郁、咳嗽痰喘、胸满诸证，非肺病乎？盖皮毛外闭则邪热内攻，而肺气膹郁，故用麻黄、甘草同桂枝引出营分之邪，达之肌表，佐以杏仁泄肺而利气。朱肱《活人书》夏至后加石膏、知母，皆泄肺火之药，是则麻黄汤虽太阳发汗重剂，实为发散肺经火郁之药也。腠理不密则津液外泄而肺气自虚，虚则补其母，故用桂枝同甘草，外散风邪以救表，内伐肝木以防脾；佐以芍药，泄木而固脾，泄东所以补西也；使以姜枣，行脾之津液而和营卫。微喘者加厚朴、杏仁以利肺气也，脉沉迟者加人参以益肺气也。朱肱加黄芪为阳旦汤，以泻肺热也。是则桂枝虽太阳解肌轻剂，实则理脾救肺之药也，此千古秘旨，特表而出之。

又少阴病发热脉沉，有麻黄附子细辛汤、麻黄附子甘草汤，少阴与太阳相表里，所谓熟附配麻黄，补中有发也。一锦衣夏月饮酒达旦，病水泄数日不止，水谷直出，服分利消导升提诸药则反剧。李濒湖诊之，脉浮而缓，大肠下弩，复发痔血，此因内食生冷，茶水过杂，抑遏阳气在下，水盛土衰，《素问》所谓久风成飧泄也，法当升之扬之，遂以小续命汤，一服而愈。昔仲景治伤寒六七日大下后，脉沉迟，手足厥逆，咽喉不利唾脓血，泄利不止者，用麻黄汤平其肝肺，兼升发之，即斯理也。

麻黄根节，甘，平，无毒。能止汗，以故竹扇杵末同扑之。

夫麻黄发汗，驶不能御，而根节止汗，效如影响，物理之妙，不可测度如此。自汗有风湿、伤风、风温、气虚、血虚、脾虚、阴虚、胃热、痰饮、中暑、亡阳、柔痓诸证，皆可随证加而用之。当归六黄汤加麻黄根，治盗汗尤捷。盖其性能行周身肌表，故能引诸药外至卫分而固腠理也。本草但言杂粉扑之，而服饵之功亦良。凡服麻黄，须避风一日，以表虚风易入也。

大　青

大青，其茎叶深青，故名。

气味甘、微咸，大寒，无毒。治时气头痛、口疮、温疫、热痢、黄疸、喉痹、丹毒。盖大青能解心胃热毒，《活人书》治伤寒发赤斑烦痛，有犀角大青汤、大青四物汤，故《指掌赋》云：阳毒则狂斑烦乱，大青升麻可回困笃。

灯心草

灯心草，气味甘、寒，无毒。

泄肺，治阴窍涩不利，除水肿癃闭。治急喉痹，烧灰吹之甚捷。烧灰涂乳上饲小儿，止夜啼。此药难研，以粳米粉浆染过，晒干研末，入水澄之，浮者是灯心也。

芦

苇之初生曰葭，未秀曰芦。

芦根、茎、叶并味甘，气寒，无毒。治消渴客热，疗反胃，止小便利。盖芦中空，能入心肺，治上焦虚热也。雷敩云：益食加觔，须煎芦朴。注云：用逆水芦根并厚朴二味等分，煎汤服。盖芦根甘能益胃，寒能降火故耳。古方煎药多用劳水陈芦，取水不强，火不盛也。

芭 蕉

蕉不落叶，一叶舒则一叶焦，故谓之蕉。其茎解散如丝，闽人以灰汤练治，纺织为布，谓之蕉葛。《星槎胜览》^① 云：南番阿鲁诸国无米谷，惟种芭蕉椰子，取实代粮也。

气味甘，大寒，无毒。治天行热狂，黄疸。生食止渴润肺，蒸熟晒裂，舂取仁食，通血脉填骨髓。多食动冷气。

木 贼

治木骨者，用之磋擦则光净，犹云木之贼也。

味甘、微苦，气温，无毒。主目疾，退翳膜，消积块，益肝胆，疗肠风，止痢及妇人月水不断，崩中赤白。盖木贼中空而轻，与麻黄同形同性，故亦能发汗解肌，升散火郁风湿，治眼目诸血疾也。

牛 膝

牛膝，一名百倍，言其滋补之功如牛之多力也。

气味苦、辛、甘，平，一云温，无毒，入足厥阴、少阴经。生用则去恶血，得酒则补肝肾。治腰膝骨痛，足痿阴消，失溺，久疟，伤中少气诸病，皆取其补肝肾之功也。治癥瘕心腹痛，痈肿恶疮，金疮折伤，喉赤淋痛，尿血诸病，皆取其去恶血之功也。能引诸药下行，凡痛风在下者，宜加用之。

一人患血淋，小便流盆内，凝久如鼠形但无足尔，百治不

---

① 星槎胜览：明代费信著，记录郑和下西洋及出使海外诸国之事。

效。一村医用牛膝根煎浓汁，日饮五服，血色渐淡，久乃复旧也。

紫 菀

其根色紫而柔宛，故名。

味苦，气温，一云平，无毒。调中消痰止渴，安五脏，治咳逆上气，胸中寒热结气，小儿惊痫，去蛊毒痿躄，止息贲。

根如北细辛者良。市中多以车前、旋覆根赤土染过伪之，与紫菀功用相反，不可不慎。

女 菀

女菀，即紫菀之色白者也。

味苦，气温，无毒。治风寒洗洗，霍乱泄痢，肠鸣上下无常处，惊痫寒热。功与紫菀亦相仿佛。《肘后方》治人面黑令白，用真女菀三分，铅丹一分，为末，醋浆服一刀圭，日三服，十日大便黑，十八日面如漆，二十一日全白便止，过此太白矣。年三十后不可服，盖紫菀入手太阴血分，白菀入手太阴气分，肺热则面黑，肺清则面白，三十岁后肺气渐减，不可更泻也。

麦门冬

其叶凌冬不凋，故谓之麦冬，麦与门同音，借音省画也。可以服食断谷，亦有禹余粮、不死草之称。

味甘，气平，一云微寒，无毒，入手太阴经气分。治肺中伏火，补心不足，肠中伤饱，胃络脉绝，身重目黄，止呕吐，愈痿蹶，保神定肺，下痰止嗽，久服轻身不饥。

六七月间湿热方旺，人病气短筋弛，骨乏无力，甚则软痿，孙真人以生脉散补其天元真气。脉者，人之元气也。人参之甘寒，泻热火而益元气；麦门冬之苦寒，滋燥金而清水源；五味子之酸温，泄丙火而补庚金也。盖麦门冬治肺热之功为多，与地黄、阿胶、麻仁同为润经益血、复脉通心之剂，与五味、枸杞同为生脉之剂。但火盛气壮之人，服之相宜，若气弱胃寒者，不可饵也。

款冬花

款者至也，至冬而花，百草中惟此不畏冰雪，最先春也。入药须微见花者良。如已芬芳，反无气力。

味辛甘，气温，无毒。治咳逆上气，润心肺，益五脏，除烦消痰明目。崔知悌疗久咳熏法，每旦取款冬花如鸡子许，少蜜拌花使润，纳铁铛中，用瓦碗钻一孔，孔内安一小管，以面糊缝，铛下着炭火，少时烟从筒出，以口含吸咽之。如举头即按住筒口，勿使漏，待烟尽乃止。熏至六日，饱食羊肉馎饦一顿，永瘥也。

萱　草

萱草，一名忘忧。《诗》云焉得谖①草，言树之背是也。鹿食九种解毒之草，萱其一也。怀妊妇人佩其花则生男，故名宜男。

萱草花，味甘，气凉，无毒。消食利湿热，治小便赤涩，除酒疸。

萱草根，治沙淋，下水气，疗乳痈。《延寿书》云：嫩苗为

----

① 谖（xuān 宣）：忘记。

蔬，食之动风，令人昏然如醉，一名忘忧。亦一说也。

葵_{苗 子}

《尔雅翼》云：葵者揆也。葵叶倾日，不使照其根，乃智以揆之也。《王桢农书》云：葵，阳草也，为百菜之主，备四时之馔。今不复食之。

葵苗，味甘，气寒，无毒，脾之菜也。利胃气，滑大肠，导积滞。妊娠食之滑胎易生。凡久病大便涩滞者，宜食葵菜，自然通利，乃滑以养窍也。其心伤人，唐王焘云：天行斑疮，遍身皆戴白浆，此恶毒气也。高宗永徽四年，此疮自西域东流海内，但煮葵菜叶及蒜齑啖之则止，此即今痘疮也。今之治者，唯恐大小二便频数，泄其元气，痘不起发。葵菜滑窍，能利二便，似不相宜，而昔人赖之，岂古今运气不同故欤？

冬葵子，甘，寒，无毒。治脏腑寒热、赢瘦五癃。根叶与子功用皆同。凡乳妇气脉壅塞，经络凝滞，奶房胀满留蓄作痈毒者，用葵菜子炒香，缩砂仁等分为末，热酒服二钱，滋气脉，通营卫，行津液，甚效。

蜀 葵

叶似葵，花如木槿，蜀其所自来也，故名。

味甘，气微寒，无毒。除客热，利肠胃，赤者治赤带，白者治白带，赤者治血燥，白者治气燥，皆取其寒滑顺利之功也。

蜀葵子炒，入宣毒药中最验。催生方用蜀葵子二钱，滑石三钱，顺流水服即下。

菟 葵

菟葵，其形至小，如初开单叶蜀葵，唐人所谓菟葵燕麦动摇春风是也。叶如钱而厚，面青背微紫，生崖石间。凡丹石之类，得此而后能神。雷公云：若要形坚，岂忘紫背。谓其能坚汞也。

苗，味甘，气寒，无毒。下诸石五淋，止虎蛇毒诸疮，捣汁饮之，涂疮能解毒止痛。按葵有蜀葵、龙葵、锦葵、黄葵、终葵、菟葵诸种，皆有功用，性俱寒滑，主疗亦相近也。

初虞世①云：五月五前斋戒，看桑下有菟葵者，至五日午时至桑下咒曰：系黎乎俱当苏婆诃。咒毕乃以手摩桑阴一遍，口啮菟葵及五叶草嚼热，以唾涂手，熟揩令遍，再斋七日，不得洗手。后有蛇虫蝎蚕咬伤者，以此手摩之即愈。按《周礼》医学十三科，内有咒由、按摩二科，太医院失其传矣，而杂见于民间，此亦咒由之一也。

酸 浆

燕京野果有红姑娘，外垂绛囊，中含赤子，酸甘可食。姑娘乃瓜果之讹音也。酸浆以子之味名也，一名灯笼草，以形名也。

味苦，气寒，无毒。主利湿除热，治上气咳嗽，痰壅痃癖，杀虫，去虫毒。

佛耳草治寒痰咳嗽，此草治热痰咳嗽也。

---

① 初虞世：字和甫，宋代医家，著有《古今录验养生必用方》《初虞世方》《尊生要诀》等。

鼠曲草

鼠曲草，言其花黄如曲色，又可和粉食也。一名佛耳草，其叶形如鼠耳，讹为佛耳也。

味甘酸，气平，一云热，无毒。治寒热，止咳。东垣云治寒嗽，言其标也；《日华》云治热嗽，言其本也。大抵寒嗽多是火郁于内，而寒覆于外也。《经验方》有三奇散，治一切咳嗽，不问久近，昼夜无时。用佛耳草五十文，款冬花二百文，熟地黄二两，焙研末，每用二钱，于炉中烧之，以筒吸烟咽下，有涎吐去。李濒湖用治一婢，两服而愈。

地　肤

地肤，一名地麦，因其子形似也。一名千心妓女，因其枝繁而头多也。

地肤子、苗、叶并苦甘，气寒，无毒。子治膀胱热，利小便，去皮肤中热气，使人润泽，散恶疮疝瘕、客热丹肿，益精气。盖众病皆取于虚，虚而加热者，宜用地肤子也。

苗、叶和气涩肠胃，解恶疮毒，捣汁服主赤白痢，烧灰亦善。煎水洗目，去热暗雀盲涩痛。虞抟云：抟兄年七十，患淋二十余日，万方不效，取地肤草捣自然汁服之遂通。至贱之物，有回生之功，盖能益阴气，通小肠，无阴则阳无以化。亦东垣治小便不通，用黄檗知母滋肾之意也。

瞿　麦

瞿麦，一名燕麦。子颇似麦，故名。

味苦，气寒，无毒。治关格诸癃结，利小便，决痈肿，明目去翳，堕胎下闭血。盖瞿麦利小便为主药，若心经虽有热而小肠虚者服之，则心热未退而小肠别作病矣。

瞿麦一名石竹，一名南天竺草。古方治产难有石竹花汤，治九孔出血有南天竺饮，皆取其破血利窍也。

王不留行

此物性走而不住，虽有王命，不留其行，故名。

味苦、甘，气平，无毒。治金疮，逐痛出刺，除风痹内塞，止心烦鼻塞，疗痈疽疮瘘游风风疹，妇人难产。盖王不留行能走血分，乃阳明冲任之药。俗有"穿山甲、王不留，妇人服了乳长流"之语，见其性行而不住也。

车　前

此草好生道边及牛马迹中，故有当道、车前、马舄诸名。《神仙服食经》云：车前一名地衣，雷之精也，服之形化。《韩诗》言：采芣苢食其实，宜子孙。陶贞白谓《仙经》亦服饵之，令身轻能跳越岸谷，长生也。

味甘、咸，气寒，无毒。治气癃，止痛，利水道，除湿痹。虽利小便而不走气，与茯苓同功。张籍诗云：开州午月车前子，作药人皆道有神。惭愧文君怜病眼，三千里外寄闲人。此可见其明目之功矣。欧阳公得暴下病国医不能治，夫人买市人药一帖进之愈，其方用车前子一味为末，米饮服二钱匕。此药利水而不动气，水道利，则清浊分而谷脏自止矣。

驻景丸用车前、菟丝二物蜜丸，古今以为奇方。大抵人服食须佐他药，如六味丸之用泽泻可也，若单用则泄太过，恐非久服之物。陶氏谓车前叶捣汁服，疗泄精。此药甘滑泄精气，寇氏谓有人作菜频食，小便不禁，几为所误也。

葶苈

葶苈，味辛、苦、酸，气寒，无毒，一云有小毒。大降气，治胸中痰饮，治癥瘕积聚，通利水道。

《十剂》云：泄可去闭，葶苈、大黄之属。此二物一泄血闭，一泄气闭也。盖葶苈体轻象阳，属火性急，善逐水，病人稍涉虚者宜远之，杀人甚健，不必久服而后虚也。然甘苦二种，如牵牛黑白二色，急缓不同，亦如葫芦甘苦二味，良毒亦异。甜者下泄之性缓，虽泄肺而不伤胃；苦者下泄之性急，既泄肺而易伤胃，故以大枣辅之。然水气膹满急者，非苦葶苈不能除，但水去则止，不可过剂耳。

蛇含草

有田父见一蛇被伤，一蛇含草着疮上，伤蛇乃去，故名。

味苦，气微寒，无毒。解一切蛇毒，治小儿寒热丹疹。《录验方》治赤疹[①]，用蛇含草捣烂傅之即瘥。冷湿抟与肌中，甚即为热，乃成赤疹，天热则剧冷则减是也。蛇含草种之亦令无蛇。

连翘

其实似莲，相比如翘，故名。

味苦，气平，无毒，手少阴、厥阴气分主药，兼入手足少阳、手阳明气分。泻心经客热，治疮疖，排脓止痛，散诸经血

---

① 疹：通"疹"。《素问·四时刺逆从论》："少阴有余，病皮痹隐疹。"

结气聚。盖连翘似人心，两片合成，其中有仁甚香，诸痛痒疮疡，皆属心火，故为十二经疮家圣药也。

蓝 汁 淀

《月令》仲夏令民无刈蓝以染，然则刈蓝有禁，故字从监。

蓝实、叶、汁，并味苦、甘，气寒，无毒。解诸毒，治经络中结气，杀蛊蚑①痊鬼蛰毒，解斑蝥、芫青、樗鸡、砒石毒。蓝属水，能使败血分归经络。诸蓝形虽不同，而性味不远，皆能解毒除热。

有人病呕吐，服玉壶诸丸不效，蓝汁入口即定，盖杀虫降火之力尔。一人被斑蜘蛛咬头上，一宿咬处有二道赤色，细如箸，绕项上，从胸前下至心，两宿头面肿疼，大如数升碗，肚渐肿。忽一人云可治，取蓝汁一碗，以蜘蛛投之而死，又加麝香、雄黄，更以一蛛投入，随化为水，因令点于咬处，两日悉平。

蓝淀，其滓澄殿在下者也。刈蓝浸水，入石灰澄成者性味少异，而其止血拔毒杀虫之功似胜于蓝。味辛、苦，气寒，无毒。解诸毒，傅热疮，治噎膈。唐永徽一僧病噎，临终命其徒曰：可开吾胸喉视何物苦我。其徒依命开视，得一物形似鱼，有两头，遍体肉鳞，安钵中跳跃不已，戏投诸味，至少淀即怖惧奔走，须臾化成水。世传淀水能治噎疾，盖本于此。

青 黛

黛，眉色也，无眉以此代之，故谓之黛。青黛乃波斯蓝淀花也，既不可得，则中国淀花亦可用。

---

① 蚑（qí 其）：蚂蟥。

味咸、甘，气寒，无毒。主泻肝，散五脏郁火，解热毒，消食积，杀虫。

蓼

蓼类皆高扬，故从翏。古人种蓼为蔬，收子入药，故《礼记》烹鸡豚鱼鳖皆实蓼于腹中，和羹脍亦须蓼。后世饮食不用，惟造酒曲用其汁耳。

味辛，气温，无毒。蓼实明目，温中下水气浮肿，痈疡。苗叶酿酒主风，冷烧灰淋汁浸脚暴软，以桑叶蒸罨立愈，杀虫伏砒。多食发心痛，伤胃，减气损精。

虎杖

虎言其斑，杖言其茎，茎似红蓼，叶圆似杏，枝黄似柳，花状似菊，色似桃也。

味苦，气微温，一云平，无毒。主通利月水，破留血癥结。暑月以根和甘草同煎为饮，色如琥珀甚甘美，瓶置井中令冷，时人呼为冷饮子，啜之尊于茗，解暑毒。其汁染米作糜糕益美。捣末浸酒治产后瘀血及坠扑昏闷，有孕人勿服。《千金方》治女人腹内积聚虚胀雷鸣，亦治丈夫积聚有虎杖煎。《本事方》治男妇诸般淋疾，用苦杖根煎汁，入乳香、麝香少许服之。一妇人患沙石淋已十三年，每溺痛楚不可忍，小便下沙石剥剥有声，百方不效，偶得此方服之，一夕而愈。

蒺藜

蒺藜，《尔雅》谓之茨。茨，刺也，其刺伤人，疾而利也。

味苦、辛，气温，无毒。治风，破恶血、癥积、喉痹、乳难，益精，疗水脏冷，久服长肌肉、明目、轻身。《神仙方》有单服蒺藜法，不问黑白，取坚实者，舂去刺用。《易》言据于蒺藜，《诗》言墙有茨，皆贬词也，而为《神农》上品，入《仙经》服食，补肾、治风、磨积，其功多矣。

古方皆用刺蒺藜，后世多用白蒺藜。出同州沙苑牧马处，谓之沙苑蒺藜，其功不甚相远。盖风家宜用刺蒺藜，而补肾则沙苑者为优也。

鳢 肠

鳢，乌鱼也，其肠亦乌，此草内有墨汁，故名。状如莲房，故一名旱莲草。

味甘、咸，气平，无毒。治血痢，针灸疮发洪血不止者，傅之立已。汁涂眉发生速而繁。《千金方》有金陵煎，益髭须变白为黑。用此草煎浓汁，入姜汁、白蜜和之，温酒调服，盖能益肾养阴故也。

谷精草

谷田余气所生，故曰谷精。白花似星，故有戴星、文星、流星诸名。

味辛、甘，气温，一云平，无毒。治头风、目盲、翳膜、喉痹，盖其体轻性浮，能上行阳明分野。凡治头目咽喉诸病加而用之。

决 明

决明，以明目之功而名，与草决明、石决明皆同功者。

味咸、甘，气平，一云寒，无毒。治青盲目淫肤赤白膜，疗唇口青，久服益精光轻身。作枕治头风明目。《相感志》言：圃中种决明，蛇不敢入。故又解蛇毒也。

紫花地丁

紫花地丁，味苦、辛，气寒，无毒。治一切痈疽发背、疔肿瘰疬、无名肿毒恶疮。

烟　草

烟草，一名相思草，言人食之则时时思想不能离也。

味辛，气温、有毒。治寒湿痹，消胸中痞膈痰塞，开经络结滞。人之肠胃筋脉惟喜通畅，烟气入口，直循胃脉而行，自内达外，四肢百骸无所不到。其功有四：一曰醒能使之醉，盖火气熏蒸，表里皆彻，若饮酒然；二曰醉能使之醒，盖酒后啜之，宽气下痰，余醒顿解；三曰饥能使之饱；四曰饱能使之饥。盖空腹食之，充然气盛如饱，饱后食之，则饮食快然易消。人遂以之代酒代茗，终日食之而不厌也。

然人之宗气，一呼脉行三寸，一吸脉行三寸，昼夜一万三千五百息，五十周于身，脉行八百一十丈，此自然之节度也。脏腑经络皆禀气于胃，烟入胃中顷刻而周于身，不循常度而有驶疾之势，是以气道顿开，通体俱快。然火与元气不两立，一胜则一负，人之元气岂堪此邪火终日熏灼乎？势必真气日衰，阴血日涸，暗损天年，人不觉耳。

凡病内痞外痹者，藉其开通之力，驱除寒湿痰滞亦有殊功。若阴虚有火者得之，是益之焰矣，戒之。按本草肇于《神农本经》三百六十种，历代名贤各有增益，至明万历间蕲州李东璧著《纲目》一书，广之为一千八百九十二种，而大备矣。然尚未载烟草，迄今遂为日用不离之物。盖天地之生物不穷，生人之用物亦无穷，学者之格物又宁有穷耶？

大 黄

大黄，其色也，推陈致新，如勘定祸乱以致太平，故有将军之号。

味苦，气寒，无毒，一云有毒。主下瘀血，泻诸实热，破癥瘕积聚、潮热谵语、黄疸，贴肿毒。盖热淫所胜，以苦泄之。大黄之苦以荡涤邪热，下燥结而泄胃强也。仲景治心气不足，吐血、衄血泻心汤，用大黄、黄芩、黄连。或曰心气既不足而不补心更泻心何也？寇宗奭云：若心气独不足则当不吐衄矣，惟有邪热因不足而客之，故令吐衄。以苦泄其热，以苦补其心，盖一举而两得之也。朱丹溪云：泻心汤者，少阴经不足，本经之阳亢盛无辅，以致阴血妄行飞越，故用大黄泻去亢甚之火，使之平和，且心之阴不足则肺与肝各受火而病作，故黄芩救肺，黄连救肝。肺者阴之主，肝者火之母、血之和也，肝肺之火既退则阴血复其旧矣。李濒湖云：大黄乃足太阴、手足阳明、手足厥阴五经血分之药，凡病在五经血分者宜用之，若在气分用之是谓诛罚无过矣。泻心汤治心气不足吐衄者，乃心之真气不足而肝、脾、胃、心胞络之邪火有余也，虽曰泻心，实泻四经血分之伏火也。病发于阴而反下之，则作痞满，乃寒伤营血，邪气乘虚结于上焦胃之上脘当心之处，故曰泻心，实泻脾也。

《素问》云太阴所至为痞满，又云浊气在上则生䐜胀是矣。病发于阳而反下之则成结胸，乃热邪陷入血分，亦在上脘分野。仲景大陷胸汤丸皆用大黄，亦泻脾胃血分之邪而降其浊气也。若结胸在气分则用小陷胸汤，痞满在气分则用半夏泻心汤矣。

凡胃寒血虚并妊娠产后及病在气分，并勿轻用，其性苦寒能伤元气也。

按三家之说，寇朱二氏谓泻心之邪热，邪热退则真阴复矣，故治心气不足也。李氏谓泻脾胃之湿热，非泻心也，胃之上脘当心之处，故曰泻心。三家之论同归一理，而气分血分之辨尤为精切。盖气血者有无之分也，热在血分有形之邪也，热在气分无形之邪也，有形之邪当以大黄荡涤之，若无形之邪而用大黄是谓诛伐无过。凡用药知气分血分之别，其为迷惘鲜矣。

梁武帝因发热欲服大黄，姚僧垣①曰：大黄乃是快药，至尊年高不可轻用，帝弗从，几至委顿。梁元帝有心腹疾，诸医咸谓宜服平剂可渐宣通，僧垣曰：脉洪而实，此有宿妨，非用大黄不瘥，帝从之遂愈。由此言之，神而明之存乎其人，若执一方而治众病，未见其可也。《养生论》有滚痰丸，治痰为百病，惟水泻胎前产后不可服。用大黄酒浸蒸熟切晒八两，生黄芩八两，沉香半两，青礞石二两，以焰硝二两，同入砂罐固济，煅红研末，上各取末，水和丸梧子大。常服一二十丸，小病五六十丸，缓病七八十丸，急病一百二十丸，温水吞下，即卧勿动。候药逐上焦痰滞，次日先下糟粕，次下痰涎，未下再服。王隐君岁合四十余斤，愈疾数万也。

凡用大黄治肠胃之疾，宜生用，其性苦峻下走。若邪气在上必用酒浸，引上至高之分，驱热而下，如物在高岭必射以取之也。若用生者则遗至高之邪，是以愈后或目赤、或喉痹、或头肿、或膈上热疾生也。

① 姚僧垣：字法卫，北朝周医家，著有《集验方》十二卷。

商　陆

商陆能逐荡水气，易称苋陆是也。

味辛、甘、酸，气寒，有毒。其性下行，专于行水，与大戟、甘遂盖异性而同功也。古赞云：其味酸、辛，其形类人，疗水贴肿，其效如神。

胃气虚弱者不可用之。其茎叶作蔬食，亦治肿疾。但白者入药，赤者但可贴肿，服之伤人，令人见鬼神。

大　戟

其根辛苦，戟人咽喉，故名。

味苦、辛，气寒，有毒。治蛊毒十二水、腹满急痛，利大小便、天行黄病温疟，破癥结，堕胎孕。治瘾疹风及风毒膘肿，并煮水日日热淋取愈。盖大戟、甘遂同为泄水之药，湿热者苦燥除之也。人身之有痰涎，随气升降，无处不到，入于心，则迷窍而成癫痫，妄言妄见；入于肺，则塞窍而成咳唾稠黏，喘急背冷；入于肝，则留伏蓄聚而成胁痛干呕，寒热往来；入于经络，则麻痹疼痛；入于筋骨，则头颈、胸背、腰肋、手足牵引隐痛。陈无择《三因方》并以控涎丹主之，此乃治痰之本。痰之本，水也、湿也，得气与火则凝滞而为痰、为饮、为涎、为涕、为癖。

大戟能泄脏腑之水湿，甘遂能行经隧之水湿，白芥子能行皮里膜外之痰气，惟善用者能有功耳。钱仲阳谓肾为真水，有补无泻，而复云痘疮变黑归肾一证，用百祥膏下之以泻肾，惟用大戟一味泻其腑则脏自不实也。窃谓泻腑之说似未必然，百祥之泻肾乃实则泻其子也。大戟浸水其色青绿者，肝胆之药也，故百祥膏又治吐青绿水，夫青绿者少阳风木之色也。仲景亦云：

心下痞满引胁下痛、干呕、短气者，十枣汤主之。其中亦用大戟，夫干呕胁痛非肝胆之病乎？肝乃东方，宜泻不宜补。洁古治变黑归肾证，用宣风散代百祥膏，亦是泻子之意。盖毒胜火炽则水益涸，风挟火势则土受亏，故津血内竭不能化脓，而成青黑干陷之证，泻其风火之毒，所以救肾扶脾也。或曰脾虚肾旺故泻肾扶脾者，非也。肾之真水不可泻，泻其陷伏之邪毒尔。大戟之泻肾，犹大黄、黄芩、黄连之泻心，皆泻邪热也，泻心所以补心，泻肾所以救肾，邪热退则真阴复矣。

大戟生者，令人泄气，荠苨汤解之，反甘草，用菖蒲解之，得枣即不损脾。

甘　遂

甘遂，味苦、甘，气寒，有毒。能泻肾经及隧道中水湿、脚气、阴囊肿坠、癫痫、噎膈、痰迷痞塞。盖苦能泄寒胜热，直达水气所结之处，乃泄水之圣药也。

肾之五液化为五湿，凝则为痰，饮溢则为肿胀。半夏、南星能泄痰之标，不泄痰之本；大戟、芫花、甘遂能泄肾经湿气，治痰之本者也。不可过服，中病则止。甘遂反甘草，仲景治心下留饮与甘草同用，取其相反而立功也。刘河间谓：水肿服药未全消者，以甘遂末涂腹绕脐令满，内服甘草水，其肿便去。王璆谓：脚气上攻结成肿核，用甘遂末水调傅肿处，煎甘草汁服，其肿即散。二物相反而感应若此。

芫　花

芫花，气恶，俗呼为头痛草。一名去水，言其功；一名毒鱼，言其性；一名大戟，言其似也。

味辛、苦，气温，有小毒。治咳逆上气，消胸中痰水、五水在五脏皮肤及腰痛，根疗疥疮，可用毒鱼。仲景小青龙汤治未发散表邪，使水气自毛窍而出，乃《内经》所谓开鬼门法也。十枣汤驱逐里邪，使水气自大小便而泄，乃《内经》所谓洁净腑去陈莝法也。夫饮有五，皆由内啜水浆外受湿气，郁蓄而为留饮。流于肺则为支饮，令人喘咳寒热，吐沫背寒；流于肝则为悬饮，令人咳唾，痛引缺盆两胁；流于心下则为伏饮，令人胸满呕吐，寒热眩运；流于肠胃则为痰饮，令人腹鸣吐水，胸胁支满，或作泄泻，忽肥忽瘦；流于经络则为溢饮，令人沉重注痛，或作水气胕肿。

芫花、大戟、甘遂之性，遂水泄湿，能直达水饮窠囊隐僻之处，但可徐徐用之，不可过剂泻人真元。《三因方》以十枣汤药为末，用枣肉为丸以治水气，盖善变通者也。王海藏云：水者肺肾脾三经所主，有五脏六腑十二经之部，上而头，中而四肢，下而腰脚，外而皮毛，中而肌肉，内而筋骨。脉有尺寸之殊，浮沉之别，当知病在何经何脏，方可用之。杨士瀛谓：破瘕须用芫花，但行水后须养胃耳。魏初平中有青牛先生常服芫花，年百余岁，此方外诞妄之言也。

莞 花

莞者饶也，其花饶繁也。

味苦、辛，气寒，有毒。治痰饮咳嗽，下十二水，破积聚，荡涤肠中留癖邪气。

盖亦芫花之类。仲景小青龙汤云：若微利，去麻黄加莞花。以莞花治利者，取其行水也，水去则利止矣。

第九卷 草部中

一八五

泽　漆

泽漆，味苦、辛，气微寒，无毒，一云有小毒。止疟疾，消痰退热。其治水之功与大戟相似。

陶氏谓大戟苗，《日华》谓大戟花。然大戟苗有毒，而泽漆苗可做菜食，利丈夫阴气，非一物也。

茴　茹

茴茹，本作芦絮，其根牵引之貌。

味辛、酸，气寒，有小毒。主蚀恶肉败疮死肌，杀疥排脓，除大风热气，治马疥尤善，服食少用。《素问》治妇人血枯痛，用乌鲗骨、芦茹二物，王冰言芦茹取其散恶血也。《齐书》载郡王子隆年二十，身体过充，徐嗣伯合芦茹丸，服之自消。则芦茹亦可服食，但要斟酌耳。

续随子

续随，叶中出叶，相随而生，故名。一名拒冬，以冬月始长也。

味辛，气温，有毒。治妇人血结月闭，癥瘕疣癖，冷气胀满，利大小肠，又涂疥癣。

续随与大戟、泽漆主疗相似，长于利水，酒服不过三粒，能下恶物也。

附子 乌头 乌附尖 天雄 侧子 漏蓝子

宋人杨天惠著《附子记》甚悉，今撮其略云：绵州乃故广汉地，领县八，惟彰明出附子。彰明领乡二十，惟赤水、廉水、昌明、会昌四乡产附子，而赤水为多。每岁十一月播种，春月生苗，其茎类野艾而泽，其药类地麻而厚，其花紫瓣黄蕊长苞而圆。七月采者谓之早水，拳缩而小，九月采者乃佳。其品凡七，本同而末异。初种之化者为乌头，附乌头而旁生者为附子，左右附而偶生者为鬲子，附而长者为天雄，附而尖者为天锥，附而上出者为侧子，附而散生者为漏蓝子。皆脉络连贯如子附母，而附子以贵，故专附名也。凡种一而子六七则皆小，种一而子二三则稍大，种一而子特生则特大。附子之形以蹲坐正节角小者为上，节多鼠乳者次之，形不正而伤缺风皱者为下。乌附、雄锥皆以丰实盈握者为胜，漏蓝、侧子不足数也。酿法用醋醅①安密室中，淹覆弥月，令生白衣，乃向风日中晒之，以透干为度，若猛日则皮不附肉。或种美而苗不茂，或苗秀而根不充，或已酿而腐，或已曝而挛，若有神物阴为之者，故园人常祷于神，目为药妖。方出酿时大有如拳者，已定辄不盈握，故重一两者极难得，但得半两以上者皆良。蜀人饵者少，惟秦陕闽浙人宜之。

味辛、甘，气温，一云大热，有大毒，入手少阴、三焦、命门之药。治风湿麻痹、三阴伤寒，破癥瘕积聚，温暖脾胃，补下焦阳虚。其性走而不守，非若干姜止而不行，于浮中沉无所不到，为诸经引用之药。凡阴证虽身大热而脉沉者必用之，或厥冷腹痛脉沉细唇青囊缩者急用之，有退阴回阳之力，起死回生之功。凡真火不足，虚火上升，服寒药益甚者，附子乃命门主药，能入其窟穴而招之，引火归源则浮游之火自熄矣。治麻痹用乌附者，其气暴能冲开道路，故气愈麻及药气尽而正气

---

① 醅（pēi 胚）：没滤过的酒。

行则麻病愈矣。盖附子雄壮之性有斩关夺将之气，能引补气药行十二经，以追复散失之元阳；引补血药入血分，以滋养不足之真阴；引发散药开腠理，以驱逐在表之风寒；引温暖药达下焦，以祛除在里之寒湿。力猛功多，洵^①药垒元戎也。

凡乌附、天雄须用童子小便浸过，以杀其毒，并助下行之力。又生用则发散，熟用则峻补。熟附配麻黄，发中有补；生附配干姜，补中有发。又乌附药宜冷服者，热因寒用也。盖阴寒在下，虚阳上浮，治之以寒则阴气益甚，治之以热则拒格而不纳，热药冷饮下咽之，后冷体既消，热性便发不违，其性而致大益，此反治之妙也。第乌附毒药，非遇危病不可轻用，服附子以补火必涸水，有人才服钱匕，即发燥不堪。亦有服鹿茸、附子药不辍兼嚼硫黄，康健倍常，寿至永久，必其脏腑禀受之偏，故有益而无害，不可以常理概论也。或言滑台风土极寒，民啖附子如啖芋栗，此则地气使然尔。

乌头乃附子母，功同附子，而力稍缓。有用乌附尖者，取其锐气直达病所也。

天雄气味、主治与附子同，而补虚寒须用附子，风家多用天雄。张洁古谓：天雄补上焦之阳虚，殊为未确，盖乌、附、天雄皆是补下焦命门阳虚之药，补下所以益上也。若是上焦阳虚，即属心肺之分，当用参芪不当用天雄矣。且乌、附、天雄之尖皆是向下生者，其气下行，其脐乃向上生苗之处，张氏言补上焦，寇氏言其不肯就下，皆误认其尖在上故尔。

侧子气味主治亦同附子，而力量则卑渺矣，且与乌头大异。乌头乃原生之种，得母之气守而不移，居乎中者也。侧子乃附

---

① 洵：诚然，实在。

子粘连旁小者，散生旁侧，体无定在，其气轻扬，宜发散四肢，充达皮毛，为治风之药也。

漏蓝子又小于侧子，即雷敩所谓木鳖子也。凡漏疮年久者，复其元阳，当用漏蓝子。如不当用而轻用之，恐热气乘虚，变移结核，为害尤甚。一人两足生疮，臭腐难近，梦神授方，用漏蓝子研末，入腻粉少许调涂，依法治之果愈。盖此物不堪服耳，宜入疮科也。

草乌头

此草野生他处，根苗花实并同川乌。煎汁傅箭射禽兽，十步即倒，故有射罔之号。

味甘，气温，一云大热，有大毒。治中风，除寒湿痹，破积聚、冷痰包心、喉痹、痈肿疔毒，通经络，利关节。寻蹊达径而直达病所，是其能也。然非若蜀中乌附，人所栽种加以酿制，杀其毒性之比，止可搜风胜湿、开痰治顽疮，以毒攻毒而已，非有补右肾命门之力也。飞鸟触之堕，走兽遇之僵，自非冷痼沉笃可轻投哉。凡风寒湿痹、骨内冷痛及损伤入骨，年久发痛，或一切阴疽肿毒，并宜草乌头、南星等分，少加肉桂为末，姜汁热酒调涂。未破者能内消，久溃者能去黑烂，二药遇冷即消，遇热即溃，此则外治之功，不可弃也。

白附子

白附子与附子相似，故名，非附子类也。

味辛、甘，气大温，有小毒，入阳明经。治心痛血痹、面上百病，能引药势上行，亦主风痰。昔孔休伤颊有瘢，王莽赐玉屑白附子香与之消瘢。

南　星

南星一名虎掌，其叶形似虎掌，根似南极老人星也。

味苦、辛，气温，一云微寒，有大毒，入手足太阴经。主中风麻痹，除痰下气，利胸膈，攻坚积，消痈肿，散血堕胎。味辛而麻，故能治风散血；气温而燥，故能胜湿除涎；性紧而毒，故能攻积拔肿。

凡用须一两以上者，以酒浸一宿，桑柴火蒸之，味不麻舌为熟，未熟再蒸，至不麻乃止。造南星曲法：以姜汁矾汤，和南星末作小饼子，待上黄衣，乃晒收之。造胆星法：腊月取黄牛胆汁和南星末，纳入胆中，悬风处干之，年久者弥佳。得防风则不麻，得牛胆则不燥，得火炮则不毒也。

半　夏

《月令》五月半夏生，盖当夏之半也，故名。

味辛，气平，一云生寒、熟温，有毒。治寒痰及形寒饮冷伤肺而咳，消胸中痞膈，除胃寒，燥脾湿，消肿散结，治目不得瞑、白浊梦遗带下。盖辛者散也、润也，半夏之辛以散逆气结气，除烦呕，发音声，行水气而润肾燥也。夫脾无留湿不生痰，故脾为生痰之源，肺为贮痰之器。人知半夏去痰，不言益脾，盖能分水故也。脾恶湿，湿则濡困，困则不能治水，《经》云水胜则泻。一人夜数如厕，或教以生姜一两，半夏大枣各三十枚，水一升，慢火烧熟，时呷之，便已也。其分水胜湿可见矣。

俗谓半夏性燥有毒，用贝母代之。贝母乃太阴肺经之药，半夏乃太阴肺经、阳明胃经之药，何可代也？夫虚劳吐血或痰中见血、肺痈肺痿、痈疽、妇人乳难，皆用贝母为宜。若涎者脾之液，美味膏粱炙煿皆生脾胃湿热，故涎化为痰，久则痰火上攻，昏愦口噤、偏废僵仆、蹇涩不语，生死旦夕，自非半夏、南星，曷可治乎？以贝母代之则待毙矣。赵继宗谓半夏燥烈，若风痰、寒痰、食痰、湿痰则相宜，至于劳痰、失血诸痰用之，反燥血液而加病也。王海藏亦谓诸血证及口渴者禁用。两家之论固是矣。然半夏涎滑而味辛性温，涎滑能润，辛温能散亦能润，故行湿而通大便，利窍而泄小便。丹溪谓二陈汤能使大便润而小便长，《和剂局方》用半硫丸治老人虚秘，皆取其滑润也。若以半夏、南星为性燥，误矣。湿去则土燥，痰涎不生，非二物之性燥也。惟阴虚劳损则非湿热之邪而用利窍行湿之药，是谓药不中病耳。《甲乙经》用治夜不眠，是果性燥者乎？岐伯曰卫气行于阳，阳气满不得入于阴，阴气虚故目不瞑。治法饮以半夏汤一剂，阴阳既通，其卧立至，此亦取其润燥通气也。《本事方》治白浊梦遗，用半夏一两，洗十次切破，以猪苓二两同炒黄，出火毒，去猪苓入煅过牡蛎一两，山药糊丸梧子大，每服三十丸，茯苓汤下。肾气闭而一身精气无所管摄妄行而遗者，与下元虚惫不同，宜用此方使肾气通也。盖半夏兼治燥湿，能分水故能去湿，能通气故能润燥也。

半夏以肉白者为佳，不厌陈久。凡用以汤洗十许遍，令滑尽，否则戟人咽喉。用生姜者，制其毒也，造而为曲尤良。治湿痰，以姜汁、白矾汤和之；治风痰，以姜汁及皂荚煮之和之；治火痰，以姜汁、竹沥或荆沥和之；治寒痰，以姜汁、矾汤入白芥子末和之。此皆造曲良法也。

常山 蜀漆

常山，郡名，今真定也，或此药始产于此得名欤？蜀漆，乃常山苗也。

常山，味苦辛，气寒；蜀漆，味苦辛，气平，一云微温。并有毒。治诸疟，吐痰涎，疗鬼蛊水胀，治项下瘤瘿。疟家多蓄痰涎黄水，或停潴心下，或结澼胁间，乃生寒热，法当吐痰逐水，常山、蜀漆为要药。水在上焦，则常山能吐之，水在肋下，则常山能破其澼而下其水。其有纯热发疟或蕴热内实之证，投以常山，大便点滴而下，似泄不泄者，须用大黄为佐，泄利数行可也。丹溪谓：常山性暴悍，善驱逐，能伤真气，病人稍近虚怯，不可用也。苏颂亦谓多服令人吐逆。夫常山、蜀漆，有劫疾截疟之功，须在发散表邪及提出阳分之后用之。夫疟有大经疟、五脏疟，痰湿食积、瘴疫鬼邪诸证，须分阴阳虚实，不可一概论也。

常山、蜀漆生用则上行必吐，酒蒸炒熟则气稍缓。得甘草则吐，得大黄则利，得乌梅、鲮鲤甲则入肝，得小麦、竹叶则入心，得秫米、麻黄则入肺，得龙骨、附子则入肾，得草果、槟榔则入脾。盖无痰不作疟，二物之功惟是驱逐痰水而已，用之得宜神效立见，用失其法真气必伤耳。

藜芦

藜者黑也，其芦有黑皮裹之，故名。根际似葱，北称憨葱，南称鹿葱。

味辛、苦、咸，气寒，有毒。主吐上膈风涎，暗风痫病。藜芦服一字即吐人，又通顶令人嚏，而《别录》云治哕逆何也？

盖哕吐用吐药，亦反胃用吐法，皆去痰积之义。吐药不一，常山吐疟痰，瓜丁①吐热痰，乌附尖吐湿痰，莱菔子吐气痰，藜芦吐风痰也。《儒门事亲》云：一妇病风痫，每一二年一作，渐至年一作，月一作，日一作，甚至一日十余作，遂昏痴求死而已。值岁大饥，采百草食，于野中见草若葱状，采归蒸熟饱食，至五更吐涎如胶，连日不止，约一二斗，汗出如洗，三日遂轻健，病去食进，百脉皆和。以所食葱访人，乃藜芦苗也，此偶得吐法耳。药弗瞑眩，厥疾弗瘳，信然。

射　干

《易通卦验》②云：冬至射干生，茎梗疏长，如射之形，竿之状也。

味苦、辛，气平，有毒。治咳逆上气、喉痹咽痛不得消息，散结气，治便毒。盖射干能降火，故治咽喉为要药。《千金方》治喉痹有乌翣膏，《金匮玉函方》治咳而上气、喉中作水鸡声有射干麻黄汤，治疟母鳖甲煎丸中亦用之。皆取其降厥阴相火也，火降则血散肿消而痰结自解，癥瘕自除矣。

蓖　麻

蓖麻子，味甘、辛，气平，有小毒。

主偏风不遂，口眼㖞斜，失音口噤，头风耳聋，舌胀喉痹，齁喘瘰疬，脚气，毒肿丹瘤，汤火伤，针刺入肉，女人胎衣不下，子肠挺出。止痛消肿，追脓拔毒，其性善收，能出有形之

---

① 瓜丁：瓜蒂。
② 易通卦验：东汉末年郑玄著。

滞物，为外科要药。

盖鹈鹕油能引药气入内，蓖麻油能拔病气出外，故诸膏多用之。《妇人良方》治口目㖞斜，用蓖麻子仁七七粒，研作饼，左㖞安右手心，右㖞安左手心，以铜盂盛热水坐药上，冷即换，五六次即正也。《海上方》催生下胞，取蓖麻子仁七粒，研膏涂脚心，若胎及衣下便速洗去，不尔则子肠出，即以此膏涂顶，则肠自入也。此药外用屡奏奇勋，但内用不可轻率耳。凡服蓖麻者一生不得食炒豆，犯之必胀死。

取蓖麻油法：以水煮有沫撇起，沫尽乃上，去水以沫煎至点灯不泎①、滴水不散为度。

凤　仙

凤仙，花如凤状故名。女子取其花叶染指甲，其实老则迸烈，故有指甲草、急性子之名。

子味微苦，气温，有小毒。治产难积块、噎膈，下骨哽。其性急速，故能透骨软坚。庖人煮鱼肉硬者，投数粒即易烂，是其验也。

缘其透骨故能损齿，凡服者不可着齿也。

羊踯躅

羊踯躅，一名闹羊花，羊食其叶踯躅而死，故名。

味辛，气温，有大毒。治贼风在皮肤中淫淫痛，温疟、恶毒、诸痹、邪气鬼疰蛊毒。古之大方多用踯躅，治百病风湿等。今人少用，畏其毒也。

---

① 泎（zé责）：疑应作"炸"。

莨菪

莨菪，食之令人狂狠放宕，故名。

子，味苦、辛、甘；根，味苦、辛。并气温，一云寒，有大毒。治齿痛、出虫、肉痹拘急，去一切冷气、积年气痢。多食令人狂走，通神见鬼。

夫莨菪之功未见如所说，而毒有甚焉。云实、防葵、莨菪、赤商陆，皆能令人狂惑见鬼，昔人未有发其义者。盖此类皆有毒，能使痰迷心窍，蔽其神明，以乱其视听故耳。唐安禄山诱奚契丹，饮以莨菪，酒醉而坑之。嘉靖时陕西妖僧武如香将红散入饮内，食之少顷，举家昏迷，任其奸污。复将魇法吹入人耳中，便发狂惑，见举家皆妖鬼，尽行杀死，十余日吐痰碗许，乃知所杀者皆父母妻子娣姪也。事闻，世宗命榜示天下。观此妖药，亦莨菪之流耳。解之之法，可不知乎？

曼陀罗花

《法华经》言：佛说法时，天雨曼陀罗花。梵言曼陀罗，华言杂色也。

花、子，味辛，气温，有毒。治诸风及寒湿脚气，煎汤洗之主惊痫及脱肛。并入麻药。相传此花笑采酿酒饮令人笑，舞采酿酒饮令人舞。李濒湖试之云：须半酣时，更令一人或笑或舞引之乃验。

八月采曼陀罗花，七月采火麻子花，阴干等分为末，熟酒调服三钱，昏昏如醉。割疮炙火宜先服此，则不觉苦也。

莽 草

莽本作𦵝，食之令人迷惘，故名。可以毒鼠，谓之鼠𦵝。

叶，味辛、苦，气温，有毒。治头风喉痹，可用沐，勿令入眼，浓煎汤，淋洗皮肤麻痹。古方治风毒痹厥诸酒，皆用𦵝草。《周礼》煎氏掌除蠹物，以𦵝草熏之则死，似难轻服。《琐碎录》① 云：一孩子生七日而两肾缩入，此受寒气而然也，以硫黄、茱萸、大蒜研涂其腹，以𦵝草、蛇床子烧烟，熏其下部而愈。

---

① 琐碎录：宋代温革撰，全书三卷，书中搜集撮引前人精粹语录，特别是养生方面的体会与经验。

第十卷　草部下

菟丝子

《抱朴子》云：菟丝草下有伏菟根，无此兔则丝不得上。然实不属也。《庚辛玉册》①云：火焰草即菟丝子，阳草也。初生有根，及长其根自断，无叶有花，香亦袭人。

子，味辛、甘，气平，无毒。主续绝伤，益气力，止茎中寒精自出、尿有余沥、口苦燥渴、寒血为积，久服轻身延年。盖菟丝子禀正阳之气，一茎从树感枝而成，从中春上阳结实，故偏补人卫气，助人筋脉。仙方单服法：取实一斗，酒一斗，屡浸屡暴，酒尽乃止，捣筛每酒服二钱，日二服，治腰膝，去风明目，老变为少，饮啖如汤沃雪也。

五味子

五味子，皮肉甘酸，核辛苦，都有咸味，五味皆具，故名。

味酸，性温，无毒。生津止渴，治咳逆，补元气，收耗散之气、瞳子散大，壮水镇阳。盖肺欲收急食酸以收之，以酸补之。五味子之酸能收逆气，故治嗽以为君，但有外邪者不可骤用也。

《本经》言其性温，寇宗奭谓食之致虚热，《药性论》谓除热气，《日华子》谓除烦热，似相反。夫五味子能收肺气，宜其有补肾之功，乃火热嗽必用之药。所谓致虚热者，盖收补之骤也，贵量其虚实而用之中肯耳。黄昏嗽乃火气浮入肺中，不宜

---

① 庚辛玉册：明代朱权撰，全书八卷，是一部有关炼丹术的著作。

用凉药，宜五味子敛而降之。夏月宜服五味子汤以益肺气，在上则滋源，在下则补肾，辅人参能泻丙火而补庚金，使人精神顿加，两足筋力涌出也。

南产者色红，北产者色黑。入滋补药必用北产者良。

覆盆子

覆盆子，缩小便，服之当覆其尿气，故名。

子，味甘、辛，气平，无毒。主补虚续绝，强阴健阳，疗劳损风虚，补肝明目。此与蓬蘽一早熟一晚熟，一类二种也，功用亦相近，补益与桑椹同功。崔元亮《海上方》治目暗冷泪浸涩及青盲、天行目疾，取覆盆叶曝捣极细，以薄绵裹之，用男乳汁浸，如人行八九里许，点目中即仰卧，不过三四日，视物如少年也。

使君子

俗传潘州郭使君疗小儿，独用此物，因号为使君子。

味甘，气温，无毒。健脾胃，除虚热。治小儿五疳，小便白浊，杀虫，疗泻痢。凡杀虫药多是苦辛，惟使君子、榧子甘而杀虫，亦异也。凡大人小儿有虫病，但每月上旬清晨空腹，食使君子仁数枚，或以壳煎汤咽下，次日虫皆死而出也。

或云七生七煨食亦良，忌饮热茶，犯之即泻。此物既能杀虫又能益脾，所以能敛虚热而止泻痢，为小儿诸病要药。俗医谓杀虫至尽，无以消食，鄙俚之言也。树有蠹，屋有蚁，国有盗，祸耶福耶？修养者先去三尸①，可类推矣。

木鳖子

木鳖子，形似鳖状，故名。

味甘、苦，气温，无毒，一云有小毒。治疳积痞块，利大肠，治折伤，消恶疮，除粉刺、妇人乳痈、肛门肿痛。醋摩消肿毒。

《霏雪录》②云：木鳖子有毒。昔蓟门有人生二子，恣食成痞，其父得一方，以木鳖子合猪肉食之，周时并死。当以为戒。

马兜铃

蔓生附木而上，叶脱其实尚垂，状如马项之铃，故名。

味苦、辛，气寒，无毒。治肺热咳嗽痰结，血痔漏疮。其体轻而虚，熟则悬而四开，有肺之象，故能入肺。寒能清肺热，苦辛能降肺气。钱乙补肺阿胶散用之，非取其补肺，为其清热降气也，邪去则肺安矣。

用多亦能作吐。可以吐蛊，岭南人治蛊，隐其名为三百两银药。

预知子

预知子缀衣领上，遇有蛊毒则闻其声，故名。

味苦，气寒，一云温，无毒。主杀虫疗蛊，补五劳七伤。

---

① 三尸：又称三虫、三彭、三尸神。道教认为人体有上中下三个丹田，各有一神驻跸其内，统称"三尸"。

② 霏雪录：明末镏绩著，全书两卷，主要记录先世传闻、梦幻诙谐之事，和对旧诗词进行辩核疑义等。

治一切风疬癣气块、中恶失音、天行温疾，涂一切蛇虫咬。

每日吞二七粒，不过三十粒永瘥。蜀人极贵重之。

牵牛子

此药始出野人牵牛谢药，故以名之。

味辛，气热，一云苦寒，有毒。除气分湿热、三焦郁结，逐痰消饮，杀虫，达命门。李东垣云：《名医续注》谓牵牛苦寒，除湿利小便，治下注脚气。此说气味主治俱谬矣，牵牛乃泻气之药，其味辛辣，久嚼猛烈雄壮，所谓苦寒安在哉？夫湿者，水之别称，有形者也，若肺先受湿，气不得施化，致大小便不通，则宜用之。盖牵牛感南方热火之化，能平金而泄肺，止能泄气中之湿热，不能除血中之湿热。湿从下受之，下焦主血，血中之湿，宜用苦寒之味。牵牛辛烈，比之诸辛药，泄气尤盛。《经》云：辛走气，辛泄气，辛泄肺，肺病多食辛。张文懿云：人有酒食病痞者，多服牵牛丸散，取快一时，药过仍痞，随服随效，效后复痞，以致久服脱人元气。仲景治七种湿热小便不利，无一药犯牵牛者，岂不知牵牛能泄湿利小便乎？为湿病之根在下焦，是血分中气病，不可用辛辣之药泄上焦太阴之气，是血病泄气使气血俱损也，东垣之论是矣。按牵牛自宋以后，刘守真、张子和倡为通用下药，而东垣极力辟之。然东汉时牵牛未入本草，故仲景不用，似不当缘此以排之也。牵牛治水气在肺，喘满肿胀，下焦郁遏，腰背胀重及大肠风秘气秘，卓有殊功。但病在血分者，则非对证之药耳。

一妇人年几六十，平生苦肠结病，旬日一行，甚于生产，服养血润燥药则泥膈不快，服芒硝、大黄通利药则若罔知，李濒湖诊其人体肥膏粱而多忧郁，日吐酸痰碗许乃宽，又多火病，此乃三焦之气壅滞，有升无降，津液化为痰饮不能下滋肠腑，非血燥比也。润剂留滞硝黄徒入血分不入气分，俱为痰阻，故无效也。乃用牵牛末、皂角膏丸与服，即便通利，自后但觉肠结，一服就顺，盖牵牛能走气分通三焦，气顺则痰逐饮消上下通快矣。一人素多酒色，下极胀痛，二便不通，不能坐卧，立哭呻吟者七昼夜，服通利药不效。李濒湖谓此湿热之邪在精道，壅胀隧路，病在二阴之间，故前阻小便后阻大便，病不在大肠膀胱也，乃用楝实、茴香、穿山甲诸药，牵牛倍之，煎服顿愈。盖牵牛能达右肾命门，走精隧也，东垣治下焦阳虚天真丹，用牵牛以盐水炒黑，佐沉香、杜仲、破故纸、肉桂诸药，深得补泻兼施之妙，则东垣亦未尝弃之，但贵施之得宜耳。

旋　花

旋花，一名鼓子花，花不作瓣，如军中鼓子形也。一种千叶者，俗呼缠枝牡丹。

花味甘，根味辛，并气温，无毒。补劳损，益精气，续筋骨，合金疮，治面奸黑色，利小便。根主腹中寒热邪气，久服不饥轻身。

凡藤蔓之属象人之筋，所以多治筋病。李濒湖谓：自京师还，见北土车夫每载之，云暮归煎汤饮补损伤。则益气续筋之说可征矣。萨谦齐有太乙金锁丹秘精益髓，用五色龙骨五两，覆盆子五两，莲花蕊四两，未开者阴干鼓子花三两，五月五日采之，鸡头子仁一百颗，并为末，以金樱子二百枚，去毛，木臼捣烂水七升，煎浓汁一升，和药杵二千下，丸如梧子，每空心盐酒下三十丸，服至百日，永不泄矣。

栝楼实 天花粉

《诗》云：果蓏之实，亦施于宇。栝楼即果蓏音转也，蓏与藤同。许慎云：木上曰果，地下曰蓏。此物蔓生附木，故得兼名。后人又转为瓜蒌，愈失其真矣。其根作粉，洁白如雪，故为天花粉。

栝楼实，味甘，气寒，无毒。润肺燥，降火，治咳嗽，涤痰结，利大肠，消痈肿疮毒。盖栝楼实甘能补肺，润能降气，胸中有痰者乃肺受火逼，失其降下之令，今得甘缓润下之助，则痰自降，且能洗涤胸膈中垢腻郁热，为治消渴痰热之神药。仲景治胸痹痛引心背，咳唾喘息及结胸满痛，皆用栝楼实，取其甘寒不犯胃气，能降上焦之火，使痰气下降也。成无己注云：苦寒以泻湿热。盖不尝其味原不苦，而随文附会尔。

天花粉，味甘，微苦、酸，气味寒，无毒。治消渴烦满大热，除八疸，唇干口燥，通小肠，消肿毒。盖栝楼根酸能生津，感召之理，微苦降火，甘不伤胃，故能润枯燥行津液也。

葛 根

葛从曷谐声。鹿食九草，此其一种，故名鹿藿。其蔓延长可做绤纻①。

葛根，味甘、辛，气平，一云大寒，无毒，入阳明经。治消渴身大热，疗伤寒中风头痛，解肌发表，止胁风痛，解酒毒。《十剂》云：轻可去实，麻黄葛根之属。麻黄乃太阳经药，兼入肺经，肺主皮毛；葛根乃阳明经药，兼入脾经，脾主肌肉。二味皆轻扬发散而所入迥殊也。凡脾胃虚弱泄泻者，用干葛能鼓

---

① 绤纻（chīxì 吃细）：葛布。绤，细葛布；纻，粗葛布。

舞胃气，上行生津液，解肌热。仲景治太阳阳明合病，有葛根黄芩黄连解肌汤，是用此以断太阳入阳明之路也。头颅痛如破乃阳明中风，用葛根葱白汤为阳明仙药。

若太阳初病，未入阳明而头痛者，不可便服升麻葛根，反引邪气入阳明为引贼入室也。凡斑痘已见红点不可用，恐表虚反增斑烂也。

天门冬

草之茂者为虋，俗作门，其功同麦门冬，故名。

味苦、甘，气平，一云大寒，无毒。主保定肺气，益阴强骨髓，杀三虫，久服轻身延年。盖天、麦门冬并入手太阴，驱烦解渴，止咳消痰，而麦门冬兼行手少阴，清心降火，使肺不犯邪，故止咳立效。天门冬复行足少阴，滋肾助元，全其母气，故清痰有功。盖肾主精液，燥则凝而为痰，得润剂则化，所谓治痰之本也。凡营卫枯涸，宜以湿剂润之，天门冬、人参、五味、枸杞，同为生脉之剂。

《抱朴子》谓：入山以天门冬蒸煮啖之，足以断谷，至百日丁壮兼倍，胜于术及黄精。《圣化经》谓：天门冬、茯苓等分为末，日服方寸匕，则不畏寒，大寒时单衣汗出也。孙真人谓阳事不起，宜常服之。夫天门冬凉而其功效乃尔，由其清金降火益水之上源，故能下通肾气滋补有效。

若脾胃虚寒人，单饵既久，亦有肠滑之患也。

百　部

其根百十连属，如部落然，故名。

味甘，气微温，无毒，一云微寒，有小毒。治咳嗽上气、传尸骨蒸劳，疗疳，杀蛔虫、寸白、蛲虫及一切树木蛀虫，杀虱及蝇蠓。火炙酒浸空腹饮，治疥癣，去虫蚕咬毒。

盖百部亦天门冬之类，故皆治肺病。但天门冬性寒，热嗽宜之，百部性温，寒嗽宜之，而其杀虫之功莫与匹也。

何首乌

何首乌见藤夜交，采食有功，因以采人为名。

味苦、涩，气微温，无毒，入足厥阴、少阴经。治瘰疬痈肿，疗头面风疮，治五痔，止心痛，泻肝风，益血气，黑髭发，悦颜色，久服长筋骨，益精髓，延年不老，亦治妇人产后及带下诸疾。盖何首乌白者入气分，赤者入血分。肾主闭藏，肝主疏泄，此物苦补肾，温补肝，能收敛精气，所以能养血益肝、固精益肾，不寒不燥，为滋补良药。气血太和则风虚、痈肿、瘰疬诸疾皆去矣。

此药流传虽久，服者尚少，嘉靖时邵应节真人以七宝美髯丹上进，世宗服饵有效，于是何首乌之方天下大行矣，方载《本草纲目》中。

萆薢

萆薢，味苦、甘，气平，无毒，入足阳明、厥阴经。治腰脊痛，强骨节，疗风寒湿周痹、白浊阴中痛、痔漏坏疮。盖足厥阴主筋属风，足阳明主肉属湿，萆薢之功长于去风湿，所以能治诸病之属风湿者。

雷敩云：囊皱漩多，夜煎竹木。竹木，萆薢也。漩多、白浊皆是湿气下流，萆薢能除阳明之湿而固下焦，故能去浊分清。杨倓有萆薢分清饮，正此意也。杨子建谓小便频数，茎内痛不可忍者，必先大腑秘热不通，水液只就小肠，大腑愈加干竭，甚则身热心躁，此重证也。此小便数而痛，与淋证涩而痛者不同，宜用萆薢一两，以盐半两同炒，去盐为末，每服二钱，水煎和渣服之，使水道转入大肠，仍以葱汤频洗谷道，令气得通则愈。

菝葜

菝葜，犹菝结也。菝结，短也。此草茎蔓强坚短小，一名金刚根，一名铁菱角，皆状其坚有尖刺也。

味甘、酸，气温，无毒，入足厥阴、少阴经。治腰背寒痛风痹，益血气，止小便利，治消渴血崩下痢，盖菝葜性啬而收故也。

元旦屠苏酒内用之。萆薢、菝葜、土茯苓三物形虽不同而主治不相远，岂亦一类数种乎？

土茯苓

土茯苓，亦名禹余粮，俗呼冷饭团。《东山经》云：鼓证之山有草焉，名荣莫，其叶如柳，其本如鸡卵，食之已风。即此也。

味甘、淡，气平，无毒。食之当谷不饥，调中止泻，健行不睡，去风湿利关节，治拘挛骨痛、恶疮痈肿，解汞粉银朱毒。

此药昔人未用，自杨梅疮甚行，遂为要药。查杨梅疮古方不载，明正德间起于岭表，传及四方。盖岭表风土炎热，岚瘴熏蒸，男女淫秽，湿热之邪积蓄既深，发为毒疮，互相传染，然皆淫邪之人病。其证多属厥阴、阳明二经，而兼乎他经。邪之所在，则先发出，盖相火属于厥阴，肌肉属于阳明，如兼少阴、太阴则发咽喉，兼太阳、少阳则发头耳也。医用轻粉银朱劫剂，五七日即愈。盖水银性走而不守，加以盐矾，升为轻粉银朱，其性燥烈，善逐痰涎，痰涎被劫随火上升，从喉颊齿缝而出，故疮即干瘥而愈。然毒气窜入经络筋骨之间，莫之能出。涎乃脾之液，痰涎既去，血液衰涸，筋失所养，营卫不从，变为筋骨痛，发为痈毒疳漏，久则生虫为癣。《内经》所谓湿气害人皮肉筋骨者也。

土茯苓甘淡而平，为阳明本药，能健脾胃，去风湿，风湿既去，则营卫从而筋脉柔，肌肉实而拘挛痈漏愈矣。初病服之不效者，火盛而湿未郁也，此药长于去湿不能去热病，久则热衰气耗，而湿郁为多故也。李濒湖《纲目》有搜风解毒汤治杨梅疮，病深者月余，浅者半月即愈。服轻粉药筋骨挛痛，瘫痪不能动履者，服之亦效。其方用土茯苓一两，薏苡仁、金银花、防风、木瓜、木通、白鲜皮各五分，皂荚子四分，气虚加人参七分，血虚加当归七分，水二大碗煎饮，日三服。惟忌饮茶及牛羊鸡鹅、鱼肉烧酒、面、房劳，盖秘方也。

白　敛

白敛，服饵少用，惟敛疮方用之，故名。

味苦、甘，气平，无毒，一云微寒，有毒。治痈肿疽疮，散结气，止痛除热生肌。今金创面药方多用之。

山豆根

山豆根苗蔓如豆，叶青经冬不凋，石鼠食其根，岭南人捕鼠，取肠胃曝干，能解毒攻热也。

味苦，气寒，无毒。解诸药毒，止痛，消疮肿。治人及马急黄，含之咽汁解咽喉肿毒甚效。

黄药子

黄药子，味苦，气平，一云凉，无毒。主凉血降火，治喉痹，消瘿，解蛇犬咬毒。

《千金方》治瘿疾一二年者，以万州黄药子半斤，取无灰酒一斗，投药入中，固济瓶口，以糠火烧一复时，酒冷乃开。时时饮一杯，不令绝酒气，经三五日后，常把镜自照，觉消即停，不尔便令人项细也。

白药子

白药子，味辛、苦，气温，一云冷，无毒。主散血降火，消痰解毒。治喉中热塞不通，咽中痛肿，合金疮生肌。

威灵仙

威，言其性猛也，灵仙，言其功神也。

味辛、咸，气温，无毒，入太阳经。治诸风，推新旧积滞，消胸中痰唾，散皮肤太阳风邪。

唐周君巢作《威灵仙传》云：威灵仙去众风，通十二经脉，朝服暮效，疏宣五脏，微利不泻，服此四肢轻健，手足微暖。《纲目》内载一方，治丈夫妇人中风不语、手足顽痹、口眼㖞斜、言语蹇滞、筋骨节风、绕脐风、胎风头风、暗风心风、风狂大风、皮肤风痒、白癜风、热毒风疮、头旋目眩、腰膝疼痛、曾经损坠暨腰痛、肾脏风壅、伤寒瘴气、憎寒壮热、头痛流涕、黄疸黑疸、头面红肿、腹内宿滞、心头痰水、膀胱宿脓、口中涎水、冷热气壅、肚腹胀满、心痛注气、膈气冷气、攻冲痰热、咳嗽气急、坐卧不安、气冲眼赤、攻耳成脓、阴汗盗汗、大小肠秘、气痢痔疾、瘰疬疥癣、妇人月闭、气血冲心、产后秘塞并皆治之。其法采得根，阴干月余，捣末，温酒调一钱匕，空腹服之。如人本性杀药，可加至六钱，利过两行则减之，病除乃停服。其性甚善，不触诸药，但恶茶及面汤，以甘草栀子代饮可也。一法洗焙为末，好酒和入竹筒内紧塞，九蒸九曝，蜜和丸，温酒下。

盖威灵仙属木，治痛风之要药也。其性好走，亦可横行，辛泄气，咸泻水，故治风湿痰饮之病，气壮者服之有效，气弱者宜慎之。

茜草

茜草东方少，西方多，故字从西，俗称过山龙。用染绛色，圃人作畦种莳。《史记》云：千亩栀茜，其人与千户侯等。言利厚也。

味酸，气寒，一云温，无毒，入手足厥阴血分。治寒湿风痹、黄疸，活血行血，主蛊毒。《周礼》庶氏掌除蛊毒，以嘉草攻之。嘉草者，蘘荷与茜也。其色赤入营，气温行滞，味酸入肝，而咸走血，行血之功甚捷。

俗医治痛风用石丝为君，茜草佐之，皆性热而燥，不能养阴却能燥湿，病之浅者湿痰得燥而开，淤血得热而行，故亦暂效。若病深而血少者，则愈劫愈虚，而病愈深矣。《别录》言其益精，未足凭也。

防 己

防己如险健之人，能为乱阶，然善用之亦可御敌，其名或取此意也。

味辛、苦，气平，无毒，一云有小毒，入足太阳经。去下焦湿肿及痛，泄膀胱火邪。闻其臭则可恶，下咽则令人身心烦乱、饮食减少，至于十二经有湿热壅塞及下注脚气、膀胱积热，非此不可。

此瞑眩之药也。若夫饮食劳倦、阴虚内热、元气谷食已亏，以防己泄大便则重亡其血，此不可用一也；如大渴引饮，是热在上焦肺经气分，而防己乃下焦血分药，此不可用二也。惟下焦湿热流入十二经，致二阴不通者，然后审而用之。

木 通

木通有细细孔，两头皆通，故名。

味辛、甘，气平，一云微寒，无毒，入手厥阴、手足太阳经。除脾胃寒热，通利九窍血脉关节，令人不忘，去恶虫。《十剂》云：通可去滞，通草防己之属。夫防己大苦寒，能泻血中湿热之滞而通大便；通草甘淡，能助西方秋气下降而泄滞气也。肺受热邪，津液气化之原绝，则寒水断流，膀胱受湿热，癃闭约缩，其证胸中烦热，口燥咽干，大渴引饮，小便淋沥或闭塞，胫酸脚热，并宜木通主之。杨仁齐谓：人遍身隐热疼痛、拘急足冷，皆是伏热伤血，血属于心，宜木通以通心窍，则经络流行矣。故上能通心清头痛，利九窍，下能泄湿热，利小便通大肠，治遍身拘痛。古方导赤散用之，亦泻南补北、扶西抑东之意。凡气味与之同者，茯苓、泽泻、灯草、猪苓、琥珀、瞿麦、车前子之类，皆可以渗湿利小便，泄其滞气也。

通 草

今之木通，《本经》通草也，今之通草，古之通脱木也。主治不甚相远，相沿既久，姑从俗称。

通草，味甘、淡，气寒，一云平，无毒。主泻肺，利小便，明目退热，下乳催生。其色白而气寒，味淡而体轻，气寒则降，故入太阴肺经，引热下降而利小便。味淡则升，故入阳明胃经，通气上达而下乳汁也。

络石

包络石木而生，故名。

味甘、微酸，气温，一云大寒，无毒。治风热痈肿死肌、喉舌肿闭、水浆不下，坚筋骨，利关节，主一切风。盖络石性质耐久，气味平和，《神农》列之上品，李当之称为药中之君，医家鲜知用者，岂以其贱而忽之耶?

《仁存堂方》云：小便白浊，缘心肾不济，或由酒色，谓之上淫，盖有虚热而肾不足，故土邪干水，夏则土燥水浊，冬则土坚水清，即此理也。医者往往峻补，其疾反甚，惟服博金散则水火既济，源洁而流清矣。用络石、人参、茯苓各二两，龙骨煅一两，为末，服二钱，米饮下，日再。

木 莲

木莲一名薜荔，四时不凋，不花而实，实如莲房，谓之无花果，俗呼鬼馒头也。

味酸，气平，无毒。主风血，暖腰脚。背痈，干末服之，下利即愈。一人年七十余，患发背，其薜荔叶研汁和蜜饮数升，以滓傅之遂愈。

萝 藦

萝藦一名芄兰，汉高帝用傅军士金疮，故名砍合草，俗呼婆婆针线包也。

味甘、微辛，气温，无毒。治虚劳，补益精气。谚云：去家千里，勿食萝藦枸杞。言其强盛阴道与枸杞同也。捣汁傅金疮，生肤止血，亦傅丹毒赤肿及蛇虫毒蜘蛛伤频治不愈者，捣封二三度，能烂丝毒化作脓也。

忍 冬

忍冬藤，凌冬不凋，故名。其花长瓣垂须黄白相半，而藤左缠，故有金银、鸳鸯诸名。

味甘、辛，气微寒，无毒。治飞尸、遁尸、风尸、沉尸、尸注、鬼击，一切风湿气及痈疽、疥癣、杨梅诸恶疮，散热解毒。陶贞白谓：忍冬煮汁酿酒饮，补虚疗风，长年益寿，可常采服，而人少用。贵远贱近，庸人之情也。然昔人称其治风除胀、解痢逐尸为要药，而后世不复知用，后世称其消肿散毒治疮为要药，而昔人并未言及，乃知古今之理万变不同，未可一辙论也。陈自明谓忍冬酒治痈疽发背，其效甚奇，胜于红内消。洪迈、沈括诸方及疡医王琪、刘纯臣等，所载疗痈疽发背经效奇方，皆此物也。

钩 藤

钩藤，味甘、苦，气微寒，无毒，入手足厥阴经。治小儿寒热，十二惊痫。

盖手厥阴主火，足厥阴主风，钩藤通心包于肝木，风静火息，则诸证自评矣。

南　藤

生依南树，故号南藤。

味辛、甘，气温，无毒。排风邪，强腰脚，除痹，逐冷气。白花蛇喜食其叶，故治诸风也。

赤　藤

赤藤，味苦，气平，无毒。治诸风，通五淋，杀虫，齿痛含之。

《夷坚志》云：赵子山苦寸白虫病，寓邵武夫天王寺，夜半醉归，口渴甚，见庑①间瓮水，映月莹然，即连酌饮之，其甘如饴，迨晓虫出盈席，心腹顿宽遂愈，视所饮水，乃寺仆织草履浸红藤根水也。

泽　泻

去水曰泻，如泽水之泻也。

根，味甘、咸，气寒，一云平，无毒，入足太阳、少阴经。治湿痹乳难，养五脏，益气力，宣通水道，渗湿热，行痰饮，止呕吐，泻痢、疝痛、脚气。《本经》云久服明目，扁鹊云多服昏目，何也？泻伏水去留垢故明目，小便利肾气虚故昏目，盖用之中病则有功，多用过病则有损也。仲景八味丸用泽泻，或谓接引众药归就肾经。夫地黄、山茱萸、丹皮、茯苓肾经之药，附子、肉桂命门之药，皆不待泽泻之接引而后至也。盖脾胃有

---

① 庑（wǔ 五）：指堂下周围的走廊、廊屋。

湿热则头重而目昏耳鸣，泽泻渗去其湿则热亦随去，而土气得令，清气上行，故泽泻有养五脏益气力，治头旋耳目聪明之功。若久服则降令太过，清气不升，安得不昏目耶？故肾气丸用泽泻者，取其泻膀胱之邪气，非引接也。古人用补药必兼泻邪，邪去则补药得力，一阖一开，此乃玄机妙理，不知此理专一于补，其获效者鲜矣。

泽泻叶味咸，泽泻实味甘，并性平，无毒。《别录》言泽泻叶及实强阴气，久服令人无子。《日华子》言泽泻催生，补女人血海，令人有子。既云强阴何以令人无子？既能催生何以令人有子？盖泽泻同补药，能逐下焦湿热，邪气既去，阴强海净，谓之有子可也。若久服则肾气太泄，血海反寒，谓之无子可也。诸药皆然，学者类而推之可矣。

菖 蒲

蒲类之昌盛者，故名。尧时天降精于庭为韭，感百阴之气为菖蒲，故曰尧韭。方士隐为水剑，因叶形也。苏东坡云：凡草生石上，必须微土以附其根，惟菖蒲濯去泥土，渍以清水，置盆中可数十年不枯。节叶坚瘦，根须连络，苍然于几案间，忍寒甘淡，岂凡草所能仿佛哉？

味辛、苦，气温，一云平，无毒，入手少阴、足厥阴经。治风寒湿痹，咳逆上气，开心孔，补五脏，通九窍，明耳目，久服不忘不迷，轻身延年，亦治中恶卒死客忤癫痫，散痈肿，解巴豆大戟毒。道藏经有《菖蒲传》，谓菖蒲者水草之精英，神仙之灵药，以五德配五行，叶青花赤节白心黄根黑，能治一切风、手足顽痹、瘫痪不遂、五劳七伤，填血补脑，坚骨髓，长精神，开胃口，和血脉，益口齿，明耳目，泽皮肤，去寒热，除三尸九虫、天行时疾、瘴疫泻痢痔漏、妇人带下、产后血运诸病。寇天师服之得道，至今庙前犹生菖蒲。韩众服菖蒲十三年，身上生毛，冬袒不寒，日记万言。商丘子不娶，惟食菖蒲根，不饥不老，不知所终也。

置一盆于几上，夜间观书则收烟，无害目之患。置露星之下，至旦取叶尖露水洗目，大能明视，久则白昼见星也。凡下痢噤口，虽是脾虚，亦热气闭隔心胸所致，俗用木香失之温，用山药失之闭，惟参苓白术散加石菖蒲，粳米饮调下，胸次一开，自然思食，菖蒲之功大矣。明初周颠仙对太祖，尝嚼菖蒲饮水，问其故，云服之无腹痛之痛，御制碑中载之。

以生石碛①上者为好。浙中以石器种之，旦暮易水则茂，水浊有泥则萎也。其溪涧水泽中者，肥大节疏者不堪服食，气味不烈而和淡尔。《抱朴子》言一寸九节者良，亦有一寸十二节者，《罗浮山记》言山中菖蒲一寸十二节，总以根瘦节密为贵耳。菖蒲难得见花，非无花也，应劭《风俗通》云：菖蒲放花，人得食之长年。

香蒲 蒲黄

香蒲，丛生水际，可以充馔。《诗》云"其蔌②伊何？维笋及蒲"是矣。

蒲黄即香蒲花上黄粉也。

并味甘，气平，无毒。香蒲治五脏邪气，和血脉，坚齿明目聪耳。蒲黄入手足厥阴血分，活血凉血，治心腹膀胱寒热，

① 碛（qì弃）：浅水中的沙石。
② 蔌（sù素）：菜肴。

利小便，止痛。生用则破血消肿，炒用则补血止血也。

宋庆宗一夜舌肿满口，蔡御医用蒲黄、干姜末等分，干搽而愈。盖舌乃心之外候，而手厥阴相火乃心之臣使，蒲黄、干姜是阴阳相济也。汴人以水调为膏，劈为块食之，以解心脏虚热。

过月则燥，香味皆淡。不可多食，令人自利。

萍

萍乃小浮萍，非大苹也，处处池泽止水中。季春始生，或云杨花所化。一叶经宿即生数叶，叶下有微须，乃其根也。一种面青背紫若血者，谓之紫萍，入药为良。七月采之，拣净，以竹筛摊晒，下置水一盆映之，即易干也。

味辛、酸，气寒，无毒。治暴热身痒，风湿麻痹、癜风丹毒，下水气，止消渴，久服轻身。恶疾疠疮遍身者，浓煮汁，浴半日多效。盖浮萍其性轻浮，入肺经达皮肤，丹溪谓发汗胜麻黄也。

宋时东京开河，掘得石碑，梵书大篆一诗，无能晓者，真人林灵素逐字辨译，名去风丹。诗云：天生灵草无根干，不在山间不在岸。始因飞絮逐东风，泛梗青青飘水面。神仙一味去沉疴，来时须在七月半。选其痛风与大风，些小微风都不算。豆淋酒化服三丸，铁镤①头上也出汗。其法以紫色浮萍晒干为细末，蜜和丸，弹子大小，每服一丸，以豆淋酒化下，治左瘫右痪、三十六种风、偏正头风、口眼㖞斜、大风癞风、一切无名风及脚气，并打扑伤折、胎孕有伤，服过百粒即

---

① 镤（pú 仆）：指未经炼制的铜铁。

全人。

苹

苹乃四叶合成，中折十字，面青背紫，叶浮水面，根连水底，夏秋开小白花，谓之白苹。《左传》：苹繁蕴藻之菜可以荐鬼神、羞王公。《诗》云"于以采苹，于涧之滨"是也。此与莼荇一类数种，叶经一二寸，有一缺而形圆如马蹄者，莼也；似莼而稍尖长者，荇也；叶经四五寸，如小荷叶，而黄花结实如小角黍者，萍蓬草也。楚王所得萍实，此萍之实也。四叶合成一叶，如田字形者，苹也。

白苹生水中，青苹生陆地，陆生者多在稻田沮洳之处，不可食。方士取以煅硫结砂煮汞，俗称为水田翁。

水苹，甘，寒，滑，无毒。治暴热，利小便。

蓴

蓴本作莼，莼乃丝名，其茎似之。《齐民要术》云：蓴性纯而易生，水深则茎肥而叶少，水浅则茎瘦而叶多，其性逐水而滑，故谓之莼菜。

气味甘，寒，无毒。治消渴热痹，解百药毒并蛊气。和鲫鱼作羹食，下气止呕，故张翰临秋风，思吴中鱼莼羹也。

然其性滑，多食发痔，令关节急，嗜睡。温病后脾弱不能磨化者，食之多死。

水 藻

藻乃水草之有文者，洁净如澡浴，故谓之藻。

气味甘，大寒，滑，无毒。去暴热热利，止渴，治小儿赤白游疹、火焱热疮。天下极冷无过藻菜，但患热毒丹毒者，捣傅之，厚三分，干即易之，其效无比。

海　藻

海藻，即水藻之生海中者。

气味苦、咸，寒，无毒，一云小毒。治瘿瘤结气，痈肿癥瘕，腹中上下雷鸣，下十二水肿。盖海藻气味俱厚，咸能润下，寒能泻热，故能消坚聚而除浮肿，使邪气自小便而出也。

海藻反甘草，而东垣治瘰疬马刀散肿溃坚汤两用之，盖以坚积之病，非平和之药所能取效，必令反夺以成其功也。

昆　布

昆布亦藻类。《尔雅》云：纶似纶，组似组。东海有之，皆此类也。

气味咸、寒，滑，无毒，一云有小毒。治十二种水肿，瘿瘤结气瘘疮。盖其咸能软坚，故瘿坚如石者非此不除。

然最下气，久服瘦人，海岛之人爱食之，服久相习故耳。

石　斛

石斛，丛生石上，其根纠结甚繁，或挂屋下，频浇以水，经年不死，俗称为千年润。

气味甘、淡、微咸，平，无毒。治伤中，除痹，下气，补五脏虚劳，强阴益精，逐皮肤邪热，久服轻身延年。雷敩谓：

石斛镇涎，涩丈夫元气，酒浸酥蒸，服满一镒①，永不骨痛也。囊湿精少小便余沥者，宜加之。每清晨以二钱入生姜一片，水煎代茶饮，甚清肺补脾也。

石斛短而中实，木斛长而中虚，宜辨。

骨碎补

骨碎补，本名猴姜。唐玄宗以其主伤折，补骨碎，故命此名。

气味苦，温，一云平，无毒，入足少阴经。能入骨治牙疼、骨中毒气、风血疼痛、五劳六极、手足不收、上热下寒、久泻痢，破血止血，补伤折。蜀人治闪折，取根捣筛，黄米粥和，裹伤处甚效。一人久泄，诸医不效，李濒湖用此药末入猪肾中，煨热与食顿住。盖肾主大小便，久泄属肾，不可专从脾胃也。《炮炙论》用此方治耳鸣，耳亦肾之窍也。

金星草

金星草，即石苇之有星者，丛生石上，凌冬不凋。

气味苦、微酸，寒，无毒。主凉血解热，通五淋，治发背痈肿结核，解硫黄丹石毒。凡疮毒皆可服之，然性至冷，服后下利，续补治乃平复。

大抵服金石发毒者宜之，若忧郁气血凝滞而发毒者，非所宜也。

---

① 镒（yì益）：古代重量单位，合二十两。《玉篇·金部》："镒，二十两。"

石胡荽

石胡荽，生石缝及阴湿处，小草也。其气辛薰，不堪食，鹅亦不食之，故名鹅不食草。

气味辛，寒，一云温，无毒。通鼻，去目翳，利九窍，吐风痰，解毒，疗头痛脑酸、痰疟齁齁疮肿。盖其气温而升，味辛而散，能上达头脑而治顶痛目病，通鼻气而落息肉，内达肺经而治痰疟，散疮肿。

倪惟德有嗅鼻碧云散治目翳，以鹅不食草解毒为君，青黛去热为佐，川芎之辛破结散邪为使，升透之药也，如开锅盖法，常欲邪毒不闭令有出路。然力小而冲，宜常嗅以聚其力。凡目中诸病皆可用之。

陟厘

陟厘，苔草也，生水中石上，可以作纸，名苔纸。晋武帝赐张华侧理纸。侧理，陟厘声相近也。苔衣之类有五：在水曰陟厘，在石曰石濡，在瓦曰屋游，在墙曰垣衣，在地曰地衣。其蒙翠而长数寸者亦有五：在石曰乌韭，在屋曰瓦松，在墙曰土马鬃，在山曰卷柏，在水曰藫也。

陟厘，甘，大温，无毒。主温中消谷，强胃气，止泻痢，涂丹毒赤游。

干苔

此海苔也，彼人干之为脯，海水咸故与陟厘不同。

气味咸，寒，一云温无毒。治瘿痛结气，烧末吹鼻止衄血，汤浸捣傅手背肿痛。《夷坚志》云：河南一寺僧，尽患瘿疾，有洛阳僧共寮，每食取苔脯共飨，经数月寺僧项瘿皆消，乃知海物皆能除是疾也。

船底苔

船底苔，味甘，气寒，无毒。解天行热病、头目不清、神志昏塞及诸大毒，治鼻衄、吐血、淋疾。盖水之精气，溃船板木中，累见风日，久则变为青色，中感阴阳之气，故服之能分阴阳去邪热，调脏腑也。

马 勃

马勃，生湿地及腐木上，夏秋采之。韩退之所谓牛溲马勃，俱收并蓄者是也。

气味辛，平，无毒。主清肺散血，解热毒，傅诸疮甚良。盖马勃轻虚，上焦肺经药也，故能治咳嗽、喉痹、鼻衄、失音诸病。东垣治大头病，咽喉不利，普济消毒饮亦用之。

第十一卷　木部

木乃五行之一，于德为元，于令为春。草木同为植物，根茎枝叶，草之柔荏，不及木之坚刚；苞灌乔条，草之谢迁，不及木之贞固。历寒暑而四时之气俱备，经霜雪而怒生之意复萌。第山谷原隰①之产不同，色香气味之功各异，品类自别，施用宜详。

松 松脂　松节　松叶　松黄

松柏为百木之长，松犹公也，柏犹伯也。松树磊砢修耸，凌冬不凋，松叶、松实，服饵所须，松节、松心，耐久不朽。松脂则又树之津液精华也，在土不朽，变为琥珀，辟谷延龄，理宜然也。以老松皮自然聚脂为第一，凿取及煮成者次之。

气味苦、甘、温，一云平，无毒。强筋骨，利耳目，治崩带、痈疽恶疮、风痹，安五脏，除热，久服轻身延年。《抱朴子》云：上党赵瞿病癞垂死，其家弃之，置山穴中，瞿怨泣经月，有仙人见而哀之，与一囊药，瞿服百余日，疮都愈，颜色丰悦。仙再过之，瞿乞其方，仙曰：此松脂也，汝炼服之可长生。瞿归家长服，身体转轻，气力百倍，年百余齿不落、发不白。夜卧忽见屋间有光大如镜，久而一室尽明，又见面土有采女一人，戏于口鼻之间，后成地仙。于时闻者竞服之，车运驴负，积之盈室，不过一月，未觉大益，皆辄止焉。志之不坚如此，岂松之不灵哉？

松节，苦，温，无毒。治百邪久风，脚痹疼痛。此松之骨

---

① 隰（xí 席）：低湿之地。

也，质坚气劲，故筋骨间风湿诸病宜之。

松叶，苦，温，无毒。治风湿疮，生毛发，去风痛脚痹，安五脏不饥。

松黄，乃松花上黄粉也。甘，温，无毒。润心肺，益气，除风止血。然难久收，故鲜寄远。多食发上焦热病。

柏柏子仁　柏叶　柏枝节

万木皆向阳，而柏独西指，盖受金之正气，不畏霜雪，故字从白，白者西方也。柏有数种，柏叶松身者桧也，亦谓之栝；松桧相半者桧相也；峨眉山一种竹叶柏身者竹柏也；入药惟取叶扁而侧生者，谓之侧拍。

柏子仁，味甘、辛，气平，无毒，入肝经气分。养心气，润肾燥，安魂定魄，益智宁神，除风湿，治惊痫，久服延年，烧沥泽头治疥癣。盖不寒不燥，辛而能润，能透心肾，益脾胃。《列仙传》云：抱朴子食柏实，齿落更生，行及奔马，仙家上品药也。

柏叶，味苦、辛，气微温，一云寒，无毒。治吐衄崩痢，疗历节风痛，轻身益气，令人耐寒暑，去湿痹，生肌。凡采其叶，随月建方，取其多得月令之气，其性多燥，久得之大益脾土，以滋其肺。《抱朴子》云：毛女者秦宫人，关东贼至，惊走入山，饥无食，一老公教食松柏叶。至汉成帝时，猎者于终南山见一人无衣服，身生黑毛，跳坑越涧如飞，乃密围获之，去秦时二百余载矣。

柏枝节，煮汁酿酒，去风痹历节风。

桂

凡木叶心皆一纵理，独桂有两道如圭形，故字从圭。陆佃云：桂犹圭也，宣导百药，为之先聘通使，如执圭之使也。《尔雅》谓之梫者，能侵害他木也，故《吕氏春秋》云桂枝之下无杂木，雷公云桂钉木根，其木即死，是也。

本草有牡桂、菌桂之分，菌桂筒卷，其味辛烈；牡桂版薄，其味稍淡。今入药分桂枝、桂肉二种。桂枝味辛，气温，无毒；桂肉味甘、辛，气热，有小毒。桂心即肉桂之去内外皮者。肉桂利肝肺气，温中坚筋骨，通血脉，补下焦不足，治沉寒痼冷之病，去营卫中风寒，表虚自汗，治寒痹风痦、阴盛失血、泻痢惊痫。桂心治九种心痛、腹内冷气，补五劳七伤，益精明目。桂枝治上气咳逆、喉痹，利关节，温筋通脉，解肌发汗，去皮肤风湿横行手臂，治痛风。盖其主疗相近，而桂枝气薄，肉桂气厚。气薄则发泄，故上行而发表；气厚则发热，故下行而补肾。凡桂之厚实气味重者，宜入治水脏下焦药；轻薄气味淡者，宜入治头目发散药。故《本经》以菌桂养精神，牡桂利关节也。

第本草言桂能止烦出汗，而仲景治伤寒当发汗凡数处，皆用桂枝汤，是用桂枝发汗也。又曰无汗不得服桂枝，汗多者用桂枝甘草汤，又似用桂枝闭汗也。一药二用何也？曰本草言桂能通血脉，是调其血而汗自出也。仲景云：太阳病发热汗出者，营弱卫强，阴虚阳必凑之。用桂枝发其汗，此乃调其营气则卫气自和，风邪无所容，遂自汗而解，非桂枝能开腠理发出其汗也。汗多用桂枝者，以之调和营卫则邪从汗出，而汗自止，非桂枝能闭汗孔也。然则桂枝非发汗，亦非止汗，只是调其营卫，以逐风寒之邪。亦惟有汗者宜之，若伤寒无汗，则当以发汗为主，而不独调其营卫矣，故曰无汗不得服桂枝也。

盖麻黄、桂枝皆是辛甘发散之剂，麻黄遍彻皮毛，故专于发汗而寒邪散，肺主皮毛，辛主肺也。桂枝透达营卫，故能解肌而风邪去，脾主营，肺主卫，甘走脾，辛走肺也。肉桂下行益火之源，所谓肾苦燥，急食辛以润之，开腠理致津液通气也。又赤眼肿痛，脾虚不能饮食，肝脉盛，脾脉弱，用凉药治肝则脾愈虚，用暖药治脾则肝愈盛，但于温平药中倍加肉桂杀肝而益脾，故一治两得之。

《传》曰：木得桂而枯是也。《别录》所云桂利肝肺气，治胁痛胁风，即此意也。其堕胎者，以桂性辛散，能通子宫而破血也。

沉　香

交趾蜜香树彼人取之，先断其老木根经年，其外皮干俱朽烂，木心与枝节不坏，坚黑沉水者，即沉香也；半浮半沉与水面平者，为鸡骨香；细枝紧实未烂者，为青桂香；其余为栈香；其根为黄熟香；根节轻而大者为马蹄香。此六物同出一树，有精粗之异尔。盖木得水则结，或在折枝枯干中，山民以刀斫曲干斜枝成坎，经年雨水浸渍，亦结成香，乃锯取之，其香结为斑点，名鹧鸪斑；在土中久，不待创剔而成薄片者，谓之龙鳞；削之自卷，咀之柔韧者，谓黄蜡沉，尤难得也。其品凡四：一曰熟结，乃膏脉凝结，自朽出者；一曰生结，乃刀斧伐仆，膏脉结聚者；一曰脱落，乃因水朽而结者；一曰虫漏，乃因蠹隙而结者。生结为上，熟脱次之，坚黑为上，黄色次之。丁谓云：海北海南皆出香，然售者多而取者速，不待稍成，皆趋利竞伐之，非同琼管①黎人，非时不妄采伐，故木无夭札之患，而产

---

① 琼管：琼州府的别称，隶属广东省，领属南海诸岛。

异香也。蔡绦①云：占城②不若真腊③，真腊不若海南黎峒，黎峒又以万安黎母山东峒者冠绝天下，一片万钱，虽薄如纸者，入水亦沉。万安在岛东，钟朝阳之气，故香尤蕴藉，土人亦自难得。

沉香，味辛、苦，气微温，一云香甜者气平，辛辣者气热，无毒。治上热下寒，气逆喘急，大肠虚闭，小便气淋，男子经冷。

修治不可见火，入丸散以纸裹置怀中，待燥研之，或水磨粉晒干。亦可入煎剂，惟磨汁临时入之。

丁 香

雄为丁香，雌为鸡舌，即母丁香也，雌者力大。

味辛，气温，一云热，无毒。温脾胃，止霍乱虚哕，疗小儿吐泻、痘疮灰白不发。与五味子、广茂同用治奔豚。

《日华子》言丁香治口气，与汉郎官含鸡舌香欲奏事芬芳之说相符。然地气通于口，脾有郁火，溢入肺中，失其清和之意，而浊气上行发为口气，惟香薷能除之，若以丁香治之，是扬汤止沸矣。陈文中治痘疮不起，发不光泽，或胀、或泻、或渴、或气促，表里俱虚之证，并用木香散、异攻散，倍加丁香、肉桂亦有愈者。然必运气在寒水司天之际，又值严冬郁遏阳气，故用大辛热之剂发之可也。若不分气血经络、寒热虚实，一概

---

① 蔡绦：字约之，号百衲居士，蔡京季子。著有《西清诗话》《铁围山丛谈》等。

② 占城：即占婆补罗，简译占婆、瞻波等。位于中南半岛东南部，曾为越南属国。

③ 真腊：又名占腊，为中南半岛古国，在今柬埔寨境内。

骤用，杀人必矣。葛洪云：凡百病在目，以鸡舌香黄连乳汁煎，注之皆愈，此得辛散苦降，养阴之妙者也。

檀香

檀，从亶①，善也，释氏呼为旃檀，以为汤沐，犹言离垢也。道书谓之浴香，不可烧供上真。

白檀味辛，气温；紫檀味咸，气微寒。并无毒。白檀气分之药，故能理卫气而调脾肺，利胸膈；紫檀血分之药，故能和营气而消肿毒，治金疮。

《楞严经》云：白旃檀涂身能除一切热恼。今西南诸番酋，皆用诸香涂身，取此意也。隋有寿禅师作五香饮：沉香饮、檀香饮、丁香饮、泽兰饮、甘松饮，皆以香为主，佐以别药，有味而止渴，兼补益人也。

降真香

降香烧烟直上，感引鹤降，醮星辰为第一度箓②，降真之名以此。

味辛，气温，无毒。疗折伤金疮，止血定痛，消肿生肌，烧之辟天行时气、宅舍怪异，小儿带之辟邪恶气。

《名医录》云：一人被刃伤，血出不止，筋如断，骨如折，用花蕊石散不效，以紫金散掩之，血止痛定，明日结痂如铁，遂愈，且无瘢痕。其方乃紫藤香，瓷瓦刮下研末，即降之最佳者，曾救万人。

---

① 亶（dǎn 胆）：诚然、信然之义。
② 度箓（dùlù 杜录）：道教指接受天神的符咒以祈福禳灾。

乌 药

乌以色名，根叶皆有香气。

味辛，气温，无毒，入足阳明、少阴经。治中气脚气疝气、头痛肿胀喘急，止小便频数及白浊，猫犬百病并可磨服。盖乌药性和，来气少走泄多，但不甚刚猛。

《和剂局方》治中风中气诸证，用乌药顺气散，气顺则风散也。《济生方》治七情郁结，上气喘急，用四磨汤降中兼升，泻中兼补也。其方以人参、乌药、沉香、槟榔各磨浓汁七分，合煎细细咽之。盖乌药下通少阴肾经，上理脾胃元气，故丹溪补阴丸中往往用之。

乳 香

乳香，垂滴如乳头，故名。佛家谓之天泽香，出西天竺，南出波斯等国。西者色黄白，南者色紫赤。《宋史》言乳香有一十三等也。

味辛、苦，气温，无毒，一云微毒，入手少阴经。消痈疽诸毒，托里护心，活血定痛，伸筋，治妇人产难折伤。盖乳香香窜能入心经，故为痈疽疮疡心腹痛要药，《素问》云诸痛痒疮疡皆属心火是矣。李嗣立有内托护心散，云香彻疮孔中，能使毒气外出不内攻也。杨清叟谓凡筋不伸者，敷药宜加乳香，极能伸筋，妇人临产月服之，胎滑易生，极验。

乳香一名熏陆香，《抱朴子》云：浮炎洲出熏陆香，乃树有伤穿，木胶流堕，夷人采之，怕患猰狢①兽食之。此兽斫刺不死，以杖打之，皮不伤而骨碎乃死。观此则乳香之治折伤，亦其性然也。

至黏难碾，以缯袋挂窗隙间良久，取研不黏，或少酒研如泥，水飞过晒干用。

没　药

没药出波斯国，其树高大如松，脂液流滴下凝结成块者。没，梵言也。

味苦、气平、无毒。主散血，消肿定痛，生肌。凡金刃所伤、损跌坠马，筋骨疼痛，心腹血瘀者，并宜研烂热酒调服。

其功能通滞血，血滞则气壅瘀，气壅瘀则经络满急，经络满急故痛且肿也。乳香活血，没药散血，皆能止痛消肿，故二药每相兼而行。

麒麟竭

麒麟，马名。此物如干血，故谓之血竭，曰麒麟者，隐之也。《南越志》云：麒麟竭是紫矿树之脂也，嚼之不烂，如蜡者为真。《一统志》云：血竭树略如没药树，试之以透指甲者为真。独孤滔云：此物秉荧惑之气而结，烧之有赤汁流出，久而灰不变色者为真。

味甘、咸，气平，无毒，入手足厥阴经。治心腹卒痛，金疮血出，破积血，补心包络、肝血不足，益阳精，消阴滞。盖麒麟竭，

---

① 猰狢（jié）：古兽名。《集韵·迄韵》："猰狢，西域兽名。食香，无毛，但自鼻有毛广寸至尾，烧刺不能伤。"

本草洞诠
二二八

木之脂液，如人之膏血，其味甘咸而走血，为和血之圣药。

乳香、没药虽主血病而兼入气分，此则专于血分也，且行而兼补，故《日华子》云不可多使，却引脓。

龙脑香

龙脑者贵重之称，以白莹如冰及梅花片者为真，出南番诸国。波律树中脂也，其枝叶不曾损动者俱有香，若损动则气泻无脑矣。宋熙宁九年英州雷震，一山梓树尽枯，中皆化为龙脑，则龙脑亦有变成者也。

味辛、苦，气微寒，一云热，无毒。疗喉痹脑痛、鼻息齿痛、伤寒舌出、小儿痘陷、妇人难产，通诸窍散郁火。盖万物中香无出其右者，大辛善走，能使壅塞通利，则经络条达，而热毒宣散。

古方目痛喉痹、惊风痘疮倒靥者用之，皆言龙脑辛凉能解心热，似而非也。目病、惊病、痘病，皆火病也，火郁则发之，从治之法，辛主发散故也。人欲死者吞之，为其气散尽也。辛散之性似乎气凉，然诸香皆属阳，岂有香之至者而性反寒乎？世以为寒而通利，不知其热而飞越，动辄与麝同为桂附之助，然人之阳易动，阴易亏，飞越之性损人真阴，其害可胜道哉！且龙脑入骨，风病在骨髓者宜用之，若风在血脉肌肉，辄用脑麝，反引风入骨髓矣。昔宋文天祥服脑子求死不得，廖莹中以热酒服数握，九窍流血而死。此非脑子有毒，乃热酒引其辛香，散溢经络，气血沸乱而然尔。

樟　脑

樟脑，白色如雪，樟树脂膏也，系樟木新者煎汁结成，亦可升炼两三次，充龙脑也。

味辛，气热，无毒。主通关窍，利滞气，治中恶邪气，杀虫辟蠹。盖樟脑纯阳，与焰硝同性，水中生火，其焰益盛。今丹炉及烟火家多用之去湿杀虫，此其所长，故治疥癣龋齿。烧烟熏衣筐席簟，能去壁虱虫蛀也。王玺云：脚气肿痛，用樟脑、乌头为末，醋糊丸，弹子大，每置一丸于足心踏之，下以微火烘之，衣被围覆，汗出如涎为效。

枫香脂

枫树枝弱善摇，故字从风，木之老者为人形，故为灵枫。越巫有得之者，以雕刻鬼神，能致灵异。

味辛、苦，气平，无毒。主治活血生肌，止痛解毒。瘾疹风痒浮肿，煮水浴之。盖其性疏通，为外科要药。

枫香、松脂皆可乱乳香，其功虽次于乳香，而亦仿佛不远也。

苏合香

《梁书》云：中天竺国出苏合香，是诸香汁煎成，非自然一物也。又云：大秦国采得诸香，先煎其汁以为香膏，乃卖其滓与诸国贾人，是以展转来达中国者不大香也。一云香出苏合，故名。

味甘，气温，无毒。辟恶，杀鬼精物、温疟、蛊毒、痫痓，去三虫，除邪，令人无梦魇。盖苏合香其窜，能通诸窍，故其功能辟一切不正之气。

宋王文正气羸多病，真宗面赐药酒一瓶，公饮之，大觉安健，上曰：此苏合香酒也，能调和五脏，却腹中诸疾，每冒寒夙兴，则宜饮一杯。自此臣庶之家，皆仿为之，此方盛行于时。

安息香

此香辟恶，安息诸邪，故名。或云安息，国名也。形色类胡桃瓤，不宜于烧，而能发众香，或言烧之能集鼠者为真。

气味辛、苦，平，无毒。治邪气，辟蛊毒，治中恶魔魅，劳瘵传尸、妇人夜梦鬼交，烧之去鬼来神。

芦 荟

芦荟，一名象胆，以味苦如胆也。

气寒，无毒，入足厥阴经。治热风烦闷，明目镇心，小儿癫痫惊风，疗五疳，杀三虫及痔病疮瘘、蟨齿湿癣。其功专于杀虫清热，以上诸病皆热与虫所生也。

刘禹锡云：余少年曾患癣，初在颈项间，后延上左耳，遂成湿疮浸淫，用斑蝥、狗胆、桃根诸药转甚。一人教用芦荟一两，炙甘草半两，研末，先以温浆水洗癣，拭净傅之，立干，便瘥。

阿 魏

夷人自称曰阿，此物极臭，阿之所畏也。谚云：黄芩无假，阿魏无真。刘纯云：阿魏无真却有真，臭而止臭实为珍。戎人重此，犹汉人重胡椒也。

味辛，气平，无毒。杀诸小虫，去臭气，破癥癖，下恶气，除疟痢疳劳、蛊毒尸注，消肉积，解自死牛羊马肉诸毒。

王璆云：一人病疟半年，宝藏叟用真阿魏、丹砂各一两，研匀糊丸皂子大，人参汤化服一丸，即愈。世人治疟，用常山、砒霜毒物，多有所损，此方平易，人所不知。周密云：此方治疟以无根水下，治痢以黄连木香汤下，疟痢多起于积滞故尔。

梓

梓为百木之长，《书》以梓材名篇，《礼》以梓人名匠。屋有此木，则余材皆不震，故名木王。梓有三种，木理白者为梓，赤者为楸，梓之文者为椅，楸之小者为榎。

梓皮，苦，寒，无毒。治热毒，杀三虫。煎汤洗小儿壮热、一切疮疥皮肤瘙痒。

梓叶饲猪，肥大三倍，桐叶亦然。

桐 桐叶 桐皮 桐花 梧桐子 桐油 海桐皮

桐有数种，诸家之辨不一。叶皮青而无子者，青桐也；色白而有绮文者，白桐也，亦名绮桐。陶云白桐有子，寇云白桐无子，《齐民要术》言白桐冬结似子，乃来年之华房，非子也。其木轻虚，堪作琴瑟，不生虫蛀，作器皿屋柱甚良。云南牂柯①人取花中白毳腌渍，绩以为布此也。

皮似白桐，药似青桐，而子肥可食者，梧桐也。陆玑谓梓实桐皮为椅，即梧桐也。《尔雅》谓之櫬。《左传》所谓桐棺三寸，此也。《遁甲书》云：梧桐生十二叶，从下至上十二月，有闰十三叶，小余者视之，则知闰何月也，故曰梧桐不生则九州异。凤凰非梧桐不栖，食其实也。

白桐紫花而有子，大于梧子者，冈桐也，江南人以作油；一名罂②子桐，实似罂也；一名虎子桐，言其毒也；一名荏桐，

---

① 牂（zāng 脏）柯：亦作"牂牁"，古地名，指西南地区古夜郎国、夜郎郡。

② 罂（yīng 英）：一种口小腹大的容器。

油似荏也；生南海山谷中而有巨刺者，海桐也；江南有赪①桐，秋开红花无实；有紫桐，花如百合，实堪糖煮以啖。诸种之分，约略尽此。

桐叶，苦，寒，无毒。消肿毒，生发。桐皮，治五痔，杀三虫，煎汁涂丹毒，淋发去头风。桐花，饲猪肥大。梧桐皮，烧研，和乳汁涂须发变黄。

梧桐子，甘，平，无毒。捣汁涂拔去白发根下，必生黑者。桐油，甘，平，微辛，寒，有大毒。傅恶疮，摩疥癣虫疮，吐风痰喉痹，毒鼠至死。

海桐皮，苦，平，无毒。去风杀虫，治霍乱中恶，赤白久痢，腰脚不遂，顽痹疼痛，煎汤洗赤目。

黄 蘖

黄蘖，味苦，气寒，无毒，入足少阴、太阳经。其用有六：泻膀胱龙火，一也；利小便结，二也；除下部湿肿，三也；痢疾先见血，四也；脐中痛，五也；补肾不足、壮骨髓，六也。

凡肾水膀胱不足，诸痿厥，腰无力，于黄芪汤中加用，使两足膝中气力涌出，乃瘫痪必用之药。蜜炙研末，治口疮如神，故《炮炙论》云：口疮舌折，立愈，黄酥是也。凡小便不通而口渴者，邪热在气分，肺中伏热，不能生水，是绝小便之源也。法当用气味俱薄淡渗之药，猪苓、泽泻之类泻肺火而清肺金，滋水之化源。若不渴而小便不通者，邪热在血分，乃《素问》所谓无阴则阳无以化，膀胱者州都之官，津液藏焉，气化则能出矣。法当用气薄味厚阴中之阴药治之，黄蘖、知母是也。一

---

① 赪（chēng撑）：红色。

人病小便不通腹坚如石，脚腿裂破出水，治满利小便之药服遍矣。东垣诊之，曰：此乃奉养太过，膏粱积热，损伤肾水，致膀胱久而干涸，火逆上而为呕哕，热在下焦，但治下焦，其病必愈。遂处以北方寒水所化大苦寒之药，黄蘗、知母各一两，入桂一钱为引，熟水丸，茨子大，每服二百丸。少时前阴如刀刺火烧之状，溺如瀑泉涌出，床下成流，顾盼之间，肿胀消散。《经》云：热者寒之，肾恶燥，急食辛以润之。以黄蘗泻热补水润燥为君，知母泻肾火为佐，肉桂辛热为使，寒因热引是也。盖知母佐黄蘗，有金水相生之义，故阴虚火动之病须之。然必少壮气盛者用之相宜，若中气不足而邪火炽甚者，久服则有寒中之变。近时用补阴药，以此二味为君，日日服饵，降令太过，脾胃受伤，精气不暖，致生他病，戒之！

制法：酒制则治上，盐制则治下，蜜制则治中，生用则降实火，熟用则不伤胃。

厚　朴

木质朴而皮极厚，故名。

味苦、辛，气温，无毒。治肺气胀满喘咳，温胃气，化水谷，止吐酸水，破宿血。

平胃散用之，佐以苍术，为泻胃中之湿，平胃土之大过以致于中和而已，非谓补脾胃也。其治腹胀者，因其味辛以开滞气耳，滞行则宜去之。本草言厚朴治伤寒头痛，温中益气，消痰下气，厚肠，去腹满。果泄气乎？益气乎？盖其枳实、大黄同用则泄实满，故消痰下气；与橘皮、苍术同用则除湿满，故温中益气；与解利药同用，则治伤寒头痛；与补益药同用，则厚肠胃。由其性味苦温，用苦则泻，用温则补也。

不以姜制，棘人喉舌。

杜 仲

昔有杜仲服此得道，因以名之。皮上有丝如绵，亦名木绵。

味辛、苦、甘，气平，一云温，无毒，入足厥阴经。益精气，坚筋骨，补肝经风虚。人病强直腰不利者，加而用之。古方只知其滋肾，惟王海藏言是肝经气分之药，润肝燥，补肝虚，发昔人所未发也。盖肝诸筋，肾主骨，肾充则骨强，肝充则筋健，屈伸利用皆属于筋。杜仲色紫而润，味甘微辛，其气温平，甘温能补，微辛能润，故能入肝而补肾，子能令母实也。

庞元英云：一少年新娶后，得脚弱病，且疼甚，医作脚气治不效，孙琳用杜仲一味，寸断片折，每以一两，用半酒半水一大盏煎服，三日能行，又三日全愈。此乃肾虚，非脚气也。杜仲治腰膝痛，以酒行之，则为效甚捷矣。

椿 樗

香者名椿，臭者名樗。《庄子》言"大椿以八千岁为春秋，樗以不材全其天年"是也。

气味苦，温，无毒。一云樗有小毒。治湿痢白浊带下、精滑梦遗，燥下湿，去积痰。煮水洗疮疥风疽，樗木根叶尤良。椿皮色赤入血分而性涩，樗皮色白入气分而性利，其主治之功虽同，而涩利之效则异。凡血分受病不足者，宜用椿皮，气分受病有郁者，宜用樗皮。

一妇人耽饮无度，多食鱼蟹，蓄毒在脏，日夜二三十泻，大便与脓血杂下，大肠连肛门痛甚，用止血痢药不效，用肠风药则益甚，盖肠风则有血无脓也。久至气血渐弱，食减肌瘦。

服热药则腹愈痛、血愈下，服冷药即注泄食减，服温平药则病不知。或教服人参饮，一服知，二服减，三服脓血皆定，遂常服之而愈。其方治大肠风虚，饮酒过度，挟热下痢，用樗根白皮一两，人参一两，为末，每服二钱，空心温酒调服。

第椿芽多食动风，熏十二经脉，令人神昏，以拥经络故也。

楝

楝叶可以练物，故谓之楝。

楝实，味苦、酸，气寒，有小毒。治温疾、伤寒大热烦狂，利水道。盖楝实导小肠膀胱之热，引心包相火下行，故心腹痛及疝气为要药也。

漆

木汁可以漆物，漆字象水滴而下之形也。湿漆燥热时则难干，得阴湿则易干，亦物性之异也。

味辛、咸、苦，气温，无毒，一云有毒。补中，续筋骨，治风寒湿痹，杀三虫，治传尸劳，削年深坚结之积滞，破日久凝结之瘀血。

《仙方》用蟹消漆为水，炼服长生。《抱朴子》云：或以云母水，或以五水合服，九虫悉下，六甲行厨至也。夫漆属金，有水与火，其性毒而杀虫，降而行血，所主诸证，惟在二者而已。用之中节则积滞去，后补性，内行人不知也，若欲以致长生，则漆之外气尚能使人身肉疮肿，况服饵乎？陶贞白云：是自啮肠胃也，慎之。

槐 槐实 槐花 槐枝

《太清草木方》云：槐者，虚星之精也。

槐实，苦、酸、咸，寒，无毒，入肝经气分。治五内邪热，止涎唾，补绝伤、妇人乳瘕、子脏急痛，杀虫去风，凉大肠，润肝燥。扁鹊明目方：十月上巳日取槐子，去皮纳新瓶中，封口二七日，初服一枚，再服二枚，日加一枚，至十日又从一枚起，终而复始，令人可夜读书，延年益气力，长生通神。《梁书》言：庾肩吾①常服槐实，年七十余，须发皆黑，夜看细字。古方以子入冬日牛胆中渍之，阴干百日，每食后吞一枚，明目通神，白发还黑，有痔及下血者尤宜服之。

槐花，苦，平，无毒，入阳明、厥阴血分。治五痔、心痛眼赤，杀腹脏虫及皮肤风热、肠风泻痢。炒香频嚼，治失音及喉痹，疗吐衄崩漏。

槐枝，洗疮及阴囊下湿痒，煮汁酿酒，疗大风痿痹，青枝烧沥涂癣，煅黑揩牙去虫，煎汤洗痔，烧灰沐头长风。刘禹锡载槐汤灸痔法：以槐枝浓煎汤先洗痔，便以艾灸其上七壮，以知为度。一人有痔疾，乘骡入骆谷，其痔大作，状如胡瓜，热气如火，至驿僵仆，邮吏用此法，灸至三五壮，忽觉热气一道入肠中，因大转泻，先血后秽，其痛甚楚，泻后遂失胡瓜所在，登骡而驰矣。

檀

檀者，善也，檀乃善木，故从亶。檀树至夏有不生者忽然

---

① 庾肩吾：字子慎，南朝梁文学家、书法理论家。

叶开，当有大水，农人候之以占水旱，号为水檀。

檀皮，辛，平，有小毒。和榆皮为粉食，可断谷救荒。

秦 皮

秦皮，本作梣①皮，木小而岑高，故名。树叶似檀，亦名石檀。

秦皮，苦、酸，寒，无毒，入足厥阴、少阳经。治风寒湿痹，除热、目中青翳白膜，疗男子少精、妇人带下、小儿惊痫，主热痢。盖痢则下焦虚，故仲景白头翁为汤以黄蘖、黄连、秦皮同用，皆苦以坚之也。治目病惊痫，取其平木也；治下痢崩带，取其收涩也；益精有子，取其涩而补也。《老子》云：天道贵啬。此药乃服食所宜，而人止知其治目一节耳。

皂荚 子 刺

荚之树皂，故名。其树高大，多刺难上，采时以篾箍其树，一夜自落。有不结实者，树凿一孔，入生铁三五觔，泥封之，即结荚。人以铁砧槌皂荚即自损，以铁碾碾之，久则成孔，铁锅爨②之，多爆片落。岂皂荚与铁有感召之情耶？

皂荚，辛、咸，温，有小毒，入手太阴、阳明经气分。金胜木，燥胜风，故兼入足厥阴治风木之病。味辛性燥，气浮而散，吹之导之则通上下诸窍，服之则治风湿痰喘、肿满痹塞，涂之则散肿消毒、搜风治疮。

庞安时云：元祐年蕲黄二郡人患急喉痹，十死八九，有黑

---

① 梣（chén 陈）：即白蜡树，可放养白蜡虫，树皮称秦皮。
② 爨（cuàn 窜）：烧；烧煮。

龙膏方救活数千人。其方治九种喉痹：急喉痹、缠喉痹、结喉、烂喉、遁虫、虫蝶、重舌、水舌、飞丝入口。用大皂荚四十挺，水三斗，浸一夜，煎至半，入人参末五钱，甘草末一两，煎至五升，去滓，入酒一升，釜煤二七，煎如饧，入瓶封埋地中一夜，每温酒化下一匙，或扫入喉内，取恶涎尽为度，后含甘草片以养精液可也。孙用和云：凡人卒中风，昏昏如醉，形体不收，或倒或不倒，或口角流涎，此证风涎潮于上，胸痹气不通，宜用救急稀涎散吐之。用大皂荚肥实不蛀者四挺，去黑皮，光明白矾一两，为末，每用半钱，重者三字，温水调灌，不大呕吐，只吐微微冷涎，或一升二升，当待醒乃用药，不可大吐过剂伤人也。

皂荚子，辛，温，无毒。炒舂去赤皮，煮熟糖渍食之，疏导五脏风热壅闷。烧存性，治大便燥结，《会编》谓其性得湿则滑，滑则燥结自通。此乃辛以润之之义，非得湿则滑也。

皂荚刺，能引诸药性上行，治上焦病，亦能引至痈疽溃处，其治风杀虫功与荚同，但其锐利直达病所为异耳。《神仙传》云：崔言病大风恶疾，双目昏盲，眉发自落，鼻梁崩倒，遇异人传方。用皂荚刺三斤烧灰，蒸一时久，日干为末，食后浓煎大黄汤调一匕饮之，一旬眉发再生，肌润目明。刘守真云：疠风乃营气热，风寒客于脉而不去，宜先用桦皮散服五七日后，灸承浆穴十壮，三灸后，每旦服桦皮散，午以升麻葛根汤下钱氏泻青丸，晚服一圣散，用大黄末半两，煎汤调皂角刺灰三钱，乃疏泻血中之风热也。一圣散服之即出黑虫为验，直候虫尽为绝根也，新虫嘴赤老虫嘴黑。

桦 木

桦一作桦，画工以皮烧烟熏纸，作古画字也。

桦皮，苦，平，无毒。诸黄疸浓煮汁饮之，冷饮治伤寒时行热毒、疮乳痈肿痛欲破者，以真桦皮烧存性研，无灰酒服方寸匕，即卧觉即瘥也。

合 欢

嵇康云：合欢蠲忿，萱草忘忧。崔豹云：欲蠲人之忿，则赠以青裳。青裳，合欢也。其叶至暮即合，亦名夜合。

合欢皮，甘，平，无毒。安五脏，和心志，令人欢乐无忧。煎膏消痈肿，酒服治折伤疼痛。盖其补阴之功甚捷，长肌肉，续筋骨，和血消肿，止痛杀虫，与白蜡同入膏用甚效，而外科未曾录用何耶？

诃黎勒

梵言诃黎勒，华言天主持来也。

气味苦、甘、酸，温，无毒。治冷气心腹胀满，化食，止肠癖久泄、怀孕漏胎，实大肠，敛肺降火，黑髭发。盖诃子治肺因火伤，郁遏胀满，其味酸苦，有收敛降下之功也。波斯人将诃勒、大腹等在舶上，遇大鱼放涎滑水中数里，舶不能通，煮此洗其涎滑，寻化为水，则其消痰之功可知。《广异记》云：高仙芝在大食，得诃黎勒长三寸，置抹肚下，觉腹中痛，因大利十余行，疑其为祟。后闻火食长老云，此物人带一切病消利者，乃出恶物尔。

《经》言：肺苦气上逆，急食苦以泄之，以酸补之。诃子苦

重则能泄气，酸微不能补肺，凡气虚人宜少服之，以其虽涩肠而能泻气也。咳嗽未久者不宜用之，以收敛之骤也。、

柳 絮 叶 枝 根

江东通名杨柳，北人都不言杨。杨树枝叶短，柳树枝叶长。杨枝硬而杨起，故谓之杨；柳枝弱而垂流，故谓之柳。河柳为柽。《尔雅翼》云：天之将雨，柽先知之，起气以应，又负霜雪不凋，木之圣者也。亦名雨丝，得雨则垂垂如丝也。亦名观音柳，谓观音用此洒水也。杨柳纵横倒顺插之皆生，其絮因风而飞，着衣物则生蠹，入池沼即化萍，可代羊毛捍毡为茵，柔软性凉也。

絮、叶、枝、根并味苦，气寒，无毒。柳絮治风水黄疸、面热黑①、金疮恶疮，溃痈逐脓止血，疗痹。柳叶治天行热病，疗白浊，解丹毒，洗恶疥漆疮。柳枝及根去风消肿止痛、痰热淋疾，洗风肿瘙痒。其嫩枝削为牙杖，涤齿甚良。

杨

杨多宜水涯蒲萑②之地，故有水杨、蒲柳、萑苻诸名。

枝叶味苦，气平，无毒。治痈肿痘毒，久痢赤白，捣汁饮之。魏直云：痘疮数日顶陷，浆滞不行者，宜用水杨枝叶，无叶用枝五斤，煎汤浴之，如冷添汤，良久照见累起有晕丝者，浆行也。如不起再浴之，力弱者止洗头面手足，如屡浴不起者，气血败矣。始出及痒塌者皆不可浴。痘不行浆乃气涩血滞，腠理固密，或风寒外阻而然，令暖气透达，气血通彻，每随暖气

---

① 黑：原字漫漶，据家刻乙本补。
② 萑（huán 环）：指芦苇一类的植物。

而发也。若内服助气血药，籍此升之，其效更速。盖黄钟一动而蛰虫启户，东风一吹而坚冰解腹，理固然耳。

榆

《字说》云：榆沈俞柔，故谓之榆。白者名枌。榆数十种不能尽别，性皆扇地，其下五谷不殖。未生叶先生荚，形状似钱而小，俗呼榆钱。三月采之以作糜羹，亦可酿酒作酱。令人多睡，嵇康所谓榆能令人瞑也。荒岁取皮为粉，食之当粮。榆皮湿捣如糊，粘瓦石极有力，汴洛人以石为碓①嘴，用此胶之。

榆皮，甘，平，滑，无毒，入手足太阳、手阳明经。利水道，除邪热，滑胎，治淋，行津液，消痈肿。《十剂》云：滑可去着，冬葵子、榆白皮之属。盖亦取其利窍渗湿热，消留着有形之物尔。

气盛而壅者宜之，若胃寒而虚者，恐泻气也。

苏 木

此木产苏方国，故名。今人用染绛色。

气味甘、咸、微酸、辛，平，无毒，入三阴经血分。主破血，产后血胀闷欲死者，浓煮汁服，排脓止痛，消痈肿、扑损瘀血。

少用则和血，多用则破血。发散表里风气，宜与防风同用。

乌臼木

乌喜食其子，因以名之。叶可染皂，子可压油烧烛，大为

---

① 碓（duì 对）：木石做成的捣米器具。

时用。

根皮苦，微温，一云凉，有毒。疗头风，通大小便，解蛇毒。其性沉降，阴中之阴，利水通肠，功胜大戟。

棕 榈

棕榈，象毛缕之形也，其干正直无枝，皮有丝毛，错综如织，剥去缕解可织衣帽椅褥之属，作绳入水，千年不坏。每岁必两三剥之，否则树死且不长也。

花、笋、子、皮并苦，平，涩，无毒。止鼻衄吐血，泻痢肠风，崩中带下，主金疮疥癣，生肌止血。盖棕灰性涩，若失血过多，瘀滞已尽者，用之切当，所谓涩可去脱也。

巴 豆

此出巴蜀，形如菽豆，故名。

气味辛、甘，热，有大毒。破癥瘕坚积痰癖，除鬼毒蛊疰，去脏腑停寒、生冷硬物所伤、耳聋喉痹，通利关窍，杀虫鱼斑蝥蛇虺毒。盖巴豆生猛熟缓，可生可降，能吐能下，能止能行，有用仁者、用油者、用壳者，有生用者、麸炒者、醋煮者、烧存性者，有研烂以纸包压去油者。若急治为水谷道路之剂，去皮心膜油生用；若缓治为消坚磨积之剂，炒去烟令紫黑用。可以通肠，可以止泄也。李濒湖云：巴豆峻用则有戡乱劫病之功，微用亦有抚绥调中之妙。一老妇病溏泄已五年，肉食油物生冷即作痛，服调脾升提止涩诸药则泄反甚。余诊之，脉沉而滑，此乃脾胃久伤，冷积凝滞所致，王太仆所谓大寒凝内，久利溏泄，愈而复发，绵历岁年者，法当以热下之则寒去利止。遂用蜡匮巴豆丸五十丸与服，二日大便不通亦不利，其泄遂愈，自是每用治泄痢积滞诸病，皆不泻而病愈也。

按巴豆为禁用之药，庸人畏大黄而不畏巴豆，以辛能开郁而剂小耳。岂知郁结虽开而忘其血液，损其真阴，为害匪小？虽以蜡匮之，尤能下后使人胸热口燥，津液枯竭，可不惧哉？总之巴豆之功专去寒积，无寒积者不可用也。《论衡》云：万物含太阳火气而生者，皆有毒。用之得宜，皆有功力，用之失宜，参苓尚能为害，况巴豆乎？张华云：鼠食巴豆三年，重三十斤，物性乃有相耐如此。

大风子

大风子能治大风病，故名。

气味辛，热，有毒。治风癣疥癞杨梅诸疮，攻毒杀虫。庸医治大风病，佐以大风油，不知此物虽燥痰而伤血，致有病将愈而先失明者。惟治疮有杀虫劫毒之功，用之外涂，其功不可泯也，

桑 根白皮 椹 叶 枝

《典术》云：桑乃箕星之精。桑有数种，女桑小而条长，山桑材中弓弩，檿桑①丝中琴瑟，皆材之美者也。以子种者，不若压条而分者，桑将槁则生黄衣。桑根下埋龟甲则茂盛不蛀也。

桑根白皮，甘、微辛苦酸，寒，一云温，无毒。治伤中羸瘦、虚劳客热，消痰止渴，泻肺，利大小肠，降气散血。夫桑白皮既补虚又下气，盖甘以固元气不足，辛以泻肺气之有余也。

---

① 檿（yǎn 眼）桑：桑树的一种，木材坚韧。

《十剂》云：燥可去湿，桑白皮、赤小豆之属。钱乙治肺气热盛泻白散，用桑白皮、地骨皮，皆能泻火从小便出，甘草泻火而缓中，粳米清肺而养血，此泻肺诸方之准绳也。罗天益言泻伏火而补正气，泻邪以补正也。若肺虚而小便利者，不宜用之。作绵缝金疮肠出，更以热鸡血涂之。唐安金藏剖腹，用此法而愈也。

桑椹，甘、微酸，平，无毒。单食止消渴；暴干为末，蜜丸服，利五脏，安魂镇神，变白不老；酿酒服，利水气，消肿。《本经》言桑甚详，然独遗椹，桑之精英尽在于此。《月令》云四月宜饮桑椹酒，能理百种风热，藏之经年，味力愈佳。《普济方》治水肿，云水不下则满溢，水下则虚竭，复胀十无一活，宜用桑椹酒治之有效。《保命集》治瘰疬，用桑椹取汁熬膏，白汤调服。魏武军中乏食，得干椹以济饥。金末大荒，民皆食椹。观此则桑椹宜收采，可供服食，而陆玑《诗疏》云：鸠食桑椹多，则醉伤其性。《杨氏产乳》云：孩子不得与桑椹，令儿心寒。何耶？

桑叶，苦、甘，寒，有小毒，一云无毒。治劳热咳嗽，明目长发，利大小肠，炙熟煎饮代茶，止渴。《神仙服食方》以四月桑茂时采叶，十月霜后，三分中二分已落，一分在者，名神仙叶，采取与前叶同阴干捣末，丸散任服，或煎水代茶饮之甚良。霜后叶米饮服止盗汗，煮汤洗手足，去风痹也。

桑枝，苦，平。治遍体风痒干燥，水气脚气风气，四肢拘挛，眼运口渴。《仙经》云：一切仙药不得桑煎不服。凡煎药用桑者，取其能利关节，除风寒湿痹诸痛也。《灵枢经》治寒痹内热用桂酒法，以桑炭炙布巾熨痹处；治口僻用马膏法，以桑钩钩其口，皆此意也。凡痈疽发背不起，或瘀肉不腐溃，及阴疮瘰疬流注、臁疮顽疮恶疮久不愈者，用桑木炙法，未溃则拔毒止痛，已溃则补接阳气。其法以干桑木劈成细片，扎作小把，燃火吹息，炙患处，内服补托药，诚良方也。一少年苦嗽，百药不效，用柔桑条一束，每条寸折煮浓汤，渴即饮之，一月而愈，其性不寒不热，久服终身不患偏风。

楮 实

楮一名构，有瓣曰楮，无瓣曰构。南人剥皮捣煮为纸，亦可缉练为布，嫩芽可当菜茹，入药但楮实耳。

气味甘，寒，无毒。主益气充肌，明目补虚劳，益颜色。《仙方》有单服楮实法，《抱朴子》云服之老者成少，令人彻视见鬼神。《别录》言大补益，而《修真秘方》云久服令人骨痿。《济生秘览》治骨鲠，用楮实煎汤服，岂非软骨之征耶？

枳实 枳壳

江南为橘，江北为枳，《周礼》亦云：橘逾淮而为枳。今江南枳橘俱有，似另一种也。七月八月采者为实，九月十月采者为壳。生则皮厚而实，熟则壳薄而虚，如青橘皮、陈橘皮之义也。

味苦、酸、辛，气寒，无毒。主健脾开胃，调五脏，下气，止呕逆，消痰，治反胃、霍乱、泻痢，消食，破癥结痰癖及肺气水肿、里急后重，其功用俱相近。第枳壳主高，枳实主下，高者主气，下者主血，故壳主胸膈皮毛之病，实主心腹脾胃之病也。

上世未尝分别，魏晋以来始分实壳之用，大抵其功专于利气，气下则痰喘止，气行则痞胀消，气通则痛刺止，气利则厚重除。虽云枳壳利胸膈，枳实利肠胃，然仲景治胸痹痞满以枳实为要药，诸方治下血痔痢大肠秘塞，以枳壳为通用，则枳实不独治下而壳亦不独治上也。盖自飞门至魄门皆肺主之，三焦相通一气而已，则二物分可也，不分亦无妨。

《杜壬方》载：湖阳公主苦难产，方士进瘦胎饮，用枳壳倍甘草为末，自五月后日服一钱，不惟易产，仍无胎中恶病。张洁古改用枳术，谓束胎丸。寇宗奭言胎壮则有力，易生，今服枳壳反致无力，兼子亦气弱难养，所谓缩胎易产者，大不然也。寇氏之说最为有理。然或气盛壅滞者则宜之，八九月胎用枳壳、苏梗以顺气，胎前无滞则产后无虚也，若气禀弱者则非所宜矣。朱丹溪谓：难产多郁闷安逸之人，富贵奉养之家，古方瘦胎饮为湖阳公主作也，予妹苦难产，其形肥而好坐，此与公主正相反，奉养之人其气必实，故耗其气使平则易产。今形肥则气虚，好坐则气不运，当补其气。以紫苏饮加补气药，十数帖服之，遂快产。此得用药之圆机者也。

栀 子

卮，酒器也，栀子象之，故名。经霜乃采，染家用之。

气味苦，寒，无毒。治五内邪热，解五种黄病，利五淋，通小便，解消渴。治吐血、衄血、血淋、面赤、酒疱、皶鼻、白癞、赤癞、疮疡。盖栀子泻三焦之火及痞块中火邪，最清胃脘之血，其性屈曲，下行能降火从小便中去。凡心痛稍久，不宜温散，反助火邪，用栀子以导热，则邪易伏而病易退也。仲景治烦躁用栀子豉汤，栀子色赤味苦，入心而治烦，香豉色黑味咸，入肾而治燥也。

凡治上焦、中焦连壳用，治下焦去壳，洗去黄浆炒用，治血病炒黑用。盖栀子皮去风表之热，栀子仁去心胸之热也。

酸　枣

酸枣，《尔雅》谓之樲，《孟子》所谓养其樲棘是也。小者谓棘，大者谓樲。

酸枣实味酸，仁味甘，并气平，无毒，入足厥阴、少阳经。疗心烦不得眠，虚寒烦渴，四肢酸痛湿痹，益肝气，炒仁研服治筋骨风。陶云食之醒睡，而《经》云疗不得眠。盖其子肉味酸，食之使不思睡，核中仁服之，疗不得眠，正如麻黄发汗，根节止汗也。然熟用则疗胆虚不得眠，生用仍疗胆热好眠，凡治虚烦之证宜炒熟用。

山茱萸

山茱萸实，味酸、咸、辛，气平，一云热，无毒，入足厥阴、少阴经气分。温肝，强阴益精，疗耳鸣，暖腰膝，盖滑则气脱，涩剂所以收之，山茱萸止小便利，秘精气，取其酸涩以收滑也，核能滑精，凡使以酒润去核用之。

金樱子

金樱子，气味酸，平，涩，无毒。治脾泄下痢，止小便，涩精气。金樱子和鸡头粉为丸，名水陆丹，秘精益元甚效。

夫经络遂道以通畅为和平，而昧者取涩性为快，此自作不靖也。然无故而服之以取快欲则不可，若精气不固者服之，何咎之有？

郁李子

郁，馥郁也，花实俱香，故以名之。《尔雅》棠棣即此。

仁味酸、苦、辛，气平，无毒，入足太阴气分。主破血润燥，消宿食，下气。

《钱乙传》云：一妇因悸而病，既愈，目张不得瞑。乙曰：煮郁李酒饮之，使醉即愈。所以然者，目系内连肝胆，恐则气结胆横不下，郁李能去结，随酒入胆，结去胆下则目能瞑矣。《必效方》疗癖，取郁李仁汤润去皮及双仁者，与干面相拌，捣如饼，大小一如病人掌，为二饼，微炙使黄，勿令至熟，空腹食一饼，当快利，如不利更食一饼，或饮热米汤，以利为度。利不止，以醋饭止之。若病未尽，一二日更进一服，累试神验。

女 贞

女贞、冬青，一类二种。此木凌冬青翠，有贞守之操，故以名之。《琴操》载鲁有处女，见女贞木而作歌者，此也。立夏时取蜡虫之种子，裹置枝上半月，其虫化出，延绿枝上，造成白蜡，故俗称蜡树。

女贞实，味苦，气平，一云温，无毒。主补中强阴，安五脏，变白发，明目，除百病，久服轻身不老。

典术云：女贞木乃少阴之精，故冬不落叶，则其益肾之功可知。此上品无毒妙药，而古方罕用。《纲目》载女贞丹方，女贞实去梗叶，酒浸一日夜，擦去皮，晒干为末，待旱莲草出，捣汁熬浓和丸，梧子大，每夜酒送百丸，旬日膂力加倍，效难殚述。

南 烛

南烛一名牛筋，食之健如牛筋也；一名草木王，种是木而似草也；一名乌饭草，寒食时采其叶，渍水染饭，色清而光，能资阳气，所谓青精饭也。

气味苦、酸，平，涩，无毒，主止泄，除睡，强筋益气力，久服轻身延年。孙真人有南烛煎方，益髭发及容颜，兼补暖。《上元宝经》云：服草木之王，气与神通；食青烛之精，命不复殒。

五 加

一枝五叶交加，故名。蜀中呼文章草，吴中呼追风使。

根皮，辛，温，无毒。主补中益精，坚筋骨，酿酒饮，治风痹四肢挛急。昔孟绰子、董士固相与言云：宁得一把五加，不用金玉满车；宁得一斤地榆，不用明月宝珠。王屋山人王常云：五加者五车星之精也，青精入茎则有东方之液，白气入节则有西方之津，赤气入华则有南方之光，玄精入根则有北方之饴，黄烟入皮则有戊己之灵。五神镇生，相转育成，饵之者真仙，服之者返婴。仙家所述虽若过情，盖奖辞多溢，自宜然尔。

五加皮治风湿痿痹，其功甚大。凡风病饮酒能生痰火，惟五加一味浸酒，日饮数杯最有益，诸浸酒药惟五加与酒相宜，且味美也。

枸杞子 地骨皮

枸杞二树名，此树棘如枸之棘，茎如杞之条，故兼名之。

枸杞子，甘，平，一云寒，无毒。滋肾润肺，坚筋骨，除风去虚劳，补精气，榨油点灯明目。

地骨皮，苦，寒。泻肾中火，降肺中伏火，去胞中火，治有汗之骨蒸，益精气。

《淮南枕中记》载西河女子服枸杞法，根茎叶花实俱采用，则《本经》所列主治，盖通根苗花实而言。后世以枸杞子为滋补药，地骨皮为退热药，始岐而二之矣。世传蓬莱县多枸杞，高者一二丈，其根盘结甚固，其乡人多寿考，亦饮其水土之气也。润州开元寺大井旁生枸杞，土人目为枸杞井，饮其水甚益人。刘禹锡有诗云：僧房药树依寒井，井有清泉药有灵。翠黛叶生笼石甃[1]，殷红子熟照铜瓶。枝繁本是仙人杖，根老能成瑞犬形。上品功能甘露味，还知一勺可延龄。《续仙传》载朱孺子见溪侧二花犬，逐入枸杞丛下，掘之得根形如二犬，烹而食之，忽觉身轻。宋徽宗时顺州筑城，得枸杞于土中，形如獒状，驰献阙下，乃仙家所谓千岁枸杞，其形如犬者也。

据此则枸杞之滋益不独子，而根亦不止于退热也。但根苗子之气味既殊，主治宜别。苗乃天精，苦甘而凉，上焦心肺客热者宜之；根乃地骨，甘淡而寒，下焦肝肾虚热者宜之。此皆三焦气分之药，所谓热淫于内，泻以甘寒者也。子则甘平而润，性滋而补，不能退热，止能补肾，此乃平补之药，所谓精不足者补之以味也。分而用之则各有所主，兼而用之则一举两得。世人但知黄芩、黄连以治上焦之火，黄柏、知母以治下焦之火，谓之补阴降火，久服致伤元气，岂知枸杞子、地骨皮甘寒平补使精气充而邪火自退之妙哉？古有《地仙丹方》云：异人赤脚张所传，春采枸杞叶，名天精草；夏采花，名长生草；秋采子，

---

① 石甃（zhòu 宙）：石砌的井壁。

名枸杞子；冬采根，名地骨皮。并阴干，用无灰酒浸一夜，晒露四十九昼夜，收日精月华气，待干为末，炼蜜丸如弹子大，每晨晚细嚼一丸，延年不老。成地仙也。

石 南

石南生石间向南之处，故名。桂阳呼为风药，以充茗及浸酒饮能愈头风也。

叶辛、苦，平，有毒。养肾气，利筋骨，疗脚弱，杀虫，逐风。古方为治风痹肾弱要药而今人不用，盖因甄氏《药性论》有痿阴之语耳，不知服此药者能令肾强，或者耽欲之人藉此放恣以致痿弱，因而归咎，于药何尤哉？

牡荆 实 叶 根 沥

《春秋运斗枢》云：玉衡星散而为荆。古者刑人以荆，故字从刑。丛而疏爽，故谓之楚，荆楚之地因产此而名也。牡荆树不蔓生，故称为牡，非无子也。蔓荆子大，牡荆子小耳。

荆实，苦、辛，温，无毒。除骨间寒热，通利胃气，止咳逆，下气，浸酒饮治耳聋。

荆叶，苦，寒。治霍乱转筋、血淋、下部疮湿、脚气肿满。崔元亮《海上方》治风湿脚气，用荆叶置大瓮中，其下着火温之，以病人置叶中，须臾当汗出，稍倦即止，便以被盖避风，仍进葱豉汤或豆淋酒，以瘥为度。李仲南《永类方》用荆茎于坛中，烧烟熏涌泉穴及痛处，使汗出则愈。二法皆可。

荆根，苦、微辛，平。水煮服治心风头风，肢体诸风，解肌发汗。盖其味苦能降，辛温能散，降则化痰，散则祛风，故风痰之病宜之。

荆沥，甘，平。治头运目眩欲吐、卒失音、小儿心热惊痫，除风热，开经络，导痰涎，行血气，解热痢。孙思邈云：凡患风人多热，常宜竹沥、荆沥、姜汁，和匀热服，以瘥为度。《延年秘录》云：热多用竹沥，寒多用荆沥，并以姜汁助之，则不凝滞也。

蔓 荆

蔓荆苗蔓生，故名。

蔓荆子，苦、辛，微寒，一云温，无毒。治筋骨间寒热湿痹、风头痛、脑鸣、目泪出，利关节，治痫疾赤眼，搜肝风。盖其气清虚，体轻而浮，故所主皆头面风虚之证也。

紫 荆

紫荆皮，苦，平，一云微寒，入手足厥阴血分。破宿血，下五淋，解诸毒，并煮汁服，治妇人血气疼痛，经水凝涩。

梗及花功用并同，盖其寒胜热，苦走骨，紫入营，故能活血行气，消肿解毒也。杨清叟有冲合膏方，以紫荆为君，治一切痈疽发背流注诸疮毒，冷热不明者，紫荆皮炒三两，独活去节炒三两，赤芍药炒二两，生白芷一两，木蜡炒一两，为末，用葱汤调热敷之。血得热则行，葱能散气也。痛甚者、筋不伸者，并加乳香。大抵痈疽流注皆气血凝滞所成，遇热则散，遇冷则凝。此方温平，紫荆皮乃木之精，破血消肿；独活乃土之精，止风行血，引拔骨中毒，去痹湿气；芍药乃火之精，生血止痛；木蜡乃水之精，消肿散血，同独活能破石肿坚硬；白芷乃金之精，祛风生肌止痛。盖血生则不死，血动则流通，肌生则不烂，痛止则不烦，风去则血自散，气破则硬可消、毒自除，五者交治，病安有不愈者乎？

木芙蓉

此花绝似荷花，故有芙蓉之名。八九月始开，故名拒霜。东坡云：唤作拒霜犹未称，看来却是最宜霜。是矣。

花并叶，微辛，平，无毒。清肺凉血，散热解毒，治一切大小痈疽疮毒，消肿排脓止痛。

近时疡医秘其名为清凉膏、清露散、铁箍散，皆此物也。不拘已成未成、已穿未穿，并用木芙蓉叶或花或根皮，或生研，或干研末，以蜜调涂患处四围，中间留头，干则频换，初起者即觉清凉，痛止肿消，已成者即脓聚毒出，已穿者即脓出易敛，或加赤小豆末尤妙。

木 绵

木绵有草木二种，似木者名古贝，似草者名古终。交广木绵，树高三四丈，秋开花，花片极厚，为房甚繁，实大如拳，中有白绵，谓之斑枝花。抽其绪纺为布，所谓古贝是也。江南淮北木绵四月下种，茎弱如蔓，高三四尺，秋开花，实大如桃，中有白绵，谓之绵花，亦纺为布，所谓古终是也。此种出自南番，宋末始入江南，今则遍及江北中州矣。不蚕而绵，不麻而布，衣被天下，其益大哉！

白绵及布，味甘，气温，无毒。治血崩金疮，烧灰用。

绵子油，味辛，气热，微毒。治恶疮疥癣、燃灯损目。近时服食取绵子入补药，云种子延年并效，查方书俱不载，然木绵起自近代，昔贤尚未论及，或有殊功，未可知也。

茯苓 _{白茯苓 赤茯苓 茯苓皮 茯神 茯神木}

多年樵砍之松，松之气味抑郁未绝，精英未沦，其精气盛者发泄于外，结为茯苓，故不抱根，离其本体，有零之义。津气不盛，止能附结木根，故曰茯神，《史记》作伏灵。盖松之神灵之气伏结而成，故名伏灵、伏神。《仙经》言大如拳者佩之，令百鬼消灭，则神灵之气可征矣。

味甘、淡，气平，无毒。白茯苓治胸胁逆气、膈中痰水，除湿益燥，利腰脐间血，治肾气奔豚。赤茯苓泻心、小肠、膀胱湿热，利窍行水。茯苓皮治水肿肤胀，通水道，开腠理。茯神辟不祥，疗风眩风虚，止惊悸多恚怒善忘，开心益智，安魂魄，养精神。茯神木治偏风、口面㖞斜、筋挛不语、心神惊掣、虚而健忘。

茯苓之用有六：利窍而渗湿，益气而和中，除虚热，生津液，小便多者能止，结者能通。夫淡为天之阳，阳当上行何以利水而泻下？盖气薄者阳中之阴，所以下行，不离阳之体，故入手太阳也。《本草》言利小便、伐肾邪，东垣言小便多者能止，海藏言虽利小便而不走气，丹溪言阴虚者不宜用，义似相反，何哉？《经》云：饮食入胃，游溢精气，上输于肺，通调水道，下输膀胱。则知淡渗之药，俱先上行而后下降，非直下行也。小便多其源亦异，《经》云：肺气盛则便数而欠，虚则欠㰦①，小便遗数，心虚则少气遗溺，下焦虚则遗溺，胞移热于膀胱则遗溺。膀胱不利为癃，不约为遗，厥阴病则遗溺闭癃。所谓肺气盛者实热也，其人必气壮脉强，宜用茯苓甘淡以渗其

---

① 㰦（qù去）：张口出气。

热，故曰小便多者能止也。若夫肺虚心虚胞热厥阴病者，皆虚热也，其人必上热下寒脉虚而弱，法当用升阳之药以升水降火。膀胱不约下焦虚者，乃火投于水，水泉不藏脱阳之证，其人必肢冷脉迟，法当用温热之药峻补其下，交济坎离二经，非茯苓辈淡渗之药所可治，故曰阴虚者不宜用也。

《本草》止言茯苓，《别录》始增茯神，而主治皆同。后人治心病必用茯神，洁古谓风眩心虚非茯神不能除，然茯苓未尝不治心病也。陶贞白谓赤泻白补，李东垣复分赤入丙丁、白入壬癸，李濒湖则谓赤入血分、白入气分，各从其类，如牡丹芍药之义。若以丙丁壬癸分，则白茯神不能治心病，赤茯苓不能入膀胱矣，濒湖之论甚确。

茯苓有大如斗者，有坚如石者，绝胜，其轻虚者不佳，盖年浅未坚故尔。凡使去皮心，捣细搅盆中，浮者滤去之，此系赤筋，误服损目。

琥　珀

虎之精魄入地化为石，此物似之，故名。从玉以其类玉也。此系松脂入地所化，烧之仍作松气，亦有中含一蜂，形色如生，此为松脂所沾坠地者也。枫脂入地亦变琥珀，大抵木脂入地千年皆化，但不及松枫脂也。

茯苓、琥珀皆松脂所化，但茯苓乃大松摧折或斫伐而根瘢不朽，津液结成。琥珀是松树荣盛时为炎日所灼，流脂出于身外，日渐厚大，因堕土中津润日久，为土所渗泄而光莹之体独存，用可拾芥，尚有黏性，故其虫蚁之类乃未入土时所黏者。二物皆自松出而所禀各异，茯苓生于阴而成于阳，琥珀生于阳而成于阴也。

琥珀，味甘，气平，无毒。主安五脏，定魂魄，杀精魅邪鬼，明目磨翳，消瘀血，通五淋，疗金疮。古方用为利小便，以燥脾土有功。脾能运化，肺气下降，故小便可通。若血少不利者，反致其燥急之苦也。宋太祖时宁州贡琥珀枕碎以赐军士傅金疮，近时所尚蜜蜡金亦琥珀类也，贵异物而贱用物，去古远矣。

猪 苓

其块零落而黑，故名。

猪苓，味甘、苦、淡，气平，无毒。除湿解毒，治淋肿脚气，白浊带下。仲景治消渴脉浮，小便不利，微热者，猪苓散发其汗。病欲饮水而复吐，名为水逆，冬时寒嗽如疟状者，与五苓散。猪苓、茯苓、术各三两，泽泻五分，桂二分，为末，水服方寸匕，日三，多饮暖水，汗出即愈。利水诸汤剂无若此驶者，盖其苦以泄滞，甘以助阳，淡以利气，升而能降，故利小便与茯苓同，而补不如茯苓。如无湿证者勿服之。

雷 丸

雷斧、雷楔皆霹雳击物精气所化，雷丸生土中，无有苗蔓，累累如丸无相连者，故名。

雷丸，味苦、咸，气寒，有小毒。杀三虫，逐邪气，除虫毒，逐风，主癫痫狂走。《遁斋闲览》云：杨勔得异疾，每发语腹中有小声应之，有道士曰：此应声虫也。但读本草取不应者治之，读至雷丸不应，遂服数粒而愈。

桑寄生

此种寄寓他树而生，如鸟立于上，故一名茑木。生树枝间，根在枝节之内，松上、杨上、枫上皆有，古人惟取桑上者。若非自采即难辨也。

味苦、甘，气平，无毒。固筋骨，益血脉，安胎，主金疮，去痹，明目轻身通神。寇宗奭云：桑寄生皆言处处有之，从官南北处处难得。俗谓鸟食物，子落节间而生，则麦当生麦、谷当生谷矣。自是造化之气，生此一种，真者下咽必验如神。向有求此于吴中诸邑者，予遍搜不得，以实告之，邻邑以他木寄生送去，服之逾月而死，可不慎哉？惟近海州邑及海外，其地暖而不蚕桑，无采捋之苦，气厚意浓自然生出，何尝节间可容他子耶？

竹 <small>淡竹叶 苦竹叶 淡竹茹 淡竹沥 天竹黄 竹实</small>

竹字象形也，不刚不柔，非草非木，小曰筱，大曰簜。江河之南甚多，皆土中苞笋，旬日间箨①落而成竹。茎有节，节有枝，枝复有节，节有叶，叶必三之，枝必两之。根硬喜行东南，根下之枝一为雄，二为雌，雌者生笋。以五月十三日为竹醉日，六十年一花，花结实，竹则枯矣。其中皆虚，而滇广有实心竹；其外皆圆，而川蜀有方竹。其节或暴或无或促或疏：蜀中出暴节竹，高节垒珂②，即筇竹也；漅州出无心竹，空心直上，即通竹也；荆南出篃竹，一尺数节；吴楚出笛竹，一节

---

① 箨（tuò 拓）：竹笋上一片一片的皮。
② 垒珂：多而高大。

尺余；南广出篔筜竹①，一节近丈。其干或长或短或巨或细：
交广由吾竹长三四丈，可作屋柱；笛竹大至数围，可为梁栋；
永昌汉竹可为桶斛；箪竹可为舟船；严州越王竹高止尺余；辰
州龙丝竹细仅如针，高不盈尺。其叶或细或大：凤尾竹叶细三
分，龙公竹叶若芭蕉，百叶竹一枝百叶。其性或柔或劲或滑或
涩：涩者可以错甲，滑者可以为席，劲者可为戈刀箭矢，柔者
可为绳索。其色亦有青黄赤白乌紫斑之异焉。更有棘竹，芒棘
森然，可御盗贼；棕竹其叶似棕，可为柱杖；慈竹一名义竹，
丛生不散，可栽为玩。此皆方土所纪，约略可考者也。

古方药惟用篁竹、淡竹、苦竹三种：篁竹坚而促，节皮白
如霜；苦竹有白有紫；甘竹似篁而茂，即淡竹也。今人入药烧
沥，惟淡竹一品耳。

淡竹叶，味辛、甘，气寒，无毒。治胸中痰热，咳逆上气，
头痛头风，凉心经，益元气。煎浓汁漱齿中出血，洗脱肛不收。

苦竹叶，味苦，气寒，无毒。治口疮目痛，解酒毒，杀虫。
烧末和猪胆涂小儿头疮、耳疮、疥癣，和鸡子白涂一切恶疮。

淡竹茹，味甘，气微寒，无毒。止肺痿吐血鼻衄，伤寒劳
复，小儿热痫，妇人胎动。

淡竹沥，味甘，气寒，无毒。治暴中风风痹，养血清痰。
风痰、虚痰在胸膈使人癫狂，痰在经络、四肢及皮里膜外非此
不达。诸方治胎产金疮口噤与血虚自汗消渴小便多，皆是阴虚
之病，无不用之。产后不碍虚，胎前不损子，《本草》言其大
寒，世俗因而不用。《经》云阴虚则发热，竹沥甘缓能除阴虚之
有大热者，寒而能补，与薯蓣寒补义同。世人食笋自幼至老，

---

① 篔筜（yúndāng 云当）竹：生长在水边的大竹子。

未有因其寒而病者。沥即笋之液也，又假于火而成，何大寒之有？《淮南子》云：槁竹有火，不钻不然。今猫獠人以干竹片相戛取火，则竹性虽寒，亦未必大寒也。但其性滑，凡风火燥热而有痰者宜之，若寒湿胃虚肠滑之人非所宜也。《神仙传》云姜公服竹汁饵桂得长生。盖竹汁性寒以桂济之，亦与用姜汁佐竹沥之意同也。

竹黄生南海镛竹中，此竹极大，亦名天竹。其内有黄，系竹之津气结成者。《本草》作天竺，非也。味甘，气寒，无毒。治小儿惊风，去诸风热，镇心明目。疗金疮，滋养五脏。其气味功用与竹沥同而无寒滑之害，作小儿药尤宜，和缓故也。

竹实，旧称凤食，近代竹间亦有开花结实形如小麦，全无气味，江浙号为竹米，以为荒年之兆，似非鸾凤所食者。宋陈承云：竹实大如鸡子，竹叶层层包裹，味甘胜蜜，食之令人心膈清凉。生深竹茂林蒙密处，顷因得之，但日久汁枯干而味尚存尔，然则鸾凤所食，自非常物也。

第十二卷　服器部

敝帷敝盖，圣人不遗；木屑竹头，贤者注意。中流之壶救溺，雪窖之毡救危。盖服帛器物，虽属委琐，而仓促值用，亦奏奇功，岂可藐视而不经意耶？

衣　带

妇人难产及日月未至而产，临时取夫衣带五寸烧为末，酒服之。裈带最佳。

裈裆①

阴阳易病，身体重，少气，腹里急或引阴中拘急，热上冲胸，头重不欲②举，眼中生花，膝胫拘急者，烧裈散主之。取中裈近隐处烧灰，水服方寸匕，日三服，小便即利，阴头微肿则愈。男用女，女用男，此以导阴气也。

死人枕

一人患冷滞，积年不瘥，徐嗣伯曰：此尸疰也，以死人枕煮服之乃愈。于是往古冢中取枕，枕已一边腐缺，服之即瘥。一人患腹胀面黄，医不能治，嗣伯曰：此石蛔尔，极难疗，当取死人枕煮服之，得大蛔虫头坚如石者五六升，病即瘥。一人患眼痛多见鬼物，嗣伯曰：邪气入肝，可觅死人枕煮服之，仍

---

①　裈（kūn）裆：裤裆。裈，裤子。
②　不欲：此2字原脱，据家刻乙本补。

埋枕于故处，如其言又愈。王晏问曰：三病不同，皆用死人枕而俱瘥，何也？答曰：尸疰者鬼气也，伏而未起，故令人沉滞，得死人枕治之，魂气飞越不附体，故自瘥。石蛔者，医疗既僻，蛔虫转坚，世间药不能遣，须以鬼物驱之，故用死人枕然后散。邪气入肝，则使人眼痛而见魑魅，须邪物以钩之，故用死人枕之气，因不去之，故令埋于故处也。

纸

产后血运，案纸三十张，烧灰酒调服，立验。已毙经一日者，去板齿灌之亦活。吐血不止，白薄纸五张烧灰水服，效不可言。

历 日

邪疟，用隔年全历，端午时烧灰糊丸，梧子大。发日早用无根水，下五十丸。

弓弩弦

《礼》云男子生以桑弧蓬矢，射天地四方，示男子之事也。巢元方云妊娠三月欲生男，宜操弓矢，乘壮马。孙思邈云妇人始觉有孕，取弓弩弦一枚，缝袋盛带左臂上，则转女为男。《房屋经》云凡觉有娠，取弓弩弦缚腰下，满百日解之，此《紫宫玉女秘传方》也，亦治难产胞不出。折弓弦烧灰，吹鼻衄立止。盖弓弦催生，取速离也；折弦止血，取断绝也。

梳 篦

梳篦，治小便淋沥，乳汁不通，霍乱转筋，噎塞，活虱入腹为痛成癥瘕者。煮汁服之。

蒲 扇

败蒲扇灰，和粉粉身，止汗，弥败者佳。新造屋柱下四隅埋之，蚊永不入。烧灰酒服一钱，止盗汗及妇人血崩月水不断。

漆 器

漆器，治产后血运，烧烟薰之即苏。又杀诸虫。

灯盏油

灯盏油，治一切急病。中风、喉痹、痰厥，用鹅翎扫入喉内，取吐即效。

甑

雷公云：知疮所在，口点阴胶。注云：取甑中气垢少许于口中，即知脏腑所起，直彻至患处，知痛所在，可医也。术家云：凡甑鸣釜鸣者，不得惊怖，但男作女拜，女作男拜，即止，亦无殃咎。

炊单布

一人开甑，热气蒸面，即浮肿眼闭，以久用吹布为末，随傅随消。盖此物受汤上之气多，用此引出汤毒，以类相感也。

古 镜

镜乃金水之精，能治惊痫邪气，文字弥古者佳。古镜如古剑，若有神明，故能辟邪，凡人家互悬大镜，可辟邪魅。《刘根传》云：人思形状可以长生。用九寸明镜，照面熟视，令自识己身形，久则神气不散，疾患不入。葛洪云：万物之老者，其精悉能托人形惑人，惟不能易镜中真形。故道士入山以明镜背之则邪魅不敢近，自见其形必反却走，转镜对之，视有踵者山神，无踵者老魅也。

古文钱

古文钱，但得五百年以上者即可用。唐铸开元通宝得轻重大小之中，尤为古今所重。《钱神论》① 云：黄金为父，白银为母，铅为长男，锡为适妇。三伏铸钱，其汁不清，盖火克金也。古钱能腐蚀坏肉，故治目中障瘀。寇宗奭患赤目肿痛，有教以生姜一块，洗净去皮，以古青钱刮汁点之，初甚苦热，泪蔑②面。后有患者教之，无不一点遂愈，不烦再也。

诸铜器

诸铜器，治霍乱转筋，肾堂及脐下疰痛，并炙器隔衣熨之。古铜器辟邪祟，盖山精水魅多历年所，故能为邪。三代钟鼎彝器，历年过之，所以能辟祟也。

诸铁器

诸铁器入药，皆是借气平木，重坠，无他义也。惟铁斧有转女为男之功，古人怀妊三月，用斧置床下，勿令妇知。以鸡试之，则一窠皆雄也。盖胎化之法，食牡鸡取阳精之全于

---

① 钱神论：出自《晋书·隐逸传》，西晋鲁褒所写讥讽金钱崇拜的一篇赋作。
② 蔑：涂染。

天产者，佩雄黄取阳精之全于地产者，操弓矢、藉斧斤取刚物之见于人事者，气类相感，物理自然。鸡卵告灶而抱雏，苕帚扫猫而成孕，物且有感，而况于人乎？此理之可据者而人不之信耳。

第十三卷　人部

《神农本草》所列人身，惟发髲一种，所以别人于物也。后世方伎之士至于骨肉胆血，咸称为药，甚哉不仁也。今于人身中曾经医方采用者，惟无害于义者则详之，其惨忍邪秽者则辟之。

发　髲

发髲乃剪剃下发也，乱发乃梳栉下发也。男子年二十已来，无疾患，颜貌红白，于顶心剪下者甚良。

味苦，气温，一云小寒，无毒。治五癃，利水道，疗小儿惊、大人痓。《本经》云自还神化。李当之谓神化之事，未见别方。按《异苑》云：人发变为鳝鱼；生人发挂果树上，乌鸟不敢来食其实；又人逃走，取其发于纬车上却转之，则迷乱不知所适，皆神化之应也。夫埋发土中千年不朽，煎之至枯复有液出，误食入腹变为瘕虫，煅治服饵令发不白，则《本经》神化之语信矣。

乱　发

头上白发，属足少阴、阳明；耳前曰鬓，属手足少阳；目上曰眉，属手足阳明；唇上曰髭，属手阳明；颏下曰须，属足少阴、阳明；两颊曰髯，属足少阳。其经气血盛则美而长，气多血少则美而短，气少血多则少而恶，气血俱少则其处不生，气血俱热则黄而赤，气血俱衰则白而落。《素问》云肾之华在发。王冰注云：肾主髓，脑者髓之海，发者脑之华，脑减则发素。叶世杰①云：精之荣以须，气之荣以眉，血之荣以发。《类苑》云：发属心，禀火气而上生；须属肾，禀水气而下生；眉属肝，禀木气而侧生。故男子肾气外行而有须，女子、宦人则眉发不异而无须也。说虽不同，亦各有理，不若分经者为的耳。刘安云：欲发不落，梳头满千遍。又云：发宜多梳，齿宜数叩，皆摄精益脑之理也。吴崑斋有《白发辨》，言发之白虽有迟早老少，皆不系寿之修短，由祖传及随事感应而已。

乱发味苦，气微温，无毒。主补阴，疗惊痫，鼻衄烧灰吹之立已。刘安以己发合头垢等分，烧存性，每服豆许三丸，名还精丹，令头不白。陶贞白有鸡子煎方，用其父梳头乱发，杂鸡子黄熬良久，得汁与儿服，去痰热，疗百病。

耳 塞

《修真指南》云：肾气从脾右畔，上入于耳。耳者肾之窍也，肾气通则无塞，塞则气不通，故谓之塞。

味咸苦，气温，有毒。治颠狂及嗜酒，蛇虫蜈蚣螫者涂之良。

爪 甲

爪甲者，筋之余，胆之外候也。

味甘、咸，无毒。能催生，去翳，止鼻衄，利小便，治尿血阴阳易病。

牙 齿

两旁曰牙，当中曰齿。肾主骨，齿者骨之余也。

---

① 叶世杰：名子奇，号静斋，元末著名学士，撰《草木子》四卷。

味甘、咸，气热，有毒。主除劳、治疟，烧灰用。近世治痘疮陷伏称为神品，然不可无辨。夫齿者肾之标也，痘疮毒自肾出，方长之际外为风寒秽气所冒，腠理闭塞，血涩不行，变黑倒靥宜用此物。以酒麝达之，窜入肾经，发出毒气，使热令复行而疮自红活，盖劫剂也。若伏毒在心，昏冒不省人事，及气虚色白，痒塌不能作脓，热沸紫疱之证，止宜解毒补虚。苟误用此，则速之毙矣。

人中黄

人中黄，一名黄龙汤，以竹筒塞口纳粪中，积年所得汁也。味苦，气寒，无毒。疗瘟病垂死者皆瘥。

人　溺

人溺，味咸，气寒，无毒。主滋阴降火，止劳渴，润心肺，消瘀血，止吐衄，疗中暍，杀虫解毒。人身精气，清者为血，浊者为气，浊之清者为津液，清之浊者为溲溺。人溺与血同类，故其味咸而走血，治诸血病。凡阴虚火动、热蒸如燎者，非人溺不能除，方家谓之轮回酒、还元汤。饮之入胃，随脾之气上归于肺，下通水道而入膀胱，乃其旧路，故能治肺病，引火下行也。

褚澄云：人喉有窍，喉不停物，毫发必咳，血既渗入，愈渗愈咳，愈咳愈渗，惟饮溲溺则百不一死，若服寒凉则百不一生。寇宗奭谓：产后温饮人溺一杯，压下败血恶物，若过多恐子脏寒发带病。气血虚而无热者，不宜多服。朱丹溪谓：一老妇年逾八十，貌如四十，询其故，常有恶病，人教服人溺四十余年矣。是岂性寒不宜多服者耶？凡服人溺，宜取十二岁以下童子，绝其烹炮咸酸，多与米饮，以助水道，每用一盏，入姜汁二三点，徐徐服之，寒天则重汤温服可也。

人中白

人中白，乃人溺澄下白垽也。

味咸，气平，一云凉，无毒。治传尸、热劳、心膈热、渴疾，消瘀血，治疳蜃。盖咸能润下走血，降三焦火，从小便中出，乃其故道也。李东垣云：一人鼻血如倾，白衣变红，头空空然，用人中白治之即止，并不再作。

秋 石

秋石，味咸，气温，无毒。治虚劳冷疾，小便遗数。

按《淮南子》丹成号曰秋石，言色白质坚也。以人中白炼成白质，亦名秋石，盖仿海水煎咸之义。其法须秋月取童子溺，每缸入石膏末搅澄，倾去清液，如此二三次，乃入秋露水，搅澄数次，滓秽涤净，咸味减除，以重纸铺灰上，晒干取起，刮去重浊在下者，取轻清在上者为秋石也。今人不必秋时，杂收人溺，以皂荚水澄之，晒干为阴炼，火煅为阳炼，尽失之矣。叶梦得称阴阳二炼之妙，云：火炼乃阳中之阴，得火而凝，入水则释，归于无体，质去味存，此离中之虚也；水炼乃阴中之阳，得水而凝，遇曝而润，千岁不变，味去质留，此坎中之实也。《琐碎录》则云：秋石使水不制火，久服成渴疾。盖人溺、人中白治病，取其滋阴降火，散血解毒杀虫之功耳，既经煅炼，性已变温，并无滋阳降火之功。观病淋者水虚火极则煎熬成沙、成石，人溺之炼成秋石亦此类耳，惟丹田虚冷者或可用之。《蒙荃》谓其滋肾水，退骨蒸，清心延年，未必然也。

癖　石

凡人专心成癖及病癥块，凝结成石，如牛黄、狗宝之类是也。《格物论》云：石者气之核也。群书所载如宝圭化石、老树化石，无情之变也；鱼蛇虾蟹皆能化石，有情之变也。《世说》载贞妇登山望夫，化而为石。《宋史》载石工采石陷入石穴，三年掘出犹活，见风遂化为石。夫生形尚然化石，况顽心癥癖有不化石者乎？

主消坚癖，治噎膈，取其以坚攻坚也。

人　乳

乳，味咸，气平，一云凉，无毒。主补五脏，使人肥白，疗目赤痛多泪，止消渴，治风火。盖乳乃阴血所化，生于脾胃，摄于冲任，未受孕则下为月水，既受孕则留而养胎，已产则赤变为白上为乳汁，此造化玄微自然之妙也。服之是以血补血，宜有殊功。但人乳无定性，其人和平，饮食冲淡，则乳必平；其人暴躁，饮酒食辛，或有火病，则乳必热。以白而稠者佳，黄赤而清者并不可用。

凡服乳宜热饮，晒曝为粉入药尤良，如性冷脏寒之人亦不宜多服也。

月　水

女子以血为主，上应太阴、下应海潮，故谓之月水，亦曰月信、月经。有变常而古人未言者。当行之期吐血、衄血、眼耳出血者，是谓逆行；有三月一行者，是谓居经；有一年一行者，是谓避年；有一生不行而受胎者，是谓暗经；有受胎之后月月行经而产子者，是谓盛胎；有受胎数月血忽大下而胎不陨者，是谓漏胎。女子二七天癸至，七七天癸绝。有女年十二而产子，如楮澄所载，苏达卿女年十二受孕者；有妇年六十而产子，如《金史》所载，亟普妻六十余生二男一女者。由气血壮盛，故不拘常理也。

夫女人入月，君子远之，为其不洁，能损阳生病也。煎膏治药，出痘持戒，修炼性命者，皆避忌之。《博物志》载：扶南国有奇术，能令刀斫不入，以月水涂刀便死。此是秽液坏人神气故也。今方士邪术，以法取童女初行经水服食，谓之先天红铅，巧立名色，谓《参同契》之"金华悟真篇"之首经皆是物也。愚人信之，吞咽滓秽以为秘方，往往发出丹疹，殊可叹悼。萧子真诗云：一等旁门性好淫，强阳复去采他阴。口含天癸称为药，似恁沮洳枉用心。旨①哉言矣。《别录》载月水解毒箭及女劳复，差可用耳。

人　血

水谷入于中焦，泌别薰蒸，化其精微，上注于肺，流溢于中，布散于外，中焦受汁变化而赤，行于隧道，以奉生身，是之谓血，命曰营气。血之与气，异名同类，清者为营，浊者为卫，营行于阴，卫行于阳，气主煦之，血主濡之。血体属水，以火为用，故曰气者血之帅也。气升则升，气降则降，气热则行，气寒则凝，火活则红，火死则黑，邪犯阳经则上逆，邪犯阴经则下流。盖人身之血皆生于脾，摄于心，藏于肝，布于肺，而施化于肾也。仙家炼之化为白汁，阴尽阳纯也，苌弘死忠血

---

① 旨：原作"者"，据文意改。

化为碧，人血入土年久为磷，皆精灵之极也。陈藏器著血之用，言羸病人皮肉干枯，身上麸起，又狂犬咬寒热欲发者，并刺血热饮之。夫肉干麸起燥病也，不可卒润也，饮人血以润之。人之血可胜刺乎？且润燥、治狂犬之药多矣，奚俟此耶！始作方者其无后乎。

人　精

营气之粹，化而为精，聚于命门。命门者，精血之府也。男子二八而精满，一升六合，养而充之，可得三升，损而丧之，不及一升。谓精为峻者，精非血不化也；谓精为宝者，精非气不养也。故血盛则精长，气聚则精盈。邪术家取童女交媾，饮女精液，或以己精和其天癸，吞咽服食，呼为铅汞，以为秘方，邪秽已甚，不足道也。

口津唾

人舌下有四窍，两窍通心气，两窍通肾液。心气流入舌下为神水，肾液流入舌下为灵液，道家谓之金浆、玉醴。溢为醴泉，聚为草池，散为津液，降为甘露，所以灌溉脏腑，润泽肢体，故修养家咽津纳气。人能终日不唾则精气当留，颜色不槁，若久唾则损精气，故曰远唾不如近唾，近唾不如不唾。人有病则心肾不交，肾水不升则津液干而真气耗也。

津唾味甘、咸，气平，无毒。每旦漱口擦齿，以津洗目，尝时以舌舐指甲揩目，久久令人光明。亦能退翳，凡人有目病，每日令人以舌舐数次，久则真气熏及，毒散翳退也。凡疮肿疥癣，五更不语时，频涂擦之亦瘥。范东阳云：凡人魇死，多唾其面自省。晋时宗定伯夜遇鬼，问其所恶，曰不喜唾耳，因大唾之，化为羊卖得千钱，则鬼真畏唾也。

眼　泪

泪者，肝之液，五脏六腑皆上渗于目。凡悲哀笑咳则火激于中，心系急而脏腑皆摇，摇则宗脉感而液道开，津上溢，故涕泪出焉。

泪味咸，有毒。凡母哭泣堕子目，令子伤睛生翳。

人　气

医家所谓元气相火，仙家所谓元阳真火，一也。天非此火不能生物，人非此火不能有生，故老人、虚人与二七以前少阴同寝，藉其薰蒸，最为有益。凡身体骨节痹痛，令人更互呵熨久久，经络通透自愈。下元虚冷之人，令童男女隔衣进气脐中，甚良。近时术家以妇女气进入鼻窍、脐中、精门，以通三田，谓之接补，此亦近理。但不得其道，反致疾耳。夫人在气中，气在人中，天地万物无不须气以生。善行气者内以养身，外以却恶，每日从子至巳为生气之时，从午至亥为死气之时。当以生气时鼻中引气，入多出少，闭而数之，从九九八八七七六六五五而止，乃微吐之。勿令耳闻，习之既熟，增至千数，此为胎息。

善行气者，可以避饥渴，可以延年命，可以居水中，可以治百病，可以入瘟疫，以气嘘水则水逆流，嘘火则火遥灭，嘘沸汤则手可探物，嘘金疮则血即自止，嘘兵刃则刺不能入，嘘箭矢则矢反自射，嘘犬则不吠，嘘虎狼则伏退，嘘蛇蜂则不动。夫气用之其效至此，而况绝谷延年乎？

人 魄

凡缢死人，其下有物如麸炭，即时掘取便得，稍迟则深入矣，不掘则有再缢之祸。盖人受阴阳二气合成形体，魂魄聚则生，散则死，死则魂升于天，魄降于地。魄属阴，其精沉沦入地化为此物，亦犹星陨为石，虎死目光坠地化为白石，人血入地为磷为碧是也。

人魄主镇心安神，定惊悸颠狂，磨水服之。

人 骨

焚弃人骨为末，能接骨治臁疮。空心酒服三钱，受杖不肿、不作疮，久服皮亦厚也。

夫暴骨尚宜掩之，而收为药饵，仁术固如此乎？且犬不食犬骨，而人食人骨可乎？父之白骨，惟亲生子刺血沥之即渗入。《酉阳杂俎》载一人损胫，张子和饮以药酒，去骨一片，涂膏而愈，二年复痛。张曰：所取骨寒也，寻之尚在，以汤洗绵裹收之，其痛遂止。气之相应如此，孰谓枯骨无知乎？

天灵盖

天灵盖乃押一身之骨，囟门未合，尚未有也。人之头圆如盖，穹窿象天，泥丸之宫，神灵所集，修炼家取坎补离，复其纯乾，圣胎圆成，乃开颅囟而出入之，故名天灵盖也。

味咸，气平，无毒，一云有毒。治传尸、尸疰。尸疰者，鬼气也，伏而未起，故令淹缠，用枯骸枕骨治之，则魂气飞越不得附人，故瘥也。夫以积朽之骨救垂死之人，似无不可，然用之亦鲜效而残忍伤人，苟有可易，仁者宜尽心焉。

人　胞

人胞，味甘咸，气温，无毒。

《丹书》云：天地之先，阴阳之祖，乾坤之橐籥，铅汞之匡廓，胚胎将兆，九九数足，我则乘而载之，故谓之河车。昔人未有用者，始于陈氏《拾遗》，而丹溪言其功，遂为时用。吴球创大造丸一方，尤行于世，治一切虚损劳极，谓有益气养血补精之功焉。《隋书》云：琉球国妇人产乳，必食子衣。张师正云：八桂獠人产男，以五味煎调胞衣，会亲啖之。此则诸兽生子自食其衣之意，非人类也。崔行功云：凡胎衣宜藏于天德月德吉方，深埋紧筑，令男长寿。若为猪狗食令儿颠狂，虫蚁食令儿疮癣，鸟鹊食令儿恶死，弃于火中令儿疮烂，近于社庙、污水、井灶、街巷，皆各有禁。此亦铜山西崩，洛钟东应，自然之理也。

今复以之蒸煮炮炙，和药捣饵，虽曰以人补人，取其同类，然以人食人，有是理乎？其异于琉球獠人几希矣。

脐　带

胎在母腹，脐连于胞，胎息随母。胎出母腹，脐带既剪，一点真元，属之命门丹田。脐干自落，如瓜脱蒂，故脐者人之命蒂也。以其当心肾之中，前直神阙，后直命门，故谓之脐。

主解胎毒，傅脐疮。

人　肉

张杲《医说》言陈藏器著本草，载人肉疗羸瘵，因此闾阎有割股者。按陈氏之先，已有割股割肝者矣，而归咎陈氏，所以罪其笔之于书，而不立言以破惑也。身体发肤不敢毁伤，父母虽病笃，岂肯欲子孙残伤其肢体，而自食其骨肉乎？此愚民之见也。洪武时江伯儿母病，割胁肉以进，不愈。祷于神，欲杀子以谢神，母愈，遂杀其三岁子，事闻，上怒其绝伦灭理，杖而配之。下礼部议曰：子之事亲，有病则拜托良医，若卧冰割股，乃愚昧之徒，一时激发，割股不已至于割肝，割肝不已至于杀子，违道伤生，莫此为甚。自今遇此，不在旌表之例。呜呼，圣人立教，高出千古，韪哉①！

人傀

《易》曰：一阴一阳之谓道，男女构精，万物化生。齐司徒褚澄言：血先至裹精则生男，精先至裹血则生女，阴阳均至，非男非女之身，精血散分，骈胎②品胎③之兆。道藏言：月水止后一三五日成男，二四六日成女。东垣言：血海始净一二日成男，三四五日成女。《圣济经》言：因气而左动则成男，因气而右动则成女。诸家之论可谓悉矣。

诸史载一产三子四子者甚多，有半男半女，或男多女少、男少女多。天顺时扬州民家一产五男，皆育成，此于先后奇偶盈亏左右之说，主何理耶？夫乾为父，坤为母，当理也，而有五种男不父，五种女不母。五不母，螺、纹、鼓、角、脉也。螺者，牝窍内旋有物如螺也；纹者，窍小即实女也；鼓者，无窍如鼓也；角者，有物如角，古名阴挺是也；脉者，一生经水

---

① 圣人立教高出千古韪哉：家刻乙本作"人肉疗瘵之说是岂仁术也哉"。

② 骈（pián 骗）胎：双胞胎。

③ 品胎：三胞胎。

不调及崩带之类是也。五不父，天、犍①、漏、怯、变也。天者，阳痿不用，古云天宦是也；犍者，阳势阉去，寺人是也；漏者，精寒不固尝自遗泄也；怯者，举而不强或见敌不兴也；变者，体兼男女。《晋书》以为乱气所生，其类有三，有值男即女、值女即男者，有半月阴半月阳者，有可妻不可夫者，此皆具体而无用者也。

胎足十月而生，尝理也，而有七八月生者，十二三月、十三四月生者，或云气虚也。虞抟言有十七八月至二十四五月而生，温磐石母孕三年乃生，岂气虚至于许久耶？

胞门子脏为奇恒之府，所以为生人之户，尝理也，而有自胁产、自额产、自背产、自髀产者，岂子脏受气驳杂而系有不同？如《宋史》所记，男阴生于脊，女阴生于头之类耶？

阳生阴长，尝理也，而有思士不妻而感、思女不夫而孕、妇女生须、丈夫出潼、男子产儿者，岂其气脉时有变易，如女国自孕、雄鸡生卵之类耶？

阴阳秉赋，尝理也，而有男化女、女化男者。《京房易占》云：男化女，宫刑滥也，女化男，妇政行也。《春秋潜潭巴》②云：男化女，贤人去位；女化男，贱人为王。此虽以人事言，而脏腑经络变易之微，不可解也。

人异于物，尝理也，而有人化物、物化人者，谭子所谓至淫者化为妇人，至暴者化为猛虎。孔子所谓物老则群精附之，为五酉之怪者耶？

《参同契》云燕雀不生凤，狐兔不字马，尝理也。而有人产

---

① 犍（jiān 奸）：特指骟去睾丸的公牛。
② 春秋潜潭巴：魏宋均注，清黄奭补刊，后名《黄氏遗书考》。

虫兽神鬼怪形异物者，岂其视听言动，触于邪思，随形感应而然耶？

人具四肢七窍，尝理也，而荒裔之外，有三首比肩、飞头垂尾之民，此虽边徼余气所生，同于鸟兽，不可与吾同胞之民例论，然亦异矣。

是故天地之造化无穷，人物之变化亦无穷，贾谊赋所谓天地为炉兮，造化为工。阴阳为炭兮，万物为铜。合散消息兮，安有当则。千变万化兮，未始有极。肤学之士，岂可恃一隅之见，而概古今六合无穷之变耶！

第十四卷 禽部

二足而羽曰禽。羽虫三百六十，毛协四时，色合五方。山禽岩栖，原鸟地处，林鸟朝嘲，水鸟夜哜。山禽咮①短而尾修，水禽咮长而尾促。其交也，或以尾膬②、或以睛眤、或以声音、或合异类。其生也，或以翼孚卵、或以同气变、或以异类化、或变入无情。禽类万殊若此，物理可胜穷乎？《记》曰：天产作阳。羽类则阳中之阳。大抵多养阳者也。

凤　凰

羽虫三百六十，凤为之长。鸿前麟后，燕颔鸡喙，蛇颈鱼尾，鹳颡鸳腮，龙文龟背，羽备五采，翱翔四海。其翼若竿，其声若箫，不啄生虫，不折生草，不群居，不侣行，非梧桐不栖，非竹实不食，非醴泉不饮，见则天下安宁。凤虽灵鸟，时或来仪候其栖止处，掘土二三尺取之，白物如石，名凤凰台。

气味辛，平，无毒。水磨服之，安神，利血脉，治惊邪癫痫。然凤栖梧桐，安得近地而有台入土乎？按《吕氏春秋》云：流沙之西，丹山之南，有凤鸟之卵。则产凤之地，或不以为异耶？

孔　雀

孔雀出交趾雷廉诸州，栖游岗陵，晨则鸣声相和。自背至

---

① 咮（zhòu 皱）：鸟嘴。
② 膬（cuì 翠）：鸟尾肉。

尾，圆文五色，金翠相绕如钱。自爱其尾，山栖必先择置尾之地。雨则尾重，不能高飞，因往捕之。或养其雏为媒，或探其卵，鸡伏出之，闻人拍手歌舞则舞。性妒，见采服者啄之。雌雄不匹，以音影相接而孕，或雌鸣下风，雄鸣上风，亦孕。或云与蛇交，故其血胆伤人。李卫公[1]言：鹅惊鬼，孔雀辟恶，鸩鸐厌火，凡园圃有孔雀、鸩鸐类，匪徒玩好也。

孔雀肉咸，凉，微毒。解药毒、蛊毒。人食其肉者，自后服药不效，为其解毒也。

鹰

鹰以膺击，故谓之鹰。《禽经》[2]云：小而鸷者曰隼，大而鸷者曰鹰。《尔雅翼》云：在北为鹰，在南为鹞。鹰雕虽鸷而畏燕子，物无大小也。

鹰肉食之，治野狐邪魅。鹰骨主伤损，烧灰酒服二钱，随病上下，食前食后。鹰、鹗[3]、雕、鹞皆能接骨，盖鸷鸟之力在骨，故以骨治骨，从其类也。气味诸家并缺。

鸩

鸩似鹰而大，食蛇。知木石有蛇，即为禹步以禁之，须臾木倒石崩而蛇出也。其溺着石，石皆黄烂。巢于大木之颠，巢下数十步皆不生草。鸩毛入五脏，烂杀人。鸩喙带之，杀蝮蛇毒。

---

① 李卫公：李靖，字药师，隋末唐初将领，后封卫国公，世称李卫公。
② 禽经：师旷撰，鸟类专著
③ 鹗（è 饿）：又名鱼鹰，性凶猛。

鹤

鹤，阳鸟也而游于阴，行必依洲渚，止不集林木。七年羽翮①具，又七年飞薄云汉，又七年舞应节，又七年鸣中律，以夜半鸣，声唳云霄。雄鸣上风，雌鸣下风而孕。闻降真香则降，其粪能化石，乃羽族之宗，仙人之骥也。

鹤血咸、平、无毒。主益气力，补虚乏。《穆天子传》云：天子至巨蒐②，二氏献白鹤之血，饮之益人气力也。鹤骨为笛甚清越，鹤脑和天雄、葱实饮之，令人目明，夜书细字。鹤卵煮与小儿食之，预解痘毒。盖龟鹤能运任脉，故多寿，无死气于中也。然则鹤之益人宜矣。

鹳

鹳似鹤而顶不丹，长颈赤喙，色灰翅白。巢于高木，飞于层霄，旋绕如阵，不善唳，以喙相击而鸣，主有雨。陈藏器谓：鹳巢中以泥为池，含水满中，养鱼蛇以哺子。伏卵恐冷，取礜石围之，此出③自陆玑《诗疏》、张华《博物志》中，实妄谈也。

鹳骨甘，大寒，无毒。治鬼蛊诸疰毒、心腹痛。鹳卵预解痘毒。

鸧 鸡

鸧鸡④大如鹤而顶不丹，长颈高脚，色苍颊红。食于田泽

---

① 翮（hé 合）：鸟的翅膀。
② 巨蒐（sōu 搜）：古代西戎国名。巨，通"渠"。
③ 出：原字漫漶，据家刻乙本补。
④ 鸧（cāng 仓）鸡：水鸟，似鹤，苍青色。又名鸧鸹、麋鸹。

洲渚之间，群飞可以候霜，或云即鹔鹴①也。

皮可为裘，肉甘温，无毒。杀虫解蛊毒，古人多食之。

秃鹙

凡鸟至秋毛秃。此鸟秃如秋毨②，故名。张翼广五六尺，举头高六七尺。所谓鸟之小者鹪鹩③，大者秃鹙。潦年或飞近市，人惊骇之，所谓鹓鶋④是也。性极贪恶，能与人斗⑤，好啖鱼蛇鸟雏。《诗》云有鹙在梁，即此。

肉咸、甘，微寒，一云温，无毒。补中益气，甚益人。髓甘，温，补精髓。

鹈鹕

鹈鹕一名淘鹅。大如苍鹅，喙长尺余，直而且广。颔下如数升囊，终日凝立，不易其处，俟鱼过乃取之。俗名青翰，亦名青庄。《诗》云惟鹈在梁，不濡其味，是矣。

脂油咸，温，滑，无毒。透经络，治风痹、耳聋，涂痈肿。盖油性走，能引诸药透入病所拔毒，故治聋痹肿毒诸病也。

鹅

鹅夜鸣应更，伏卵则逆月，谓向月取气助卵也。能啖蛇及蚓，制射工，辟蛊虺。《禽经》云：鹅飞则蚖沉也。

---

① 鹔鹴（sùshuāng 速霜）：古代传说中的西方神鸟。
② 毨（xiǎn 显）：鸟兽新换毛整齐貌。
③ 鹪鹩（jiāoliáo 焦聊）：体长约三寸，头部淡棕色，有黄色眉纹。羽毛赤褐而有黑色细斑。
④ 鹓鶋（yuánjū 原居）：也作"爰居"，又名"杂县"，海鸟。
⑤ 斗：原字漫漶，据家刻乙本补。

鹅肉甘，平，无毒。利五脏，止消渴。凡中射工毒者，鹅血饮之，并涂其身甚效。李濒湖谓：鹅气味俱厚，发风发疮，莫此为甚。凡发胃气者，皆能生津，岂得因其止渴，便谓性凉耶？《岭南志》云：邕州蛮人选鹅腹毳毛为衣被絮，柔暖而性冷，婴儿尤宜之。能辟惊痫，盖毛与肉性不同也。

雁

大曰鸿，小曰雁。雁为阳鸟，冬南征，夏北徂，与燕往来相反。人称其有四德：冬则自北而南，止于衡阳，夏则自南而北，归于雁门，其信也；飞则有序，而前鸣后和，其礼也；失偶不再配，其节也；昼则衔芦以避矰缴①，夜则群宿而一雁巡警，其智也。

雁肪、雁肉甘，平，无毒。治诸风，壮筋骨，利脏腑，久服益气耐老。《万毕术》云鸿毛作囊可以渡江。此亦中流一壶之意，水行者不可不知也。

鹜

鹜，家鸭也。鹜性质水而无他心，故庶人以为贽。

肉甘，平，无毒，一云冷，微毒。主补虚除热，和脏腑，利水道。凡治水利小便，宜用青头雄鸭，取水木生发之象；治虚劳热毒，宜用乌骨白鸭，取金水寒肃之象也。

鸭子甘、咸、微寒。多食发冷气，盐藏食之即宜人。小儿泄痢，炙咸卵食之，间有愈者。盖鸭肉能治痢，而炒盐亦治血痢故耳。

---

① 矰（zēng 增）缴：即矰缴，猎取飞鸟的射具。

凫

凫，野鹜也。常以晨飞，故曰晨凫。

甘，凉，无毒。主补中益气，平胃消食，治热毒风、水肿及恶疮疖，杀腹脏一切虫。身上有诸小热疮，年久不愈者，多食之即瘥。

鸊鷉

鸊鷉似凫而小，常在水中，人至即沉，击之则起。

肉甘，平，无毒。补中益气，脂多而味美也。其膏涂刀剑不缩。诗云马衔苜蓿叶，剑莹鸊鷉膏是矣。

鸳鸯

鸳鸯雄雌不相离，人获其一，则一相思而死，故谓之匹鸟。

肉咸，平，有小毒。凡夫妇不和者，私与食之，即相怜爱也，亦治梦寐思慕之病。

鸬鶒

鸬鶒，睛交而孕，故名。巢于高树，人家养之，驯扰不去，可厌火灾。

肉甘、咸，平，无毒。炙食解鱼虾毒。

鹭

鹭飞则露，故名。林栖水食，群飞成序，洁白如雪，以目盱而受胎。步于浅水，好自低昂，如春如锄之状。《诗疏》谓之春锄。有红色者，《禽经》谓之朱鹭。

肉咸，平，无毒。炙熟食之，益脾补气。

鸂鶆

鸂鶆，凡山溪有水毒处即有之。许慎《说文》云：鸑鷟[1]，凤属也。鸂鶆乃鸑鷟声转，盖此鸟有文彩如凤毛也。

毛及屎烧灰水服，治溪鸟毒、砂虱、水弩、射工、蜮、短狐、虾须等病，亦可将鸟近病人，即能唼[2]人身讫，以物承之，当有砂出，其砂即含砂射人之箭也。亦可笼鸟近人，令鸟气相吸亦愈。

鸬鹚

鸬鹚日集洲渚，夜巢林木，善没水取鱼，渔舟畜之。杜诗：家家养乌鬼，顿顿食黄鱼，是矣。

肉酸、咸，冷，微毒。治大腹鼓胀，利水道。雷公云：体寒腹大，全赖鸬鹚。按诸腹鼓大，皆属于热，卫气并循于血脉则体寒。此乃水鸟，其气寒而利水。寒能胜热，利水能去湿也。《外台》云：凡鱼骨硬者，密念鸬鹚不已即下，此厌伏之意也。

鸡 雄鸡 乌骨鸡 老鸡 鸡头 鸡冠血 鸡屎 白鸡子

鸡在卦属巽，在星应昴[3]。无外肾而亏小肠。其鸣也，知时刻，其栖也，知阴晴。俚人畜鸡无雄，以鸡卵告灶而伏出之。南人以鸡卵画墨煮熟，审其黄以卜吉凶，又以鸡骨占年。《太清外术》言：蓄蛊之家，鸡辄飞去。《万毕术》言：其羽焚之，

---

① 鸑鷟（yuèzhuó 月卓）：凤的别名。
② 唼（shà 煞）：水鸟争食貌。
③ 昴（mǎo 卯）：二十八宿之一，西方白虎七宿的第四宿。

可以致风。则鸡亦灵禽，不独充疱而已。

丹雄鸡、乌雄鸡气味甘，微温；白雄鸡酸，微温；黑雌鸡甘、酸，平；黄雌鸡甘、酸、咸，平，并无毒。诸鸡肉皆有温中补虚之功。分而配之，则丹雄鸡得离火阳明之象，白雄鸡得庚金太白之象，故辟邪恶者宜之；乌雄鸡属木，乌雌鸡属水，故胎产宜之；黄雌鸡属土，故脾胃宜之；而乌骨者又得水木之精气，故虚热者宜之。各从其类也。惟风病人不宜食之。盖鸡鸣五更者，日至巽位，感动其气故也。马益卿谓：妊妇宜食牡鸡肉，取阳精之全于天产者，此亦胎教，宜见虎豹之意。崔行功云：妇人产死，多是富贵家扰攘，致妇惊悸气乱故耳。惟宜屏除一切，烂煮牡鸡取汁，作粳米粥与食，自然无恙，乃和气之效也。盖牡鸡汁性滑而濡，不食其肉，恐难消也。

乌骨鸡甘，平，无毒，主补虚劳，治消渴。煮汁饮之，治下痢噤口。鸡属木而骨反乌者，巽变坎也，受水木之精气，故肝肾血分之病宜之。《太平御览》云：夏侯弘行江陵，逢一大鬼，引小鬼数百行。弘潜捉末后一鬼问之，曰：此广州大杀也，持弓矢往荆扬二州杀人，若中心腹者死，余处犹可救。弘曰：治之有方乎？曰：但杀乌骨鸡薄心即瘥。时荆扬病心腹者甚众，弘用此治之皆愈。中恶用乌鸡，自弘始也。鬼击卒死，用其血涂心亦效。

老鸡甘、辛，热，无毒。江西吉水泰和诸县俗传老鸡发痘，家家畜之，五六年至一二十年，痘发时以五味煮烂，与儿食之，甚则加胡椒桂附之类。此亦陈文中治痘用木香异攻散之意，取其能助湿热发脓也。风土有宜不宜，不可为法。

雄鸡头，杀鬼治蛊，禳恶辟瘟。古者正旦磔①雄鸡祭门户，

---

① 磔（zhé 哲）：古时分裂牲体以祭神。

以辟邪鬼。盖鸡乃阳精，雄者阳之体，头者阳之会，东门者阳之方，以纯阳胜纯阴之义。故《千金》转女为男方亦用之。《周礼》鸡人凡祭祀襄衅①，供其鸡牲。今治贼风有鸡头散，治蛊用东门鸡头，皆以御邪辟恶也。

鸡冠血咸，平，无毒。乌鸡者治产难，目泪不止；丹鸡者治白癜风。并疗经络间风热。涂颊治口歪不正，涂面治中恶卒死，饮之治小儿卒惊客忤，涂诸疮癣蜈蚣蜘蛛毒、马啮疮、百虫入耳。盖鸡食百虫，制之以所畏也。冠血乃鸡之精华所聚，用三年老雄者佳，取阳气充满也。

鸡屎白微寒，无毒，利大小便，治心腹鼓胀，消癥瘕，灭瘢痕。《素问》云：心腹满，旦食不能暮食，名为鼓胀。治之以鸡矢醴，一剂知，二剂已。王冰谓：鸡屎利小便，并不治蛊胀。夫诸腹胀大皆属于热，精气不得渗入膀胱，别走于腑，溢于皮里膜外，故成胀满，小便短沥。鸡屎性寒，能下气消积利水而治鼓胀。此岐伯神方也，凡治一切肚腹四肢肿胀，不拘鼓胀、气胀、湿胀、水胀等。有峨嵋一僧用此治人得效，其人牵牛来谢，遂名其方为牵牛酒。用干鸡矢一升炒黄，以酒醅三碗煮一碗，滤汁饮之，少顷腹中气大转动，利下，即自脚下皮皱消也。夫鸡无外肾而亏小肠，乃其屎白则利小便，亦犹羊无睛而羊肝独能明目。形缺而气全，同一理也。鸡屎载于《素问》而方药多用之，能治反胃吐食、石淋血淋、转筋遗溺、破伤中风、角弓反张、口噤喉痹、鼻血不止、牙齿不生、面目黄疸、瘰疬瘘疮、骨疽乳痈，种种危难之证。又解金银毒，涂蜈蚣蚯蚓咬毒，其用广矣大矣，不可以秽而弃之也。

---

① 衅：古代用牲畜的血涂器物的缝隙。

鸡子，白象天，其气清，其性微寒；黄象地，其气浑，其性温；兼黄白而用之，其性平。白能清气，治伏热目赤咽痛诸疾；黄能补血，治下痢胎产诸疾；兼黄白则兼理气血，与阿胶同功也。醋煮食，治赤白久痢；和豆淋酒服，治贼风麻痹；醋浸令坏，傅疮奸；作酒止产后血运，暖水脏，止耳鸣；和白蜜搅服，止小儿发热。鸡子入药最多，而发煎方特奇。治婴儿热疮，用鸡子五枚去白取黄，乱发如鸡子大，相和于铁铫中，炭火熬之。初甚干，少顷发焦，乃有液出，旋取置碗中，以液尽为度。取涂疮上，以苦参末掺之。刘禹锡云：顷在武陵生子，蓐内便有热疮，涂诸药日益剧，因用此方，果如神效。亦可与小儿服之，去痰热，疗百病。

雉

雉飞若矢，一往而堕，今人取其尾置舟车上，欲其快速也。鸡属巽木，雉属离火，故雉煮则冠红也。

肉咸，微寒，无毒，主补中益气。诸家言其发痔下痢，人不可食，而陶氏谓止泄痢，除蚁瘘，何也？盖雉在禽上应胃土，故能补中，而又食虫蚁，故能治蚁瘘。若久食及春夏食之，则生虫有毒也。

鹧鸪

鹧鸪，随阳越雉也，飞必南向，虽东西回翔，开翅之始，必先南翥①，其志怀南，不徂北也。性畏霜露，夜栖以木叶蔽

---

① 翥（zhù住）：高飞。

身，多对啼，鸣曰钩辀①格磔②。

气味甘，温，微毒，主利五脏，益聪明，解岭南野葛菌子毒、生金毒，治蛊气及瘟疟久病欲死者。鹧鸪炙食充庖甚美，人多嗜之。《南唐书》载：冯延巳苦脑痛，医曰：公多食山鸡鹧鸪，其毒发也，投甘草汤而愈。《类说》③云：杨玄之多食鹧鸪，遂病咽喉生痈，溃而脓血不止。杨吉老教啖生姜一斤，初食觉甘香，至半斤觉稍宽，尽一斤觉辛辣，粥食入口，了无滞碍。此鸟好啖半夏，故以姜制之也。

鹑

鹑性淳，无常居而有常匹，随地而安。《庄子》所谓圣人鹑居是矣。

肉甘，平，无毒。主益中续气，耐寒暑，消结热，治疳痢。董炳云：一妇病腹大如鼓，四肢骨立，谷食不下者数日矣，忽思鹑食，如法进之，遂运剧，少顷，雨汗不能言，但有更衣状，扶而圊，小便突出，白液如脂，下尽遂起。此盖中焦湿热，积久所致也。鹑乃蛙化，气性相同，蛙与虾蟆皆解热治疳利水消肿，则鹑之消鼓胀有功同云。

鸽

鸽性淫而易合，凡鸟皆雄乘雌，此独雌乘雄也。

肉咸平，无毒，主调精益气，解药毒，治恶疮、疥癣、白癜、疬肠风。人马久患疥，食之立愈。多食虽益人，但减药力也。

---

① 辀（zhōu周）：车辕。
② 磔（zhé哲）：车裂，分裂肢体的酷刑。
③ 类说：宋代曾慥编撰，六十卷，笔记总集。

雀 雀肉 雀卵 雀屎

雀，短尾小鸟也。栖宿檐瓦之间，驯近阶除之际，如宾客然，故曰瓦雀、宾雀。俗呼老而斑者为麻雀，小而黄口者为黄雀。跃而不步，其视惊瞿，其目夜盲，其卵有斑，其性极淫。

雀肉甘，温，无毒。主益精髓，暖腰膝，缩小便，治崩带，宜常食之。取雀肉和蛇床子熬膏和药，补下甚效，谓之驿马丸。唐明王服之有验。

雀卵酸，温，无毒，主下气。男子阴痿不起，强之令热，多精有子。《素问》治血枯用乌鲗①鱼骨蘆茹②二物合之，和以雀卵。人知雀卵益男子阳虚，不知治女子血枯，盖雀卵益精血也。

雀屎苦，温，微毒，主消积除胀，通咽塞口噤。和人乳点目中弩肉赤脉贯童子者，即消。和蜜丸治癥瘕久痼诸病，痈疖不溃者，点涂即溃。急黄欲死者，汤化服之立苏。腹中痃癖诸块伏梁者，和干姜桂心艾叶为丸，服之能令消烂。盖雀食诸谷，易致消化，故所治诸病，皆取其能消烂之义也。

鷦鹩

鷦鹩，《诗》谓桃虫是也。其性巧，谓之巧雀，亦谓之女匠。

肉甘，温，无毒，炙食甚美，令人聪明。鷦鹩窠治膈气噎疾，以一枚烧灰酒服神验。烧烟薰手令妇人巧蚕。

---

① 乌鲗：即乌贼，又名墨鱼。
② 蘆（lú驴）茹：即茜草。

燕

燕，篆文象形也，《礼记》谓之玄鸟，《庄子》谓之鷾鸸[1]。鹰鹞食之则死，能制海东青鹘[2]，故有鸷鸟之称。春社来，秋社去，来则衔泥巢于屋下，去则伏气蛰于穴中。蛟龙嗜燕，人食燕者不可入水，而祈祷家用燕召龙，故有游波之号。雷公云：海竭江枯，投游波而立汛是矣。

肉酸，平，有毒，能出痔虫、疮虫，损人神气，不可食。

伏翼 夜明砂

伏翼俗称蝙蝠，夏出冬蛰，昼伏夜飞，齐人呼为仙鼠，《仙经》列为肉芝。常自倒悬，其脑重也。此物善伏气，故能寿。而燕避戊巳，蝠伏庚申，亦理之难晓者也。

气味咸，平，无毒，一云微热，有毒。主疗五淋，利水道，治目瞑痒痛、久咳上气、久疟、瘰疬、金疮、内漏。然蝙蝠性能泻人，故陈子真、刘亮服之皆致死。观治金疮方能致下利，其毒可知。《本草》谓久服喜乐无忧，《日华子》谓久服解愁，似未可尽信也。

夜明砂，即伏翼屎也。辛，寒，无毒，入厥阴经血分。能活血消积，治目翳盲障、疟魅疳惊、淋带、瘰疬痛肿，皆厥阴病也。《类说》云：一人患赤眼，成内障五年，忽梦一僧，令服羊肝丸，用洗净夜明砂、当归、蝉蜕、水贼去节各一两为末，黑羊肝四两，煮烂和丸，如法服之，遂复明也。

---

① 鷾鸸（yì ér 意儿）：燕子的别名。
② 青鹘（hú 胡）：即鹘鸠。

寒号虫 五灵脂

鹖鴠，夜鸣求旦之鸟，夏月毛盛，冬月裸体，昼夜鸣叫，故曰寒号。《月令》云：仲冬鹖鴠不鸣，盖冬至阳生渐暖故也。其屎名五灵脂，谓状如凝脂而受五行之灵气也。

肉甘，温，无毒，食之补益人。

五灵脂甘，温，无毒，入足厥阴经，通利血脉，消积化痰，疗疳杀虫，除疟痢，治血痹血眼、小儿惊风五痫，解蛇蝎蜈蚣毒。盖肝主血，诸痛皆属于木，诸虫皆生于风，此药散血和血而止诸痛，所主诸证皆肝经血分病也。《局方》有失笑散，用五灵脂、蒲黄等分研末，以醋熬成膏，入水一盏煎七分，连药热服，不独治妇人心痛血痛，凡男女老幼一切心腹、胁肋、少腹痛疝气，并胎前产后血气作痛及血崩经溢，百药不效者，俱能奏功。又产后血运，用五灵脂半生半炒为末，白汤调服二钱，如口噤者斡开灌之，入喉即愈。李仲南谓：五灵脂治崩中，非止治血之药，乃去风之剂。风动物也，冲任经虚被风伤袭营血以致崩中暴下，与荆芥、防风治崩义同，此说是矣，而未尽也。肝血虚滞亦自生风，不待外风伤袭也，故五灵脂能治之。一人病目翳往来不定，此血病也，目病不治血，为背理也，用五灵脂而愈。一人被毒蛇所伤，以五灵脂一两，雄黄半两同为末，酒调二钱灌之遂苏，仍以滓傅咬处，其苦皆去。

斑　鸠

鸠性悫①孝而拙于为巢，才架数茎，往往堕卵，天将雨即

---

① 悫（què 却）：诚实，谨慎。

逐其雌，霁则呼而反之。故曰鹢巧而危，鸠拙而安，或曰雄呼晴，雌呼雨。

肉甘，平，无毒，多食益气，助阴阳。《范汪方》治目有斑鸠丸，《总录》治目有锦鸠丸。倪性贤谓：斑鸠补肾，故明目。窃谓鸠益气则能明目矣。古者罗氏献鸠以养国老，授年老者以鸠杖，鸠性不噎能益气也。

鸤 鸠

鸤鸠飞鸣以翼，不能为巢，谷雨后始鸣，夏至后乃止。《禽经》以为戴胜，《列子》以为布谷。张华云：仲春鹰化为鸠，仲秋鸠复为鹰，故鸠之目犹鹰也。

肉甘，温，无毒，主安神定志。五月五日收脚胫骨，男左女右带之各一，令人夫妻相爱，云置水中自能相随也。

桑 扈

扈有九种，皆以喙色辨之，《左传》九扈为九农正是矣。今俗多畜其雏，教作戏舞。

肉甘，温，无毒，食之益肌肉。

伯 劳

伯劳夏鸣冬止，感阴气而动，残害之鸟也。《幽风》谓之鵙，《孟子》谓之鸠。世传尹吉甫信后妻之残，杀子伯奇，化为此鸟，亦传会之言耳。

伯劳毛性平，有毒，小儿继病，取毛带之。继病者，掌禹锡谓母有娠乳儿，儿病如疟痢，他日相继腹大，或瘥或发，他人有娠相近，亦能相继也。按《淮南子》云：男子种兰，美而不芳，继子得食，肥而不泽，情不相往来也。盖情在腹中之子故也，故谓之继病，亦作魃病，魃乃小鬼之名，谓羸瘦如魃形也。《尔雅翼》云：取伯劳所踏树枝，鞭小儿令速语，以其当万物不能鸣之时而独鸣，故以类求之也。

鸲 鹆

鸲鹆好浴水，其睛瞿瞿然，故名。天寒欲雪则群飞如告，故又谓之寒皋，俗名八哥。剪去舌端，能效人言。《周礼》鸲鹆不跃济，地气使然也。

肉甘，平，无毒，主下气通灵，治呃噫，止痔血。陈藏器云：取鸲鹆目睛和乳汁，研滴目中，能见霄外之物。

百 舌

百舌能反复如百鸟之音，故名。立春后则鸣啭不已，夏至后则无声，十月后则藏蛰。

炙食治小儿久不语。

黄 鹂

黄鹂之色，黄而带鹂①，故名。《月令》谓之仓庚，唐玄宗呼为金衣公子。仲春仓庚鸣，仓庚鸣则蚕生，冬月则藏蛰，入田塘中，以泥自裹如卵也。

肉甘，温，无毒，主补益阳气。《山海经》谓：黄鸟食之不妒。梁武帝郗后性妒，食之妒果减半。

---

① 鹂（lí 离）：黑中带黄的颜色。

慈　乌

慈乌初生母哺六十日，长则反哺六十日，谓之孝乌。冬日尤盛，谓之寒鸦。

肉酸、咸，平，无毒，主补劳治瘦，助气，止咳嗽、骨蒸、赢弱者。夫乌能反哺其母可以兴仁孝矣，而人顾食之。治劳之药多矣，定须此耶。

乌　鸦

乌鸦善避缯缴，古有《鸦经》以占吉凶。北人喜鸦恶鹊，南人喜鹊恶鸦，师旷以白项者为不祥也。

肉酸、涩，平，无毒，膻臭不可食。今人多用治急风，而《本草》不著。《和剂局方》治诸风有乌犀丸，《圣济总录》治破伤中风，牙关紧急，四肢强直有金乌散，盖治风之物也。

鹊

鹊鸣唶唶①，故谓之鹊。灵能报喜，故名喜鹊。性最恶湿，又名干鹊。音感而孕，相视而抱，季冬始巢，开户背太岁向太乙，来岁风多，巢必卑下，秋则毛毰头秃。

雄鹊肉甘，寒，无毒，治石淋，消结热。冬至埋鹊于圊前，辟时疾。丙寅日食鹊脑令人相思，又媚药方中用之。鹊巢多年者烧之水服，疗颠狂鬼魅及蛊毒。凡鸟之雌雄难别者，其翼左覆右是雄，右覆左是雌，烧毛纳水中，沉者是雌，浮者是雄也。

---

① 唶（jí吉）唶：象声词，乌鸣声。

杜　鹃

杜鹃鸣必向北，夜啼达旦，春暮即鸣，至夏尤盛，其声哀切，啼至血出乃止。有子嶲、子规、秭归、鶗鴂、催归诸名，皆因其声，各随方音呼之也。田家候之以兴农事，《荆楚记》云：杜鹃初鸣，先闻者主离别，学其声令人呕血也。

肉甘，平，无毒，疮瘘有虫，薄切炙热贴之，虫尽乃已。食疗诸家不载，按《吕氏春秋》云：肉之美者嶲燕之翠。则昔人亦尝食之矣。

鹦　鹉

鹦鹉，如婴儿之学母语，故字从婴母，亦作鹦鹉，师旷谓之乾皋，李昉呼为陇客。绿鹦鹉出陇蜀、滇南、交广诸处，红鹦鹉、白鹦鹉出西洋南番，五色鹦鹉出海外诸国。其趾前后各二，其性畏寒，摩其背则瘖。

肉甘、咸，温，无毒，食之治虚嗽。按鸟之能人言者更有秦吉了，出岭南容管帘邕诸州峒中，丹咮黄距，人舌人目，音颇雄重。鸟凤出桂海左右两江峒中，形略似凤，音清越如笙箫，能度曲合宫商，又能为百鸟之音也。

第十五卷　兽部

四足而毛曰兽，豢养者谓之畜。《素问》曰五畜为益是矣。周制庖人供六畜六兽，兽人辨其名物。冥氏攻猛兽，穴氏攻蛰兽，辨物用物之道慎且备矣。后世如黄羊黄鼠，进为御供，犏①尾貂皮，盛为时用。山獭之异，狗宝之功，皆服食所需而典籍失载。羵羊②之问，宣父独知，豥鼠③之对，终军能究。地生之羊，彭侯之肉，非博雅君子孰能悉之，况庖药之间用舍宜慎，盖不但多识其名而已也。

狮

狮出西域诸国，为毛虫之长。日行五百里，怒则威在齿，喜则威在尾。拉虎吞貔④，裂犀分象，吼则百兽辟易。

狮屎服之破宿血，杀百虫，烧之去鬼气。

虎　虎骨　虎肉　虎魄　虎皮

虎立秋始啸，仲冬始交或云月晕时乃交。虎知冲破，能画地观奇偶以下食。今人效之，谓之虎卜。虎噬物随月旬上下而啮其首尾，其搏物三跃不中则舍之。人死于虎则为伥鬼，导虎而行。虎食狗则醉，闻羊角烟则走。风从虎者，木受金制，焉得不从，所以能治风病也。

---

① 犏（piān 偏）：牦牛。
② 羵（fén 焚）羊：传说中的土中神怪。
③ 豥（zhōng 中）鼠：豹纹鼠。
④ 貔（pí 皮）：即黄鼬。

虎骨辛，微热，无毒，治邪恶气，杀鬼疰、鼠瘘、犬咬毒。兽骨鲠咽，头骨作枕，辟恶梦魇，置户上辟鬼。煮汁浴之去骨节风气，初生小儿浴之辟恶气，长大无病。虎之一身，气力皆出前足，强悍皆赖于胫，虽死而胫犹矻立不仆，故以胫骨为胜。然虎骨通可用，凡辟邪疰治头风当用头骨，治腰背诸风当用脊骨，治手足诸风脚胫无力当用胫骨，各从其类也。

虎肉酸，平，无毒，主益气力，止恶心欲呕，辟三十六种精魅。

虎魄主镇心辟恶治惊邪。凡虎夜视，一目放光一目视物。猎人射之，弩箭才及目光即堕入地。《茅亭客话》①云：猎人杀虎，记其头项之处，月黑掘下尺余方得，状如石子琥珀，此是虎之精魄，沦入地下者。故主小儿惊痫之疾也。

虎皮治疟疾，辟邪魅。

豹

豹肉酸，平，无毒。主壮筋骨，强志气，耐寒暑，辟邪魅。《广志》云：豹胎至美，为八珍之一也。

犀

犀有山犀、水犀二种，并有二角，鼻角长而额角短。兕犀②即犀之牸者，止一角也。犀每岁一退角，必自埋于山中，海人潜作木角易之，再三不离其处。若直取之，则后藏于别处矣。《异物志》云：东海水中有牛，乐闻丝竹，彼人动乐，则牛

---

① 茅亭客话：宋黄休复撰，十卷，杂录其所见闻，皆蜀中轶事。
② 兕（sì四）犀：即雌犀。

本

草

洞

诠

二

九

八

出听，因而采之。犀角纹如鱼子形，纹中有眼，黑中有黄花者为正透，黄中有黑花者为倒透，花中复有花者为重透，并名通犀，乃上品也。花如椒斑者次之，纯黑无花者为下。陶贞白云：角上有一白缕直上至端，夜露不濡，谓之通天犀。李珣云：通天犀乃胎时见天上物过，形于角上，故曰通天。《抱朴子》云：分水犀刻为鱼，衔之入水，水开三尺。《汉书》有骇鸡犀，置米饲鸡惊骇不敢啄，置屋上乌鸟不敢集；《山海经》有白犀；《开元遗事》有辟寒犀，交趾所贡，冬月暖气袭人；《白孔六帖》有辟暑犀，唐文宗得之，夏月能消暑气；《岭表录异》有辟尘犀，为簪梳带佩，尘不近身；《杜阳编》有蠲①忿犀，为带令人蠲去忿怒，皆希世之珍也。

犀角酸、咸，寒，无毒，入足阳明经。犀食百草之毒及众木之棘，故能解毒，角乃犀之精灵所聚也。胃为水谷之海，饮食药物必先受之。五脏皆禀气于胃，风邪热毒必先干之。犀角入胃经，故解一切诸毒。《本经》谓：其治蛊疰邪鬼瘴气，杀钩吻鸩蛇毒，除迷惑魇寐，久服轻身。而诸家著其功效甚多，皆以解毒故也。凡蛊毒之乡，饮食以此角搅之，有毒则生白沫，无毒则否。以之煮毒药，则无复毒势也。《北户录》②云：凡中毒箭以犀角刺疮中立愈。《淮南子》云：犀角置穴狐不敢归。温峤过武昌，牛渚矶③下多怪物，峤燃犀照之而水族见形。则犀之精灵辟邪，益可见矣。

---

① 蠲（juān 捐）：减免，除去。

② 北户录：唐段公路著，三卷，是唐代岭南风土录。

③ 牛渚矶（jī 基）：在今安徽省马鞍山市西南长江边，为牛渚山北部突出于长江中的部分，又名采石矶。

象 象牙 象肉 象胆 象皮

象出交广云南及西域诸国，多至成群，番人畜以负重，酋长则饬①而乘之。其头不能俯，其颈不能回，其耳下軃②，其鼻大如臂，下垂至地。鼻中有小肉爪，能拾针芥，食物饮水皆以鼻卷入口，一身之力皆在于鼻，伤之则死。耳后有穴，薄如鼓皮，刺之亦死。两吻出两牙，夹鼻口，内有食齿。嗜刍豆③、甘蔗与酒而畏烟火、狮子、巴蛇。南人捕象多设机阱④以陷之，或埋象鞋于路以贯其足，或以雌象为媒而诱获之，饲而狎之，久则渐解人言，象奴牧之，罔不如命也。

象牙，甘，寒，无毒。象闻雷声则牙花暴出，逡巡复没。语云犀因望月纹生角，象为闻雷花发牙是也。牙治风痫惊悸一切邪魅精物，骨蒸热疾，并宜生屑入药。诸铁及杂物入肉，刮牙屑和水敷之立出，诸物刺咽中，磨水饮之亦出。燃犀可见水怪，而沉象亦可驱水怪。《周礼》壶涿氏掌水虫，欲杀其神者，以榆木贯象齿而沉之，则其神死而渊为陵也。

象肉，甘、淡，平，无毒。生煮汁服治小便不通，烧灰服治小便多，盖其肉肥脆而滑，亦淡渗滑窍之义，烧之则从火化也。

象胆，苦，寒，无毒。象具十二生肖，胆不附肝随身在诸肉间。徐铉谓：春在前左足，夏在前右足，秋在后左足，冬在后右足。淳化春一象毙，太宗命取胆不获，使问铉，铉以此对，

---

① 饬（chì 斥）：巧饰。
② 軃（duǒ 躲）：同"軃"。下垂。
③ 刍豆：草和豆。指牛马的饲料。
④ 阱：捕兽的陷坑。

果获于前左足也。象胆明目，与熊胆同功，亦能治疳治口臭。

象皮，治下疳，金疮不合，烧灰油调敷之。盖象体壅肿，人以斧刃刺之，半日即合，故治金疮用其皮灰也。

羚羊

羚羊以角挂树而宿，角弯中有挂痕者为真也。鹿则比类而环角外向以自防，羚则独栖而悬角木上以远害，可谓灵矣。后人省文作羚。金刚石百炼不消，物莫能击，惟羚羊角扣之则冰泮也。

角，咸，寒，一曰甘、温，无毒。夫羊，火畜也，而羚羊则属木，故其角入厥阴肝经，同气相求也。肝主木，开窍于目，其发病也目暗障翳，而羚角能平之；肝主风在合为筋，其发病也小儿惊痫，妇人子痫，大人中风搐搦及筋脉挛急，历节掣痛，而羚角能舒之；魂者肝之神也，发病则惊骇不宁，狂越僻谬，魇寐卒死，而羚角能安之；血者肝之藏也，发病则瘀滞下注，疝痛毒痢，疮肿瘰疬，产后血气，而羚角能散之；相火寄于肝胆，在气为怒，病则烦懑气逆，噎塞不通，寒热及伤寒伏热，而羚角能降之。羚之性灵而筋骨之精在角，故能辟邪恶而解诸毒，碎佛牙而烧烟走蛇虺也。雷敩云：此角有神力，折千牛。

凡使勿拆元对，捣筛极细，更研万匝入药，免刮人肠。

熊

熊者雄也，熊形如豕，罴①形如马，猛憨多力，能拔树，虎亦畏之。春夏膘肥时皮厚筋弩，每升木引气或堕地自快，俗

---

① 罴（pí皮）：即棕熊，又名马熊。

呼跌臕，即《庄子》所谓熊经鸟申也。其足名蹯①，为八珍之一，古人重之。

熊脂，甘，微寒，一曰微温，无毒。治风痹积聚、寒热羸瘦、饮食呕吐，杀劳虫。

熊肉，功与脂同。刘守真云熊肉振羸，兔目明视，因其气有余以补不足也。

熊胆，苦，寒，无毒。主清心退热，平肝明目，去翳杀虫，治时气热甚变为黄疸，暑月久痢、痔瘘、心痛、痓忤。然多伪者难辨，周密云：熊胆善辟尘，试之以净水一器，尘幕其上，投胆米许则凝尘豁然而开也。

腽肭脐

腽肭②出突厥新罗诸国，今登莱州有之。毛色似狐似鹿，足似狗，尾似鱼，入药用外肾，而曰脐者，连脐取之也。试其脐于腊月冲风处，置盂水浸之不冻者为真。收之器中，年年湿润如新或置睡犬头上，其大惊跳若狂者真也。

气味咸，大热，无毒，暖腰膝，助阳气，破癥结，疗惊痫。《局方》治虚损有腽肭脐丸，精不足者补之以味也。大抵与苁蓉、琐阳相近而功力百倍之矣。

鹿 鹿角 鹿茸 鹿肉 鹿血 鹿䐑

鹿孕六月而生，食则相呼，行则同旅，居则环角外向以防害，卧则口朝尾闾以通督脉。《述异记》云：鹿千岁为苍，又五

---

① 蹯（fán 凡）：兽足掌。
② 腽肭（wànà 袜那）：海狗。

百岁为白，又五百岁为玄，玄鹿骨亦黑，为脯食之，可长生也。《埤雅》云：鹿能乐性，六十年后怀琼角下。故曰鹿戴玉而角斑，鱼怀珠而鳞紫。

鹿角味咸，鹿茸味甘，并气温，无毒。鹿角生用则散热行血，消肿辟邪；熟用则益肾补虚，强精活血；炼霜熬膏则专于滋补也。凡含血之物，肉易长，筋次之，骨最难长，故人自胚胎至成人，二十年骨髓方坚，惟鹿角自生至坚，无两月之久，大者至二十余斤，计一日夜须生数两，凡骨之生，无速于此。虽草木易生亦不及之，故能补骨血坚阳道益精髓。头者诸阳之会，上钟于茸角，岂可与凡血为比哉。《澹寮方》云：昔西蜀市中一道人，货斑龙丸，一名茸珠丹。每大醉高歌曰：尾闾不禁沧海竭，九转灵丹都谩说，惟有斑龙项上珠，能补玉堂关下穴。朝野遍传之，其方盖用鹿茸、鹿角胶、鹿角霜也。戴原礼治头眩运，甚则屋转眼黑，或如物飞，用茸珠丹，谓茸生于头，从其类也。

鹿肉，甘，温，无毒。主补中益气力，强五脏。生者疗中风口僻，割片薄之。壶居士言鹿处必山冈，止食葛花、葛叶、鹿葱、鹿药、白蒿、水芹、甘草、荠苨、齐头、蒿山、苍耳，不食他草。飨神用其肉者，以性烈清净也。凡药饵之人久服鹿肉则服药不得力，为其食解毒之草，制诸药也。

鹿血，补虚损，益精血，解痘毒。韩飞霞有斑龙宴法，用三棱针刺鹿之天池穴，哑其血饮之，每月一度，一鹿可用六七年。云得于射生①者，因采捕入山，失道数日，饥渴将委顿，

① 射生：善于射猎的人，为射生手的简称。《新唐书·郭子仪传》："诏趣诣省视事，百官往庆，敕射生五百骑执戟宠卫。"

止获一生鹿，刺血数升饮之，饥渴顿除，及归遂觉血气充盛异人也。

韩懋云：王师授予鹿峻方，云鹿茸角血髓大有补益，而峻则入神矣。用初生牡鹿三五只，苑囿驯养，每日以人参煎汤，同一切草药任其饮食，久之以硫黄细末和入。大约三年之内，一旦毛脱筋露气盛阳极，却以牝鹿隔苑诱之，欲交不得，则精泄于外，或令其交即设法取之，香黏如饧，是为峻也。用和鹿角霜一味为丸，补虚羸劳损神妙。

麋

麋似鹿而色青黑，大如小牛，肉蹄目下有二窍，为夜目，故《淮南子》云：孕女见麋而子四目也。

鹿是山兽属阳，夏至一阴生而解，角从阳退之象；麋是泽兽属阴，冬至一阳生而解，角从阴退之象；鹿之茸角属阳，右肾精气不足者宜之；麋之茸角属阴，左肾血液不足者宜之。苏东坡亦谓：补阳用鹿角，补阴用麋角。近世以麋鹿角作一种，或云鹿胜麋或云麋胜鹿，皆谬矣。《杨氏家藏方》有二至丸，两角并用，盖得此理。但其药性过温，止宜于阳虚血痹者耳。

獐

《运斗枢》云：枢星散为獐鹿。獐喜文章，故字从章，猎人舞采，则獐麕注视也。獐性惊憻，饮水见影则奔，以胆白性怯也。亦谓之麕，善聚散也。

肉甘，温，无毒，补五脏，益气力，酿酒祛风。孟诜谓八月至十一月食之胜羊，十二月至七月食之动气，多食令人消渴。

麝

麝形似獐而小，脐之香气远射，故谓之麝。麝自剔出者为生香，极难得，价同明珠。其香聚处，远近草木不生或焦黄也。今人带香过围林则瓜果皆不实，是其验也。其次脐香，乃捕得杀取之。

麝香辛，温，无毒。主辟恶气，杀鬼精物，去三虫蛊毒、温疟、惊痫诸病。李东垣谓：麝香治内病，凡风在骨髓者宜用之，使风邪得出。若在肌肉用之，反引风入骨也。严用和谓：中风不语者，以麝香清油灌之以通其关，则可免语言蹇涩，手足瘫痪之患。朱丹溪谓：五脏之风不可用麝香以泻卫气，口鼻出血乃阳盛阴虚，有升无降，当补阴抑阳，不可用脑麝轻扬飞窜之剂。妇人以血为主，凡血海虚而寒热盗汗者，宜补养之，不可用麝香之散、琥珀之燥也。

夫严氏言风病必先用麝，而丹溪谓风病血病必不可用，皆非通论，盖麝香走窜能通诸窍之不利，开经络之壅遏。若诸风、诸气、诸血、诸痛、惊痫癥瘕诸病，经络壅闭孔窍不利者，用为引导，以开通之，亦何可少，但不可过耳。李廷飞谓：麝香久带，其香透关，令人成异疾也。《济生方》治食瓜果成积作胀者，治饮酒成消渴者，云果得麝则败，酒得麝则坏，此得用麝之理者也。

猫

猫捕鼠，小兽也，狸身而虎面，柔毛而利齿，以尾长腰短上腭多棱者为良。其睛可定时，子午卯酉如一线，寅申巳亥如满月，辰戌丑未如枣核。其鼻端常冷，惟夏至一日则暖，性畏寒而不畏暑。能画地卜食，随月旬上下而啮鼠首尾，皆与虎同。猫有病以乌药水灌之，薄荷醉猫，死猫引竹，物性相感然也。

猫肉甘、酸，温，无毒。治劳痊鼠瘘蛊毒。胡濙[①]云：自少食猫肉则蛊不能害。《肘后方》治鼠瘘核肿或已溃出脓血者，取猫肉作羹空心食之。昔人皆以病子为鼠涎毒所致，故《淮南子》谓狸头治癙[②]及鼠啮人疮，取相制之义也。

猫牙治小儿痘疮倒靥欲死，同人牙、猪牙、犬牙烧灰等分研末，蜜水服一字，即便发起。盖痘疮归肾则变黑，凡牙肾之标能入肾发毒也。猫牙又能解毒而热证亦可用云。

狸风狸 香狸

狸，野猫也，兽之在里者，故从里。有猫狸、虎狸、香狸、风狸、九节狸、玉面狸诸种。

狸肉甘，平，无毒。补中益气，治诸痊，去游风。风狸昼则蜷伏不动，夜则因风腾跃，如鸟飞空中。人捶击之，倏然死矣，以口向风，须臾复活，故得风名。风狸脑酒浸服愈风疾。《十州记》云和菊花服至十斤，可长生。

香狸一名灵猫，一体自为牝牡，其气如麝，杂入麝中罕能分别，用之亦如麝焉。

野 猪

野猪似猪而大，牙出口外如象牙，能与虎斗。掠松脂曳沙

---

① 胡濙（yíng 莹）：字源洁，号洁庵，武进（今江苏武进）人，明建文二年（1400）进士，留心医学，曾与戴思恭讲《内》《难》诸经，推仲景为医学正宗。著有《卫生易简方》《芝轩集》《律身规鉴》等。

② 癙（shǔ 属）：瘘疮。

泥涂身以御矢也，最害田稼，亦唉蛇虺。

肉甘，平，无毒。补肌肤令人虚肥，炙食治肠风泻血。脂炼净和酒，日三服，令妇人多乳，十日后可供三四儿。素无乳者亦下。

兔 <small>兔肉 兔肝 兔屎</small>

兔吐而生子，故曰兔。《礼记》谓之明视，言其目不瞑[1]也。或谓兔者明月之精，秋深时可食，金气全也，至春夏则味变矣。

兔肉辛，平，一云酸、冷，一云甘、寒，无毒。主凉血解热毒，治消渴，利大肠，压丹石毒。今俗以饲小儿云令出痘稀，盖因其性寒而解毒耳。若痘已出及虚寒者宜戒之。

兔肝能泻肝热，明目，补劳，治头旋眼眩[2]。

兔屎能解毒杀虫，治目疾痔劳疮痔。沈存中云：江阴万融病劳，四体如焚，寒热烦燥。一夜梦一人腹拥一月，光明使人心骨俱寒，及寤而孙元规使人馈药，扣之则明月丹也，服之遂平。用兔屎四十九粒、硇砂如兔屎大四十九粒为末，生蜜丸梧子大，月望前以水浸甘草一夜，五更取汁送下七丸，有虫下，急钳入油锅内煎杀，三日不下再服。

水 獭

正月、十月獭两祭鱼，知报本反始，兽之多赖者，故字从赖。状似狐而小，毛色青黑，肤如伏翼，水居食鱼。能知水信

---

① 瞑（nǐng 拧）：视。
② 旋眼眩：此三字原漫漶不清，据家刻乙本补。

为穴，乡人以占潦旱，如鹊巢知风也。熊食盐则死，獭饮酒而毙，物之性也。

獭肉甘、咸，寒，无毒。治骨蒸热劳，荣卫虚满，大小便秘。患热毒风水虚胀者，取水獭一具，去皮连脏及骨干为末，水服方寸匕。若冷气虚胀者，非所宜也。

獭肝甘，温，有毒。治鬼疰蛊毒，传尸劳极，止久嗽，除鱼鲠。仲景治冷劳有獭肝丸，崔氏治九十种蛊疰有獭肝丸，二方俱妙。葛洪云：尸疰鬼疰乃五尸之一，挟诸鬼邪为害。其病变动乃有三十六种至九十九种，大略使人寒热，沉沉默默不知病之所苦而无处不恶，积月累年，淹滞至死，死后传人乃至灭门。惟以獭肝一具，阴干为末，水服方寸匕，日三，以瘥为度。《朝野佥载》[1] 云：五月五日午时，急砍一竹，竹节中必有神水，沥取和獭肝为丸，治心腹积聚病甚效也。

狐

狐性疑，疑则不可以合类，故其字从孤。日伏于穴，夜出窃食，声如婴儿，气极臊烈，皮可为裘，腋色纯白谓之狐白。狐善为魅，见人或叉手有礼，或祗[2]揖无度，或静处独语，或裸形见人也。或云狐至百岁，礼北斗而变化为男女，千年老狐惟以千年枯木照之则见真形。

狐肉甘，温，无毒，一云有小毒。补虚损，治蛊毒寒热，作臛[3]食，治疮疥久不瘥。

---

① 朝野佥载：唐张鷟撰，全书六卷，是唐代笔记小说集。

② 祗（zhī 支）：恭敬。

③ 臛（huò 或）：肉羹。

玃

獾形似狗而脚短，食果实，有数种。貑，猪獾也；獾，狗
獾也，皮可为裘。

肉甘、酸，平，无毒。补中益气，治小儿疳瘦杀蛔虫，宜
啖之。貑之功用亦同。

猩 猩

猩猩，能言而知来，犹惺惺也。人面人足，长发黄毛白耳，
声如儿啼。封溪里人以酒及草屐置道侧，猩猩见即呼人祖先姓
名，骂之而去，顷复相与尝酒着屐，因而被擒。槛而养之，将
烹则推其肥者，泣而遣之。西胡取其血染毛罽①不黯，刺血必
棰而问其数，至一斗乃已。

猩猩肉甘、咸，温，无毒。食之可辟谷，令人善走，穷年
无厌。《逸书》言：食猩猩肉令人不昧。其惺惺可知，古人以为
珍味。《吕氏春秋》云肉之美者猩猩之唇獾獾之炙是矣。

猴

猴，候也，见人设食伏机则凭高四望，善于候者也。猴好
拭面如沐，故谓之沐猴。《庄子》谓之狙。腹无脾以行消食，养
马者厩中畜之能辟马疫，牝猴逐月有天癸流草上，马食之永无
疾也。蜀西徼外②有玃，似猴而大，纯牡无牝，摄人妇女为偶
生子。西方有猵，纯牝无牡，群居要路，执男子合之而孕。此

---

① 罽（jì剂）：用毛做成的毡子一类的东西。
② 徼外：域外、塞外。徼，边界。

皆猴类而牝牡相反也。

猴肉酸，平，无毒，食之辟獐疫，酿酒治风劳，作脯治久疟。猴头骨作汤浴小儿惊痫、鬼魅寒热。第人家养者不主病，为其食杂物违本性也。

鼠 鼠肉 鼠骨 鼠胆

鼠寿最长，故曰老鼠。其性疑而不果，故曰首鼠。有四齿而无牙，长须露眼，前爪四，后爪五，肝有七叶，胆在肝之短叶间，大如黄豆，色白，贴而不垂，但一死即消，不易得也。《淮南子》云：鱼食巴豆而死，鼠食巴豆而肥。段成式云：鼠食盐而身轻。《运斗枢》云：玉枢星散而为鼠。《抱朴子》云：鼠寿三百岁，善凭人而卜，名曰仲能，知一年中吉凶及千里外事。北荒有冰鼠，生积冰下，皮毛为席，卧之辟寒，食之已热。西域有火鼠，其毛织布，污则烧之即洁，名火浣布。鼠类甚繁，《尔雅》《说文》所载，后世未悉知，后世所知者，二书未盖载，格物岂有穷耶？

牡鼠肉甘，微温，无毒。疗踒折①，续筋骨，治骨蒸劳极、小儿惊痫、疳瘦，杀虫，煎膏治诸疮瘘。鼠善穿而治疮瘘者，因其性而为使也。

鼠骨治牙折多年不生者，研末日日揩之，甚效。雷公云：长齿生牙，赖雄鼠之骨末是也。

鼠胆点目治青盲，滴耳治聋。《肘后方》云：侧卧沥胆入耳，须臾汁从下耳出，初时益聋，十日后乃瘥，能治三十年老

① 踒折（wōshé 窝蛇）：骨折。葛洪《抱朴子·疾谬》："或魔以楚挞，或系脚倒悬，酒客酗酱，不知限齐，至使有伤于流血，踒折支体者，可叹者也。"

聋，若卒聋者不过三度也。夫癸水之位在子，气通于肾，开窍于耳，注精于瞳子，其标为齿。鼠属子宫癸水，其目夜明，其精在胆，故胆能治耳聋目盲，睛能明目骨能生齿，皆肾病也，故皆治之。

猬

猬之头足似鼠，《尔雅》谓之毛刺蜷缩则形如芡房。见虎过即拔毛投之，虎生虫疮，溃烂至死。猬能制虎，见鹊便自仰腹受啄，物之相制如此。

猬肉甘，平，无毒。理胃气，令人能食，治反胃甚效，其字从胃或以此也。

牛 牛肉 牛乳 牛血 牛喉 牛角腮 牛骨

牛在畜属土，土缓而和，其性顺也。

黄牛肉甘、温，水牛肉甘、平，并无毒，病死者有大毒。水牛惟可充食，入药黄牛为良。主补中益气，养脾胃，益腰膝，止消渴。韩懋谓：牛肉补气与黄耆同功。朱丹溪有倒仓法，谓肠胃为积谷之室，倒者推陈以致新也。胃属土，受物而不能自运，七情五味有伤中宫，停痰积血互相纠缠，发为瘫痪、为劳瘵、为蛊胀，成形成质，为窠为臼，以生百病。而中宫愆和，非丸散所能去也。此方出自西域异人，其法用黄牯①牛肉二十斤，长流水煮成糜，去滓滤液再熬成琥珀色收之，连饮至数十钟，寒月温饮。病在上则急饮令吐，病在下则缓饮令利，在中则令吐而利。吐利后渴，即服自小便一二碗，荡涤余垢，睡二

① 牯（gǔ 古）：母牛。亦指阉割后的公牛。

日乃食淡粥，养半月，精神强健，沉疴悉去也。须五年忌牛肉。盖牛，坤土也，黄，土色也，熟而为汤，无形之物也，故能由肠胃而透肌肤，毛窍爪甲无所不到。在表者因吐而得污，在清道者自吐而去，在浊道者自利而除，有如洪水泛涨，陈莝顺流而去，盎然涣然润泽枯槁而有精爽之乐也。王纶谓：牛肉本补脾胃之物，非吐下药也。特饮之既满而溢耳，借补为泻，故病去而胃得补，亦奇法也。但病非肠胃者似难施之耳。

牛乳甘，微寒，无毒。补虚羸，止消渴，养心肺，解热毒，润皮肤。凡反胃噎膈、大便燥结，宜牛羊乳时时咽之，不可用人乳，人乳有饮食之毒、七情之火也。唐太宗苦气痢，众医不效，下诏访问，张宝藏具疏以乳煎荜茇方上，服之立愈，诏与五品官。魏徵难之，上疾复发，复进之又平，授鸿胪寺卿。其方用牛乳半斤，荜茇三钱，同煎减半，空腹顿服，盖一寒一热能和阴阳也。

牛血咸，平，无毒。主解毒利肠，治金疮折伤垂死。《元史》云：布智儿从太祖征回回，身中数矢，血流满体，闷仆几绝，太祖命取一牛，剖其腹纳之，浸热血中，移时遂苏。李庭从伯颜攻郢州，炮伤左胁，矢贯于胸，几绝，伯颜命剖水牛腹纳其中，良久而苏。何孟春云：予在职方时问各边将无知此术者，非读《元史》弗知也。

牛胆苦，大寒，无毒。益目精，除心腹热渴，止下痢。酿黑豆百日，每夜吞一枚，镇肝明目；酿南星末阴干，治惊风。《淮南子》云：牛胆涂热斧，斧即鸣，牛胆涂桂，莫知其谁。注云：能变乱人形。岣嵝云：蛙得牛胆则不鸣，此皆有所制也。

牛喉治反胃吐食、小儿呷气。《普济方》云：反胃吐食，结肠七八日，大便不通者必死。昔全州周禅师得正胃散方于异人，十瘁八九。用白水牛喉一条，去两头节并筋膜脂肉，用米醋一盏浸之，微火炙干淬之，再炙再淬，醋尽为度。研末，厚纸包收，或遇阴湿时，微火烘之，遇此疾每服一钱，陈米饮调下，轻者一服立效。

牛角䚡乃角尖中坚骨也，谓之角胎，此筋之粹、骨之余，而䚡又角之精也，乃厥阴、少阴血分之药，烧灰酒服，止血痢崩中、赤白带下。

牛骨烧灰亦治吐衄崩带、肠风血泻，同猪脂涂疳疮蚀人口鼻甚效。朝鲜以牛骨占卜吉凶，无往不中。牛非含智之物，骨有先事之灵，宜其入药治病也。

马 肉、溺

马在畜属火，在卦属乾，以西北方者为胜。蚕与马同气，育蚕则马不蕃。故《周礼》禁原蚕者，系猕猴于厩，辟马病。食马中毒者，芦菔汁杏仁解之，皆物理之妙也。

肉辛、苦，冷，有毒。主除热下气、长筋骨、强腰脊。按《灵枢经》云：卒口僻急者，以马膏熨其急颊，以白酒和桂末涂其缓颊，且饮美酒，啖炙肉，为之三拊而已。盖口颊㖞僻乃风中血脉也，手足阳明之筋络于口，会太阳之筋络于目，寒则筋急而僻，热则筋纵而缓，故左中寒则逼热于右，右中寒则逼热于左，寒者急而热者缓也。治法急者缓之，缓者急之，故用马膏之甘平柔缓以摩其急、以润其痹、以通其血脉，用桂酒之辛热急束以涂其缓、以和其营卫、以通其经络也。病在上者，酒以行之，甘以助之，故饮美酒啖炙肉也。

白马溺辛，微寒，有毒。治癥瘕。男子伏梁积疝、妇人瘕积，铜器承饮之。昔有人与其奴皆患心腹痛病，奴死剖之，得一白鳖，以诸药纳口中不死。有人乘白马观之，马尿堕鳖而鳖缩，遂以灌之即化成水，其人乃服白马尿而疾愈也。反胃亦有虫积者，故亦能治之。

驴

驴善驼负，夜鸣应更，腹前为胪。马力在膊，驴力在胪也。

驴肉辛，凉，有小毒。补血益气。《日华子》云治一切风，寇宗奭云食之动风，二家相反，或黑驴能治风耳。张文仲《备急方》言：幼年患反胃，诸名医奉敕调治，竟不能疗，忽一卫士云服驴小便极验。遂服二合，后食止吐一半，晡时再服二合，食粥便定。次日奏知，则宫中五六人患反胃者同服，一时俱瘥也。但此物有毒，服不可过多，须热饮之，病深者七日当效。

驼

驼力负重可至千觔，其性耐寒恶热，故夏至退毛至尽。能知水脉风候，凡伏流人所不知，驼以足踏处即得之。流沙夏多热风，行旅遇之即死，风将至，驼必聚鸣，埋口鼻沙中，人以为验也。

驼肉甘，温，无毒。治诸风，下气，壮筋骨，润肌肤，主恶疮。

羊 羊肉 羊血 羊肝 羊胆 羊靥 羊胫骨 羊乳 地生羊

羊孕四月而生，其目无神，其肠薄而萦曲，在畜属火，故易繁而性热，在卦属兑，故外柔而内刚。其性恶湿喜燥，食钩吻而肥，食仙茅而肪，食仙灵脾而淫，食踯躅而死。契丹以其骨占灼，岂亦有灵耶？内则谓之柔毛。崔豹谓之长髯主簿。

羊肉苦、甘，热，无毒。主开胃健力，治风眩瘦病、丈夫五劳七伤、小儿惊痫。《十剂》云：补可去弱，人参、羊肉之属。人参补气，羊肉补形，盖有形之物能补有形肌肉之气也。凡味同羊肉者，皆补血虚，阳生则阴长耳。寇宗奭云：仲景治寒疝羊肉汤服之无不验者。一妇冬月生产，寒入子户，腹下痛不可按，此寒疝也。医欲投抵当汤，予曰非其治也，以仲景羊肉汤即愈。用肥羊肉一斤，水一斗，煮汁八升，入当归五两，黄耆八两，生姜六两，煮二升，分四服。隋麻叔谋病风逆，起坐不得，炀帝命巢元方诊之，曰：风入腠理，病在胸臆，须用肥羊羔熟，掺药食之，如其言，未尽剂而瘥。自后每杀羊羔同杏酪五味，日食数枚。观此则羊肉补虚之功益可验矣。

羊血咸，平，无毒。热饮一升，治产后血攻，下胎衣，解一切丹石莽草毒。《外台》云：凡服丹石人，忌食羊血十年，一食前功尽亡。此物能制水银、硇砒、钟乳、云母、阳起石等毒，凡觉毒发，刺饮一升即解。

羊肝苦，寒，无毒。治肝风虚热，目赤暗痛。夫羊眼无瞳，其肝不应治目，盖神藏于内也。《延寿书》谓：凡治目疾，以青羊肝为佳。有一人年八十余，瞳子瞭然，夜读细字，云别无服药，但一生不食畜兽肝耳。或以《本草》羊肝明目而疑之，盖羊肝明目，性也，凡畜兽临杀时忿气聚于肝，肝血不利目宜矣。

羊胆苦，寒，无毒。凡人胆汁灭则目暗，目者肝之外候，胆之精华也，故诸胆皆治目病。《夷坚志》载二百味草花膏，治烂弦风赤眼、流泪不能近光及暴赤目疾。用羯羊①胆一枚，入蜂蜜于内蒸之，候干研为膏，每含少许并点之。一日泪止，二

---

① 羯（jié 洁）羊：骟过的公羊。

日肿消，三日痛定。盖羊食百草，蜂采百花，故有二百花草之名。张三丰碧云膏，腊日取羖羊胆十余枚，以蜜装满，纸套笼住悬檐下，待霜出，扫下点之，神效。

羊靥甘、淡，温，无毒。古方治瘿多用猪羊靥，亦述类之义。王荆公瘿诗有内疗须羊靥之句，然瘿有五气，血肉筋石也。靥属肺，肺司气，故气瘿服之则效，他瘿恐亦少力。

羊胫骨甘，温，无毒。能健腰脚，固牙齿，治脾弱肾虚不能摄精。夫齿者，骨之余、肾之标，故牙疼用羊胫骨以补之。羊胫骨灰可以磨镜，羊头骨灰可以销铁，故误吞铜铁者用之，取其相制也。

羊乳甘，温，无毒。润心肺，治消渴，补寒冷虚乏，治大人干呕反胃、小儿哕哕舌肿。解蜘蛛咬毒、蚰蜒入耳，灌之即化成水也。

又西域有地生羊，以羊脐种土中，灌以水，闻雷而生脐，脐与地连，割之则死。但走马击鼓以骇之，惊鸣脐断，便逐水草，此刘有《出使西域记》中载之。夫本乎天者亲上，本乎地者亲下，不易之理也。羊动物而地产，造化之妙岂可以常理测哉！

豕 肉 头 脂 脑 髓 血 肝 肚 肺 肾 胰 胆 乳

豕食不洁，坎为豕，水畜而性趋下，喜秽也。《礼记》谓之刚鬣，崔豹谓之参军。牡曰豭，牝曰彘、曰豝、曰豵，牡去势曰猪，豕之子曰豚，一子曰特，三子曰豵。

猪肉苦，微寒，有小毒，能压丹石，解热毒，补肾气虚竭。但闭血脉，弱筋骨，不可久食。伤寒、疟痢、痰痼、痔漏诸疾，食之再发。陶贞白云：猪为用多，惟肉不宜多食，令人暴肥，盖虚风所致也。朱丹溪云：猪肉惟补阳耳。今之虚损者，不在阳而在阴，以肉补阴，是以火济水，盖肉性入胃便作湿热，热生痰，痰生则气不降，而诸证作矣。

猪头肉有毒，有病者食之，生风发疾。《名医录》云：一人病体疮肿黑状狭而长。王通曰：此鱼脐疮也。一因风毒蕴结，二因气血凝滞，三因误食人汗而然。以一异散傅之，日数易而愈。求其方，曰：雪玄一味耳，用腊猪头烧灰，鸡卵白调敷也。《图纂》云：五月戊辰日，以猪头祀灶，所求如意，以腊猪耳悬梁上，令人丰足，此亦厌禳之物也。

猪脂膏甘，微寒，无毒。凡凝者为肪为脂，释者为膏为油。主利血脉，散风热，通小便，除五疸水肿，润肺悦皮肤，入膏药主诸疮。

猪脑甘，寒，无毒。夫脑为髓海，是脑最益人也。然《礼记》谓食豚去脑；孙真人谓猪脑损男子阳道；陈藏器谓诸脑损阳滑精；《延寿书》谓今人以盐酒食猪脑，自引贼也，是脑最不益人也；《左传》晋侯梦楚子食其脑，舅犯曰我已柔之矣，谓脑能柔人也。由此观之，凡脑皆不宜食矣。

猪髓甘，寒，无毒。主补骨髓，益虚劳。丹溪补阴丸多用猪脊髓和丸，取其通肾气，以骨入骨，以髓补髓也，亦涂小儿解颅、头疮及脐肿、眉疮、瘑疥。

猪血咸，平，无毒。主生血，疗贲豚暴气、海外瘴气，压丹石，解诸毒。猪为水畜，其血性寒，能制阳也。凡妇人嘈杂，皆血液泪汗变而为痰，多以猪血炒食而愈，盖以血导血归原之理也。亦有蛔虫作嘈杂者，得血腥则饱而伏也。古方多用猪心血调朱砂末服，治惊风、癫痫、痘疾，盖以心归心，以血导血也。用尾血者，取其动而不息也。

猪肝苦，温，无毒。补肝明目，疗肝虚浮肿。肝主藏血，故诸血病用为向导入肝。《延寿书》云猪临杀惊气入心，绝气归肝，俱不可多食也。

猪肚甘，微温，无毒。补虚损，消积聚并小儿疳疢。猪水畜而胃属土，故用之补中，以胃治胃也。

猪肺甘，微寒，无毒。疗肺虚咳嗽，蘸薏苡仁末食之。

猪肾咸，冷，无毒。《别录》谓其理肾气通膀胱；《日华子》亦谓补水脏、暖腰膝，但又日久食令人无子；孟诜亦谓久食令人肾虚。相反何也？盖猪肾性寒，不能补命门精气，方药所用，借其引导而已，肾有虚热者宜之，虚寒者非所宜也。

猪胰甘，平，微毒。一名肾脂，生两肾中间，似脂非脂，似肉非肉，乃人物之命门，三焦发原处也。肥则多，瘦则少，盖颐养赖之，故谓之胰。治肺痿咳嗽，润五脏，亦治痘癣、羸瘦。

猪胆苦，寒，无毒，主明目，清心脏，凉肝脾，治骨蒸劳、消渴热毒、去小儿五疳，杀虫。取其寒能胜热，滑能润燥，苦能入心，又能去肝胆之火也。仲景以猪胆汁和醋少许，灌谷道中通大便神效，盖酸苦益阴而泻便也。若调寒热之逆者，和人屎、猪胆咸苦之物于白通热剂之中，使其气相从而无拒格之患。如霍乱病吐下已断，汗出而厥，脉微欲绝者，通脉四逆汤加猪胆汁主之。盖阳气大虚，阴气独胜，纯与阳药恐阴气格拒不得入，故加猪胆汁，苦入心而通脉，寒补肝而和阴，不致格拒也。

以上俱当用羖猪者佳。

母猪乳甘、咸，寒，无毒。治小儿惊痫、大人猪鸡痫病。小儿体属纯阳，其惊痫亦生于风热，猪乳之寒治热，谓之正治。钱乙云：初生小儿至满月，以猪乳频滴之最佳。张焕云：小儿初生无乳，以猪乳代之，出月可免惊痫痘疹之患。月内胎惊，同牛乳、朱砂少许抹口中甚妙。此方书未载，传之东宫也。

狗 肉 血 皮

狗类有三，田犬长喙善猎，吠犬短喙善守，食犬体肥供馔。犬以三月而生，在畜属水，在卦属艮，在禽应娄星。豺见之跪，虎食之醉。辽东有鹰背狗，乃鹰产三卵，一鹰一雕一犬。以禽而乳兽也。又有老木之精，状如黑狗而无尾，名曰彭侯，可以烹食，无情化有情，精灵之变也。术家以犬为地厌，能禳除一切邪魅妖术。秦时杀狗磔四门以御灾杀，白犬血题门以辟不祥，则自古已然矣。

狗肉咸、酸，温，无毒。主补胃气，壮阳道，暖腰膝，益气力。黄犬大补益人，余色微补。朱丹溪谓：世言犬能治劳损阳虚之疾，然人病多是阴虚，若阳果虚，亦安能措手哉？夫脾胃属土，喜暖恶寒，犬性温暖能治脾胃虚寒之疾，脾胃温和而腰肾受荫矣，若素常气壮多火之人则宜忌之。丹溪独主阴虚立说，矫枉过正矣。

狗血咸，温，无毒，辟诸邪魅。白狗血治癫疾，乌狗血治产难，血上抢心，和酒服之。华佗治一女子右股病疮，痒而不痛，愈而复作，取狗一只系马，马走五十里乃断头，向痒处合之，须臾一蛇在皮中动，以钩引出，长三尺，七日而愈，此盖取狗血之腥以引虫也。

狗皮治腰痛，炙热黄狗皮裹之，频用取瘥。烧灰治诸风。万毕术云：黑犬皮毛，烧灰扬之止天风，则治风之义取乎此也。

牛　黄

凡牛有黄者，身上夜有光，眼如血色，时复鸣吼，人以盆水承之，伺其吐出乃喝迫，即堕下水中，取得阴干百日，如鸡子黄大，重叠可揭拆，轻虚而气香者佳。然人多伪之，试法但揩摩手甲上，透甲黄者真也。雷敩云有四种，喝迫而得者名生黄；杀死在角中得者名角黄；病死在心中剥得者名心黄，初在心中如黄浆汁，取得投水中沾水乃硬；肝胆中得者名肝黄，皆不及生黄为胜。

牛黄苦，平，有小毒。主清心化热，利痰凉惊，辟邪魅，卒中恶中风失音，天行时疾，疗大人狂癫、小儿百病，痘疮紫色发狂谵语者可用。昔宗泽知莱州使者求牛黄，泽曰：方春疫疠，牛饮其毒则结为黄，今和气流行，牛无黄矣。观此则牛之黄，牛之病也。因其病在心及肝胆之间，凝结成黄，故还治心及肝胆之病，正如人之淋石，复能治淋也。

狗　宝

狗宝生癫狗腹中，状如白石，带青色，其理层叠，亦难得之物也。从来星陨成石，松亦化石，龙胫骨中髓皆是白石，虎目光落地亦成白石，蛇蟹蚕皆能化石，狗腹中亦成石，同一类也。牛之黄、狗之宝、马之墨、鹿之玉、犀之通天、兽之鲊答，皆物之病而人以为宝，人灵于物而犹有病淋如沙石者，病癖如金石者，况于物乎？昔有发古冢者，见棺内俱尽，惟心坚如石，锯开观之，山水青碧如画，旁有一女靓妆凭栏，盖此女有爱山水癖，朝夕注意，故融结如此。凡人用志不分精灵气液，因感而凝，如孕女感异像而成鬼胎之类，同一理也。

狗宝甘、咸，平，有小毒。治噎食及痈疽疮。此物之病而又能治病，从其类而化也。

鲊答生走兽及牛马诸畜肝胆之间，有肉囊裹之，多至升许，大者如鸡子，小者如栗如榛，其状白色，似石非石，似骨非骨，打破层叠。嘉靖庚子年，蕲州屠杀一黄牛，得此物，无识者，有番僧云此至宝也，牛马猪畜皆有之，可以祈雨，西域有密咒则霖雨立至，不知咒者以水浸搬弄亦能致雨。鲊答亦牛黄、狗宝之类也，而蒙古人以之祷雨，精灵之极通乎神矣，而况治病乎？

阿　胶

东阿有井大如轮，深六七丈，岁常煮胶以贡天府。其井乃济水所注，济水清而重，其性趋下，用搅浊水则清，以之煮胶取其治瘀浊及逆上之痰也。古方多是牛皮，后世乃贵驴皮。诸胶皆能止泄补虚，而驴皮胶主风为最，取其发散皮肤之外也。用乌者取乌色属水以制热则生风之义，如乌蛇、乌鸡、乌鸦之类也。

阿胶甘，平，无毒。疗吐血、衄血、血淋、肠风下痢，女人血崩、血枯、经水不调、胎前产后诸疾，男女一切风病、骨节疼痛、水气浮肿、虚劳咳嗽、肺痿及痈疽肿毒。盖阿胶补血与液，故能清脉益阴而治诸证也。杨士瀛云：凡治喘嗽，不论肺虚肺实，可下可温，须用阿胶以安肺润肺，其性和平，为肺经要药。小儿惊风后瞳人不正者，以阿胶倍人参煎服，阿胶育神，人参益气也。又痢疾多因伤暑伏热而成，阿胶乃大肠要药，有热毒留滞者则能疏导，无热毒留滞者则能安平也。

真胶难得，以黄透如琥珀色及光黑如漆者真，不作皮臭，夏月亦不湿软。

黄明胶

黄明胶乃牛皮所作，其色黄明，非阿井水所煮也。

甘，平，无毒。治吐衄、血淋、下痢、打扑损伤、一切痈疽肿毒，活血止痛润燥，利大小肠。《本经》阿胶原用牛皮，是二胶亦通用，其性味皆平补，若鹿角胶则热补也。

酥酪　醍醐

牛羊马乳并可作酪，酪之浮面成酥，在酥之中，盛冬不凝盛夏不融者则为醍醐，乃酥之精液也。羊乳温，牛乳冷，马乳更冷，驴乳则尤冷，不堪作酪矣。酥一石止得醍醐二三升，味甘美而极滑，物盛皆透，惟鸡子壳及葫芦盛乃不出也。

乳液所成虽有精粗之殊，而润燥调营与血同功。酥与醍醐则滑能利窍，亦除腹中尘垢，又追毒气发出毛孔间也。第牛乳作者不离寒，胃气热者宜之，羊乳作者不离温，胃气寒者宜之，不可不辨耳。

第十六卷　鳞部

鳞有水陆二类，龙蛇灵物，鱼乃水畜，种族虽别，变化相通，盖质异而感同也。鳞属皆卵生而蝮蛇胎产，水族皆不瞑而河豚目眨，蓝蛇之尾解其头毒，沙鱼之皮还消鲙积，皆物理之难穷者也，庖肆之间讵可忽诸？

龙

龙耳亏聪，故谓之龙。有鳞曰蛟龙，有翼曰应龙，有角曰虬龙，无角曰螭龙。龙，神物也，涎入香，而龙骨、龙角、龙齿俱入药，何易得耶？《本经》以为死龙，陶氏以为蜕骨，苏氏、寇氏两疑之，窃谓龙能变化，不应有死。按《易》云：龙战于野，其血玄黄。《左传》云：豢龙氏①醢②龙以食。《述异记》云：汉和帝时大雨，龙堕宫中，帝命作羹赐群臣。《博物志》云：张华得龙肉鲊，言得醋则生五色。由此观之，是龙亦有死矣。

龙骨甘，平，无毒。治怀孕漏胎，止肠风下血，泄痢脱肛，生肌敛疮。盖龙者东方之神，故其骨与角齿皆主肝病，能镇心安魂魄，治惊痫、崩带诸证。肾主骨，宜龙骨独入之，能收敛浮越之正气，固肠胃而止滑精，涩以去脱是也。骨具五色，似应随色与脏腑相合，如五芝、五石英、五石脂，而诸家未尝论及，亦不敢臆创也。

---

① 豢（huàn 换）龙氏：舜时董父擅养龙，舜赐董父姓豢龙。
② 醢（hǎi 海）：用肉、鱼等制成酱。

紫稍花

龙每生二卵，一为吉弔①，多与鹿游或于水边遗沥，著木枝如蒲槌状，色微青黄，号紫稍花。或云紫稍花生湖泽中，乃鱼虾产子于竹木之上也。

气味甘，温，无毒。主益阳秘精，疗真元虚备、阴痿遗精、白浊囊下、湿痒、女人阴寒冷带诸疾。媚药用之。

鼍

鼍②形如龙，背尾俱有鳞甲，长一丈者，能嘘气成云雨。性嗜睡，恒闭目，其力至猛，能攻江岸。性能横飞，不能上腾，其声如鼓，夜鸣应更，谓之鼍更，俚人听以占雨。生卵甚多，亦自食之。南人甚珍其肉。陆佃云：鼍具十二生肖肉，惟蛇肉在尾最毒也。

鼍甲酸，微温，无毒。治癥瘕，辟五邪阴疟，除血积带下，疗牙齿疳䘌、瘰疬瘘疮。其功惟是平肝杀虫，故所主皆厥阴之病也。今药肆多悬之，云能辟蠹，亦杀虫之意。

鲮鲤

鲮鲤，一名穿山甲，似鼍而小，似鲤而阔，穴陵而居，故名。日中出岸，张开鳞甲，诱蚁入甲，即闭而入水，开甲蚁皆浮出，因接而食之。剖其胃，约蚁升许也。

鲮鲤甲，咸，微寒，无毒。入厥阴、阳明经。除痰疟风痹，

---

① 弔（diào 吊）：龟类。《正字通·弓部》："弔，龙种曰弔。"
② 鼍（tuó 驼）：即扬子鳄，亦称鼍龙、猪婆龙。

本草洞诠

三二四

消痈肿，排脓血，通窍杀虫。古方鲜用，近世风疟疮科通经下乳用为要药。盖此物穴山而居，寓水而食，出阴入阳，能窜经络达于病所故也。刘伯温云：凡油笼渗漏，剥穿山甲里面肉靥投入，自至漏处补住。《永州记》云：此物不可于堤岸上杀之，恐血入土则堤岸渗漏。观此二说，是山可使穿堤，可使漏而又能至渗处，其性之走窜可知矣。谚曰：穿山甲、王不留，妇人食了乳长流，亦言其迅速也。

蜥蜴

蜥蜴生山石间，能吐雹可祈雨。《本经》谓石龙子，俗呼猪婆蛇，形似蛇而四足，头扁尾长，有细鳞金碧色。《夷坚志》云：刘居中见山中大蜥蜴，长三四尺，吐雹如弹丸，俄顷风雷作而雨雹也。今人用之祈雨，盖取此义。

气味咸，寒，有小毒。治五癃邪结气，利小便，滑窍破血。《千金方》治癥结水肿尸注留饮有蜥蜴丸，《外台》治阴溃用之，皆取其利水也。

蝘蜓

蝘蜓喜绿屋壁间，善捕蝎蝇，故称壁虎，亦名守宫。扁首长颈，细鳞四足。

气味咸，寒，有小毒。治中风瘫痪、历节风痛及惊痫、小儿疳痢、血积成痞、疬风瘰疬。杨仁斋言：惊痫皆心血不足，蝘蜓之血与心血相似，取其血以补心，故治惊痫。其说近似而实不然，盖蝘蜓食蝎虿，蝎虿乃治风要药，故蝘蜓所治风尰[1]

---

① 尰（zhǒng 肿）：足肿病。

惊痫诸病，亦犹蜈蝎之性能透经络也。蜥蜴利水，蝘蜓祛风，功用自殊，不可不辨。

蛤 蚧

蛤蚧因声而名，形如守宫，尾与身等，最惜其尾，见人取之，多自啮断其尾而去。药力在尾，尾不全者不效。牝牡相呼累日，情洽乃交，两相抱负，自堕于地，人往捕之亦不知觉，以手分劈，虽死不开，炼为房中之药。寻常捕者不论牝牡，但可为杂药耳。凡用须炙黄熟捣，口含少许，奔走不喘息者为真也。

气味咸，平，有小毒。治肺虚劳嗽，通月经，助阳道。《十剂》云补可去弱，人参羊肉之属。蛤蚧补肺气，定喘止渴功同人参，益阴血助精扶羸功同羊肉，凡气液衰阴血竭者宜用之。

蛇

蛇在禽为翼火，在卦为巽风，在神为玄武，在物为毒虫，有水火草木土五种，青黄赤白黑金翠斑花诸色。毒虫也而有无毒者，鳞虫也而有生毛者，卵生也而有胎产者，腹行也而有四足者，又有冠者、角者、翼者、飞者、兽首者、人面者、两首者、两身者、歧尾者、钩尾者、熇尾者、舵形者、杵形者，又有青煓、白煓、苍虺、文腹、白颈、黑甲、赤目、黄口之类。其出以春，其蛰以冬，其舌双，其耳聋，其听以目，其蟠向壬，其毒在涎，其珠在口，其行也纡，其食也吞。皮数解蜕，性晓方药。

蛇交蛇则雄入雌腹，蛇交雉则生蜃及蠨①，蛇以龟鳖为雌，又与鳢②鳝通气，入水交石斑鱼，入山与孔雀匹。竹化蛇，蛇化雉，夔③怜蛇，蛇怜风，水蛇化鳝，腾蛇④化龙，腾蛇听孕，蟒蛇目圆，巴蛇吞象，蚺蛇吞鹿，玄蛇吞麈。蛇吞鼠而有啮蛇之鼠狼，蛇吞蛙而有制蛇之田父，蛇令豹止而有食蛇之貘，龟蛇同气而有呷蛇之龟，玄龟食蟒，蝍蛆⑤甘带，鸲步则蛇出，鹇鸣则蛇结。鹳鹤鹰鹘鸷，皆鸟之食蛇者也；虎猴麂麝牛，皆兽之食蛇者也。蛇所食之虫则蛙、鼠、燕、雀、蝙蝠、鸟雏；所食之草则芹、茄、石楠、茱萸、蛇粟；所憎之物则蘘荷、菴蕳、蛇芮草、鹅粪；所畏之药则雄黄、雌黄、羖羊角、蜈蚣；误触莴菜则目不见物，炙以桑薪则足可立出；蛇蟠人足，淋以热尿或沃以热汤则自解，蛇入人窍，炙以艾炷或辣以椒末则自出；内解蛇毒之药则雄黄、贝母、大蒜、薤白、苍耳；外治蛇蠚之药则大青、鹤虱、苦苣、菫菜、射罔、姜黄、干姜、白矾、黑豆叶、黄荆叶、蛇含草、犬粪、鹅粪、蔡苴、鸡粪是也。

蛇蜕

蛇蜕从口退出，眼睛亦退。龙则蜕骨，蛇则蜕皮也。

气味甘、咸，平，无毒。一云有毒。入药有四：一能辟恶，取其变化性灵也，故治邪僻鬼魅蛊疟诸疾；二能去风，取其属巽性窜也，故治惊痫癜驳喉舌诸疾；三能杀虫，故治恶疮痔漏

---

① 蠨（xiāo 消）：水獭一类的动物。

② 鳢（lǐ 里）：鳢鱼。又名黑鱼，乌鳢。

③ 夔（kuí 魁）：一种龙形异兽。

④ 腾（téng 疼）蛇：亦作"螣蛇"，一种能飞的蛇。

⑤ 蝍蛆（jié jū 节居）：蜈蚣。

疥癣诸疾，用其毒也；四有蜕义，故治翳膜胎产皮肤诸疾，会意从类也。

蚺 蛇

蚺蛇行更纡徐，冉冉然也。长者十丈，小亦三四丈。尝吞鹿，鹿消尽乃绕树则腹中之骨穿鳞而出。《山海经》云：巴蛇食象，三年而出其骨，君子服之无心腹之疾。郭璞注云：蚺蛇即其类也。《虞衡志》[①] 云：寨兵捕蚺蛇，满头插花，蛇即注视不动，乃逼而断其首，待其腾掷力竭乃毙，舁归食之。其胆上旬近头，中旬近心，下旬近尾。试法剔取粟许着水中，浮游水上，回旋行走者真，其径沉者伪也。

蚺蛇肉甘，温，有小毒。治飞尸游蛊，辟瘟疫瘴气，除手足风痛，杀三虫，去死肌、疠风恶疮。

蚺蛇胆甘、苦，寒，有小毒。杀五疳，治八痢，明目去翳膜，疗大风。柳子厚云：永州产异蛇，黑质白章，触草木尽死，无御之者。然得而腊之以为饵，可已大风。张鷟云：卢元钦患疠风，惟鼻未倒，五月五日取蚺蛇进贡，或言肉可治风，遂取食之，三五日顿可，百日全愈。

白花蛇

白花蛇湖蜀皆有，惟蕲蛇擅名，龙头虎口，黑质白花，胁有二十四方胜文，腹有念珠班，口有四长牙，肠形如连珠。多在石楠藤上食其花叶，人以此寻获，先撒沙土一把则蟠而不动

① 虞衡志：又名《桂海虞衡志》，宋代范成大著，是关于广西的博物志和民族志。

也。出蕲地者，虽干枯而目光不陷，他处则否。故《尔雅翼》云：蛇死目皆闭，惟蕲蛇目开如生，舒蕲两界者则一开一闭，以此验之。

白花蛇肉甘、咸，温，有毒。通治一切诸风，破伤风、小儿急慢惊风、白癜瘰疬癫癣。盖蛇性窜，能引药至于有风疾处，风善行数变，蛇亦善行数变，而花蛇又食石南，故能透骨搜风，截惊定搐，为风痹惊搐癫癣要药，取其内走脏腑，外彻皮肤，无处不到也。

凡服蛇酒药忌见风，恐窍开易入也。

乌　蛇

乌蛇背有三棱，世称剑脊，色黑如漆，眼有赤光，至枯死眼不陷。市肆中用他蛇熏黑，亦能乱真，但眼不光耳。其性善，不噬物，亦毒虫之难得者。

乌蛇肉甘，平，无毒，一云有小毒。通治一切诸风，功与白花蛇同，而性善无毒。《朝野佥载》云：有人患大风，起茅屋住山中，适乌蛇堕酒罂中，病人不知，饮酒渐瘥，罂底见蛇骨，始知之也。

蝮　蛇

蛇类之中蝮独胎产。其毒中人甚急，即时以刀割肉投于地，沸如火炙，不尔合身糜烂。蝮尝居树上，跳来啮人，啮已还树，垂头而听闻哭声乃去。柳子厚《蝮蛇文》云：目兼蜂虿，色混泥涂，褰①鼻钩牙，穴出榛居，蓄怒而蟠，衔毒而趋。亦颇尽其状也。

---

① 褰（qiān 千）：揭起。

肉甘，温，有毒。治大风，诸恶风恶疮、皮肤顽痹、半身枯死、手足脏腑间重疾。取生蝮蛇一条着器中，投醇酒一斗，封定埋马溺处。周年取开，蛇已消化，酒味犹存，有患诸症者，不过服一升以来当觉身习习而愈，然不可顿服，若服他药不复得力。夫癞疾感天地肃杀之气而成恶疾也，蝮蛇禀天地毒烈之气而生恶物也，以毒物而攻毒病，盖从其类也。

鲤鱼

鲤鳞有十字文理，故名鲤，能变化飞越江湖，仙人琴高乘之，故有玄驹白骥黄雉之名。

肉甘，平，无毒。治咳逆上气，利小便，消肿胀、黄疸、脚气。作鲙温补，去痃结冷气。烧之则从火化，散风寒，平肺通乳，解肠胃肿毒。

胆苦，寒，无毒。点眼治赤肿翳痛，滴耳治聋。《素问》言鱼热中，鲤虽至阴之物，其鳞三十六，阴极则阳生，风家食之，贻祸无穷。丹溪谓：诸鱼在水，无一刻之停，皆能动风动火，不独鲤也。

鳙鱼

鳙鱼一名鲢鱼，鳙鱼群居相与也，鲢者相连而行也。

肉肥色白，甘，温，无毒。主温中益气。多食令人热中，发渴又发疮疥。

鲩鱼

鲩鱼一名草鱼，以食草也。

甘，温，无毒。主暖胃和中，能发诸疮。

青鱼 肉 枕骨 眼睛汁 胆

青亦作鲭，以色名也。多以作鲊，所谓五侯鲭是也。枕骨蒸令气通，暴干状如琥珀，荆楚人作酒器、梳篦甚佳。

肉甘，平，无毒。治脚气湿痹，益气力。

枕骨作饮器解蛊毒。

眼睛汁注目能夜视。

胆消赤目肿痛，吐喉痹痰涎，疗恶疮。盖青为东方之色，入通肝胆，开窍于目，故青鱼胆治目甚效。

鲻 鱼

鲻鱼亦以色名，性喜食泥，其子满腹，有黄脂味美，粤人为之子鱼。

肉甘，平，无毒。主开胃，利五脏。

石首鱼

石首鱼，首有白石二枚，莹洁如玉，至秋化为冠凫，即野鸭有冠者也。每岁四月来自海洋，绵亘数里，其声如雷，下网取之，泼以淡水，皆圄圉①无力也。诸鱼干皆为鲞②，其美不及石首，故得专称。以白为良，若露风则变红失味也。

肉甘，平，无毒。主开胃益气。鲞治暴痢及腹胀，炙食能消瓜成水。甘瓜生者用石首鲞骨或勒鲞骨插蒂上，一夜便熟也。

① 圄（yǔ 与）圉：困而未舒貌。
② 鲞（xiǎng 想）：干鱼、腊鱼。

《菽园杂记》① 云：痢疾最忌油腻生冷，惟白鲞宜食，盖鲞饮咸水而性不热，且无脂不腻，故无热中之患而消宿食、理肠胃也。

鲫　鱼

鲫鱼旅行，亦名鲋鱼，以相即相附也。《吕氏春秋》云：鱼之美者，有洞庭之鲋是矣。

肉甘，温，无毒。补虚羸，温中下气。《水经注》云：食之味美，辟寒暑。盖鲫喜猥泥，不食杂物，故诸鱼属火，独鲫属土，有调胃实肠之功，然多食亦能动火也。

白　鱼

白鱼亦以色名，武王白鱼入舟即此也。

肉甘，平，无毒。主开胃下气。白鱼比他鱼似可食，然亦能热中发疮。《日华子》谓其补肝明目，孟诜谓其调五脏、理十二经络，似溢美之词也。

鲥　鱼

鲥鱼初夏时有，余月则无，故名。其性浮游，渔人以网沉水数寸取之，一丝挂鳞，即不复动，护其鳞也。何景明称其银鳞细骨，彭渊材恨其美而多刺。金陵以充御贡，蜀人呼为瘟鱼，岂地产有不同耶？

肉甘，平，无毒。补虚劳亦发疳痼。其鳞以石灰水浸过晒干，可作女人花钿。

---

① 菽园杂记：明陆容作，全书十五卷，是关于明代朝野掌故的史料笔记。

嘉　鱼

嘉鱼状如鲥而多脂，味极美，左思《蜀都赋》云：嘉鱼出于丙穴，春社①前顺水而出穴，秋社②后逆水入穴。杜诗鱼知丙穴由来美，是矣。

肉甘，温，无毒，一云微毒。治肾虚消渴，劳瘦虚损。盖此鱼常于崖石下孔中食乳石沫，故补益其力强于乳也。

鲳　鱼

鲳鱼游水，群鱼随之，食其涎沫，有类于娼，故名。无硬骨，止一脊骨，治以葱姜，软而可食。

肉甘，平，无毒。食之令人肥健。腹中子有毒，令人痢下。

鲈　鱼

鲈鱼，一名四腮鱼。

肉甘，平，有小毒。和肠胃，治水气，多食宜人，作脍尤良。杨诚斋诗：鲈出鲈乡芦叶前，垂虹亭下不论钱。买来玉尺如何短，铸出银梭直是圆。白质黑章三四点，细鳞巨口一双鲜。春风已有真风味，想得秋风更迥然。《南郡记》云：吴人献淞江鲈鲙于隋炀帝，帝曰：金齑玉鲙，东南佳味也。

---

① 春社：古时于春耕前祭祀土神，以祈丰收。《统天万年历》："立春后五戊为春社。"

② 秋社：秋季祭祀土神，以报谢丰收。《统天万年历》："立秋后五戊为秋社。"

鳜 鱼

鳜鱼一名𩼲鱼，夏居石穴，冬猥泥罧①，鱼之沉下者也。

肉甘平，无毒。治腹内恶血，去腹内小虫，补虚劳，益脾胃。按张果云：一女病劳瘵累年，偶食鳜鱼羹遂愈，则其补劳杀虫之功可知。仙人刘凭、隐士张志和皆嗜此鱼，非无谓也。

鳢

鳢首有七星，夜朝北斗，有自然之礼，故谓之鳢。与蛇通气，性至难死，犹有蛇性也。气息鯹②恶，食品所卑。道家指为水厌。

肉甘，寒，无毒，一云有小毒。疗五痔，治湿痹、面目浮肿，下大水脚气，风气人食之良，有疮者食之令人瘢白。稀痘方：除夕黄昏时用大乌鳢一尾，小者二三尾，煮汤浴儿，遍身七窍俱到，不可嫌腥，以清水洗去，若留一手或一足不洗，出痘时则未洗处偏多也。

凡胆皆苦，惟此胆甘，喉痹将死者点入少许即瘥，病深者水调灌之。

鳗鲡鱼

鲡与鳢同，此鱼有雄无雌，以影漫于鳢鱼则其子皆附鳢鳍而生，故称鳗鲡。能攻岸，亦蛟蜃之属也。

肉甘，平，一曰大温，一曰寒，有毒。能补虚损及人病劳

---

① 罧（shēn 深）：把柴堆在水里以捕鱼。
② 鯹（xīng 星）：鱼腥味。

瘵，疗恶疮，治传尸痊气，风人宜食之。所主诸病其功专在杀虫去风，与蛇同类，故主治近之。按《稽神录》①云：有人病瘵，传死者数人，取病者置棺中，弃于江以绝害，渔人引起开视，乃一女子，取置渔舍，每日以鳗鲡食之遂愈。张鼎云：烧烟熏蚊令化为水，熏毡及屋舍竹木断蛀虫，置骨于衣箱断诸蠹。观此则鳗鲡治瘵杀虫之功可征矣。

水行昂头者，腹下有黑班者毒甚，皆不可食。

鳝 鱼

鳝鱼生水岸泥窟中，夏出冬蛰。

肉甘，大温，无毒，主补中益血，逐风邪。盖鳝善穿穴，无足而窜，与蛇同性，故其血能走经脉，疗十二风邪，风中血脉则口眼㖞斜，用血主之，从其类也。贴一切痔瘘瘰疮则能引虫。

一种蛇化者，名蛇鳝，有毒害人。

河 豚

河豚，水族之珍味而腹腴尤美，呼为西施乳。凡鱼之无鳞、无腮、无胆，口有声，目能睫者，皆有毒，而河豚兼此数者，虽甚珍而畏之。

肉甘，温，无毒。补虚杀虫。肝及子有大毒，烧研搽疥癣虫疮。夫河豚有大毒，而《开宝》云无毒，岂错文耶？抑肉本无毒而肝及子有大毒，修治不慎则为害耶！中其毒者，或橄榄或至宝丹或龙脑浸水皆解之。

① 稽神录：宋徐铉撰，宋代志怪小说集。

比目鱼

鱼各一目，相并而行。《尔雅》所谓东方有比目鱼，不比不行是也。

肉甘，平，无毒。补虚益气，多食动气。

乌贼鱼

乌贼，《素问》作乌鲗，腹中有墨，可以书字，但逾年则迹灭，惟存空纸耳。世言乌鲗怀墨而知礼，是海若白事小吏也。

肉酸，平，无毒。益气强志，通月经，动风气。

骨名海螵蛸，咸，微温，无毒。入厥阴经血分。凡血枯血痕、经闭崩带、下痢疳疾，厥阴本病也；寒热疟疾、聋、瘿、少腹痛阴痛，厥阴经病也；目翳流泪，厥阴窍病也。海螵蛸主厥阴，故皆治之。《本经》云主癥瘕无子，《别录》云令人有子，张鼎谓久服无子，岂以血病无多食咸，乌鲗亦主血闭，故有此说。然经闭有有余、不足二证，有余者血滞，不足者肝伤，乌鲗所主者，肝伤血闭不足之病，《素问》治血枯用乌鲗骨岂有令人无子之理哉？

虾

虾入汤则红色如霞，故名。

甘，温，有小毒。作羹治鳖瘕，托痘疮，下乳汁。法制壮阳道，多食动风发疮疥。

海中大虾长一尺余，头可作杯，须可作簪杖，肉可作鲙，最大者长至一丈也。

海 马

海马是鱼虾类而状如马形，故名。

甘，温，平，无毒。暖水脏，壮阳道，消瘕块，主产难。其雌雄成对，有交感之义，故房中术用之。妇人难产带之于身，临时烧末饮服并手握之，甚验。

第十七卷　介部

介虫三百六十而龟为之长，《周官》鳖人取互物以时籍，春献鳖蜃，秋献龟鱼，祭祀供蜌、螺、蚔以授醢人，则介亦供馔所不废矣，以充药品大抵多养阴者也，而性味功用应分条云。

龟_{甲 肉 溺}

龟有山、泽、水、火四种，大一尺以上者国之守龟，未能变化，年至百千则具五色，而或大或小变化无常也。火龟则生炎地如火鼠也，摄龟则呷蛇龟也，文龟则蟠蟺玳瑁也。龟形象离，其神在坎，上隆而文以法天，下平而理以法地，能运任脉，其息以耳，年至八百，反大如钱，夏则游于香荷，冬则藏于藕节，息有黑气，如煤烟在荷心也。闻铁声则伏，被蚊嘬①则死，香油抹眼则入水不沉，老桑煮之则易烂，皆物理之妙也。

龟甲甘，平，有毒，一云无毒。主益气资志，治漏下赤白，破癥瘕痎疟、五痔阴蚀、湿痹、四肢重弱、小儿囟不合，久服不饥。龟鹿皆灵而有寿，龟首常藏向腹，能通任脉，故取其甲以补心、补肾、补血，皆以养阴也；鹿鼻常反向尾，能通督脉，故取其角以补命、补精、补气，皆以养阳也。所谓败龟板者，谓钻灼陈久如败，以其有生性神灵也。吴球用自死枯败之板，反谓灼者失性，谬矣。

龟肉甘、酸，温，无毒。酿酒治大风缓急，四肢拘挛或久瘫缓不收，皆瘥。煮食除湿痹、风痹、筋骨疼痛及一二年寒嗽，

---

① 嘬（zǎn 攒）：叮咬。

止血痢。《纲目》云：咳嗽十年或二十年医不效者，生龟三枚，治如食法，去肠，以水五升，煮取三升，浸曲酿秫米四升，如常饮之令尽，永不发也。

龟溺滴耳治聋，点舌下治大人中风舌瘖、小儿惊风不语，磨胸背治龟胸龟背。其取溺法，以龟置瓦盆中，以鉴照之，龟见其影则淫发失尿。龟尿走窍透骨，故能治瘖聋及龟背，染髭须也。《岣嵝神书》云：龟尿磨瓷器能令软，磨墨书石能入数分，此可推矣。

玳 瑁

玳瑁状如龟鼋，生海洋边，雄曰玳瑁，雌曰蟏蟏，其性解毒。毒物之所媢①嫉者，故名。

气味甘，平，无毒。去风热，利肠胃，其清热解毒之功与犀角同也。

鳖 甲 肉

鳖行蹩躠②，故谓之鳖。鱼满三千六百则蛟龙引之而飞，纳鳖守之则免，故鳖名守神。纯雌无雄，以蛇及鼋为匹，故烧鼋脂可致鳖。鳖遇蚊叮则死，蚊煮则烂，而熏蚊者复用鳖甲，物相报复如此。

鳖甲咸，平，无毒。治癥结痞疾，疗温疟疟母，除骨节间旁热，补阴气。

鳖肉甘，平，无毒。益气补不足，治痃癖脚气，当微泄。

---

① 媢（mào 冒）：嫉妒。
② 蹩躠（biébì 别必）：缓行貌。

《三元参赞书》言鳖性冷发水病，《生生编》言鳖性热，戴原礼言鳖之阳聚于上甲，久食令人生发背，似与性冷之说相反。然介虫无一热者，岂鳖独热耶？《本经》言鳖甲治癥瘕坚积，不言治劳，惟《药性论》言治劳，而虚劳用之多效。夫介虫阴类，所主治皆阴经血分之病，然龟鳖各有所属，鳖色青入肝，所主者疟劳寒热、痃瘕惊痫、经水、痈肿阴疮，皆足厥阴血分之病也。玳瑁色赤入心，所主者心风惊热、伤寒狂乱、痘毒肿毒，皆手少阴血分之病也。秦龟色黄入脾，所主者顽风湿痹、身重蛊毒，皆足太阴血分之病也。

肉与甲功用相近，而鳖肉主聚，鳖甲主散，故食鳖肉挫甲少许入之，庶得其平。凡腹有蛇文者，有王字卜字文者，是蛇化也，有毒杀人。不可合鸡子猪肉鸭肉食，亦不可合苋菜芥子食。昔有人剉鳖同苋置湿地，经旬皆成生鳖也。

蟹

蟹外刚内柔，腹中之黄应月盈亏，以其横行曰螃蟹，以其行声曰郭索，以其外骨曰介士，以其内空曰无肠。蟹类甚多，蟛①、蟳②、蝤蛑③、拥剑④、蟛⑤、蟛⑥、石蟹皆是。蔡谟初渡

---

① 蟛（zhí 直）：高脚蟹，最大的节肢动物，头胸甲呈梨形，长可达三十厘米以上，螯足长一米多，可食用

② 蟳（xún 寻）：海蟹蝤蛑的一类，螯足强大，不大对称，第四对步足像桨，适于游泳，常见的日本蟳是主要的食用蟹。

③ 蝤蛑（jiūmáo 究毛）：梭子蟹。

④ 拥剑：一种两螯大小不一的蟹。因其大螯利如剑，故称。

⑤ 蟛（péng 彭）：螃蟹的一种，身体小，常见的头胸甲略呈方形。螯足无毛，淡红色，步足有毛。穴居海边或江河泥岸，对农作物有害。亦作"彭蜞""螃蜞"。

⑥ 蟛（huá 滑）：生于海边的一种小蟹，形似蜘蛛，寄居在空螺壳内。

江，不识蟛蜞，啖之几死。叹曰：读《尔雅》不熟也。

蟹咸，寒，有小毒。主解结散热，养筋益气。蟹能败漆，《仙方》用之化漆为水，故治漆疮甚效。一盗被生漆涂两目发配，以石蟹捣碎滤汁点之，漆随汁出，遂明如初也。其螯烧烟，集鼠于庭，食鳝中毒者，食蟹即解。蟹极动风，风痰人禁之。蟹未被霜不可食，不可同柿及荆芥食。中蟹毒者，冬瓜汁、紫苏汁、蒜汁皆可解之。

鼋

甲虫惟鼋最大，故字从元。老能变魅，以鳖为雌，卵生思化，故曰鼋鸣鳖应。性至难死，剔其肉尽，口犹咬物，肉裂而悬之，一夜便垂长也。

鼋甲甘，平，无毒。杀虫逐风，功同鳖甲。

肉甘，平，微毒。亦治邪湿诸虫。

牡蛎_{蛎粉 蛎肉}

蛤蚌之属皆有胎生卵生，蛎是化生，纯雄无雌，故得牡名。南海人以其蛎房砌墙，烧灰粉壁，食其肉，谓之蛎黄。

蛎粉咸，平，无毒。入足少阴经。咸能润下，以消胸膈之满，以泄水气，故能消痞软坚。以柴胡引之，能去胁下硬；以茶引之，能消项上结核；以大黄引之，能消股间肿；壮水之主以制阳光，故又能止渴；以地黄为使，能益精涩滑，止小便也。

蛎肉甘，温，无毒。煮食治虚损，解丹毒，令人细肌肤美颜色。

蚌

蚌与蛤同类异形，长者曰蚌，圆者曰蛤。雀入大水为蜃，蜃即蚌也。

蚌肉甘、咸，蚌粉咸，并寒，无毒。主解热燥湿，化痰消积，明目止呕，治白浊带下、痢疾。盖湿生热，热久则气上升而生痰生风。蚌粉与蛤粉同功，惟在清热行湿而已。

真　珠

蚌孕珠如怀孕，故谓珠胎，中秋无月则蚌无胎。《左思赋》云：蚌蛤珠胎，与月盈亏是矣。陆佃云：蚌蛤无阴阳，牝牡须雀化成，故能生珠，专一于阴精也。龙珠在颔，蛇珠在口，鱼珠在眼，鲛珠在皮，鳖珠在足，蚌珠在腹，皆不及蚌珠也。

真珠甘、咸，寒，无毒。入厥阴肝经。能安魂定魄，镇心坠痰，疗烦热消渴，解痘疗毒，主难产，下死胎，点目去翳障，涂面令人润泽，涂手足去皮肤逆胪①，绵裹塞耳主聋。

石决明

石决明形如小蚌，生石崖上。

咸，平，无毒，治目障翳痛，水飞点外障，亦通五淋。

蚬

蚬，晛也，腹内光耀，如初出日采也。

---

① 逆胪（lú 卢）：一种皮肤病。《诸病源候论·四肢病》："手足爪甲际皮剥起谓之逆胪，风邪入于腠理，血气不和故也。"

蚬肉甘、咸，寒，无毒，一云微毒。去暴热，下湿气，压丹石毒及疔疮，多食发嗽、消肾。

蛤蜊

蛤类之利于人者，故名。

咸，寒，无毒。主润五脏，止消渴，开胃解酒，治老癖为寒热。高武谓：痘毒入目者，以蛤蜊汁点之，可代空青。夫空青得铜之精气而生，性寒可治赤目，若痘毒是脏腑毒气上冲，非空青可治。蛤蜊虽寒而湿中有火，岂可以点痘毒入目哉？海中蛤壳煅粉，名海蛤粉，能降、能消、能软、能燥。寒制火而咸润下，故能降焉；寒胜热而咸走血，故能消焉；坚者软之以咸，取其属水而性润也；湿者燥之以渗，取其经火化而利小便也。故能化积块、解结气、消瘿核、散肿毒，一切老痰顽痰，并皆治之。

大抵海中蚌、蛤、蚶、蛎，性味咸寒，故能软散。江湖蚌、蛤无盐水浸渍，但能清热利湿而已。今市肆一种状如线粉者，谓之海粉，出海中沙石间，亦能化痰软坚，名同物异，然功用亦同也。

蛏

蛏乃海中小蚌也。

肉甘，温，无毒。补虚，止冷痢，去胸中邪热烦闷。

淡菜

淡菜生海藻上。

甘，温，无毒。治虚劳伤惫，精血衰少及吐血久痢、肠鸣腰痛、疝瘕，亦消瘿气，虽形状不典而甚益人。

田　螺

螺，蚌属也，其壳旋文，其肉视月盈亏，故王充云：月毁于天，螺消于渊也。

肉甘，大寒，无毒。治目赤痛，止渴，利大小便，治黄疸。捣烂贴脐，引热下行，止禁口痢，取水搽痔疮胡臭，烧研治瘰疬癣疮。

第十八卷　虫部

虫乃生物之微者，其类甚繁。外骨内骨，却行仄行，连行纡行，以脰①鸣注鸣、旁鸣翼鸣、腹鸣胸鸣者，谓之小虫之属。其形也，有羽毛鳞介裸之异；其生也，有胎卵风湿化之殊。蜩②蜚③蚁蚔④可供馈食，蜈蚕蟾蝎可起沉疴。录其功，明其毒，岂以微琐而略之哉！

蜂蜜_{蜜　蜡}

蜂尾垂针，故谓之蜂。蜜以密成，故谓之蜜。蜂群居有王，一日两衙，应潮上下。蜂嗅花则以须代鼻，采花则以股抱之，酿以大便而成蜜，所谓臭腐生神奇也。蜂王无毒，窠之始营，必造一台，王居台上，生子于中。王之子复为王，岁分其族而去。王之所居，蜂不敢螫，若失其王，众溃而死。凡取其蜜，多则蜂饥而不蕃，少则蜂惰而不作。夫王之无毒，似君德也；营巢如台，似建国也；子复为王，似分定也；拥王而行，似卫主也；王所不螫，似遵法也；王失则溃，守臣节也。蜂之义大矣哉。

蜂子甘，平，微寒，无毒，一云有毒。古人以充馔品，除蛊毒，补虚赢，治心腹痛、面目黄。《圣济总录》治大风疠疾用诸蜂子，取其清热解毒杀虫之功也。

---

① 脰（dòu 豆）：脖子、颈。
② 蜩（tiáo 迢）：蝉。
③ 蜚（fàn 范）：蜂。
④ 蚁蚔（chí 池）：蚁卵。

蜜甘，平，无毒。道家丸饵莫不须蜜，仙方亦单服食。四方之蜜气味当殊，闽广少霜雪，诸花多热，蜜性宜热。川蜜则温，西蜜则凉。入药之功有五：清热也，补中也，解毒也，润燥也，止痛也。生则性凉，故能清热；熟则性温，故能补中；甘而和平，故能解毒；柔而濡泽，故能润燥；缓可以去急，故能止心腹肌肉疮疡之痛；和可以致中，故能调和百药而与甘草同功。

蜜蜡甘，微温，无毒。与蜜同出一源，而万物之至味，莫甘于蜜，莫淡于蜡。蜜之气味俱厚，属乎阴也，故养脾；蜡之气味俱薄，属乎阳也，故养胃。厚者性缓质柔，故润脏腑；薄者性啬质坚，故止泄痢。其续绝伤、止胎动下血，皆取其啬坚也。古人俭岁，多食蜡以度饥，但合大枣咀嚼即易烂也。

虫白蜡

虫食冬青树汁，久而化为白脂，黏敷树枝，至秋刮取，溶化滤净，沥下器中，凝聚成块，以之和油浇烛，大胜蜜蜡也。唐宋浇烛入药，皆用蜜蜡，自元以来始知用之。

甘，温，无毒。主生肌止血，定痛补虚，续筋接骨。盖白蜡属金，禀受收敛坚强之气，为外科要药，与合欢皮同入长肌肉膏中，用之甚效。

五倍子 百药煎

五倍子生肤木上，食其汁，老则结小球于枝叶间，其壳坚脆，其中空虚，有细虫如蠛蠓①，霜降前采取蒸杀之，皮工造

① 蠛蠓（mièměng 灭蒙）：蠓虫。

为百药煎，以染皂色，大为时用。

五倍子酸，平，无毒。盐麸子及木叶皆酸、咸，寒凉。能除痰饮，生津止渴，解热毒、酒毒，治喉痹、血痢诸病。五倍子乃虫食其津液结成者，故所主治与之同功。其味酸咸，能敛肺止血，化痰止渴收汗；其气寒，能散热毒疮肿；其性收，能除泄痢湿烂也。

百药煎功亦不异，但经酿造，其体轻虚，其性浮收，而味带余甘，故治上焦心肺热渴诸病，含噙尤为相宜。

螳螂 桑螵蛸

螳螂两臂如斧，当辙不避，故名。骧首①奋臂，修颈大腹，二手四足，善缘而捷，以须代鼻，喜食人发，能翳桑捕蝉，深秋乳子作房，黏着枝上。房名螵蛸者，状轻飘如绡也，内重重有隔房，每房有子，芒种后一齐出，故《月令》云仲夏螳螂生也。螳螂逢树便产，以桑上为好，兼得桑皮之津气也。

螳螂治小儿惊风搐搦，又出箭簇。

桑螵蛸咸、甘，平，无毒。治男女虚损、肾衰阴痿、遗溺白浊、疝瘕。古方漏精及风药中多用之。一人小便日数十次，如稠米泔，恍惚瘦瘁，得之女劳，令服桑螵蛸散，未终一剂而愈。其药安神魂、补心气、止小便数，用桑螵蛸、远志、龙骨、菖蒲、人参、茯苓、当归、龟甲醋炙，各一两为末，卧时人参汤调下二钱。

如用他树螵蛸，以炙桑白皮佐之。桑白皮行水，以接螵蛸就肾经也。

---

① 骧（xiāng 香）首：头高昂。

蚕 白僵蚕 雄原蚕蛾 蚕茧 蚕沙

蚕虫属阳，喜燥恶湿，食而不饮，三眠三起，二十七日而老，自卵出而为蚁，自蚁蜕而为蚕，蚕而茧，茧而蛹，蛹而蛾，蛾而卵，卵而复蚁，亦神虫也。凡诸草木皆有蚬①蠋②之类，食叶吐丝，不如蚕丝可以衣被天下。

白僵蚕咸、辛，平，无毒，见湿有毒。治喉痹、口噤、一切风疾，散结核、瘰疬、金疮、疔肿、风痔，取其清化之气从治相火，散浊逆结滞之疾。凡咽喉肿痛及喉痹用此下咽，无不效者。盖蚕病风死，僵而不化，用之治风化痰，散结行经，所谓因其气相感而使之者也。人指甲软薄者，用此烧烟熏之则厚，亦是金化之义。

原蚕是再养者，蚕与马同气，物莫能两大，故《周礼》禁原蚕者，为害马也。

雄原蚕蛾咸，温，有小毒。出茧即媾至于枯槁乃已，故强阴道，益精气。用第二番者，取其敏于生育也。

蚕茧甘，温，无毒。取已出蛾者烧灰酒服，治痈肿无头，次日即破，以代针也。用一枚即出一头，二枚即出二头，神效无比。煮汁饮治消渴，此物属火何以治渴，盖能泻膀胱中相火，引清气上潮于口，故止渴也。缫丝汤及丝绵煮汁，功并相同。

蚕沙甘、辛，温，无毒。蚕属火，其性燥，燥能胜风去湿，故蚕沙主疗风湿之病。用三升醇酒拌蚕沙五斗，甑蒸于暖室中，铺油单上，令患风冷气痹及瘫风人就患处一边卧沙上，厚盖取

---

① 蚬（è 俄）：蛾蝶类的幼虫，似蚕大如指。
② 蠋（zhú 烛）：蝴蝶、蛾等昆虫的幼虫。

汗，若虚人须防大热昏闷，令露头面。若未全愈，间日再作。《圣惠方》治半身不遂，用蚕沙二袋盛之，蒸热更互熨患处甚效。陈氏《经验方》一抹膏治烂弦风眼，以真麻油浸蚕沙二三宿，研细以篦子涂患处，不问新旧，隔宿即愈。观此则其去风收湿之功亦神矣。

青 蚨

青蚨一名蟛蜩，辛美可食。《搜神记》云：取其子则母飞来，以母涂钱，以子涂贯，用钱去则自还。《淮南子》云：以母血涂八十一钱，子血涂八十一钱，留子用母，留母用子，皆自还也。

辛，温，无毒。能补中秘精，缩小便。

蜻 蛉

蜻蛉食蚊虻，饮露水。

微寒，无毒。能强阴，止精，暖水脏。

斑 蝥

斑言其色，蝥言其毒，如矛刺也。此一虫五变：二三月在芫花上为芫青，四五月在王不留行草上为王不留行虫，六七月在葛花上为葛上亭长，八九月在豆花上为斑蝥，九月十月复还地蛰为地胆，随其所居所出而命名也。

斑蝥辛，寒，有毒。治鬼疰蛊毒、鼠瘘疬瘕，解疔毒、猘犬毒、沙虱毒，疗淋疾，傅恶疮。斑蝥尾后恶气射出，臭不可闻，故入药专主走下窍直至精溺之处，蚀下败物，痛不可当，取其引药行气，以毒攻毒是矣。瘰疬之毒，莫不有根，用斑蝥地胆攻之，能使其根从小便中出，或如粉片，或如血块，或如烂肉，皆其验也。但毒行必涩痛，以木通、滑石、灯心辈导之。

妊娠人不可服，为溃人肉。凡斑蝥、芫青、亭长、地胆之毒，靛汁、黄连、黑豆、葱茶皆能解之。

蜘　蛛

《字说》云：设一面之网，物触而后诛之，知乎诛义者，故名蜘蛛。《酉阳杂俎》云：深山蜘蛛有大如车轮者，能食人物。剑南山东为蜘蛛所啮，疮中出丝，屡有死者。

蜘蛛微寒，有小毒。治大人小儿癀及小儿大腹丁奚，止呕逆霍乱，杀蛇蜈蚣蜂虿毒。仲景治阴狐疝气，蜘蛛散主之。苏恭谓蜘蛛能制蛇，故治蛇毒。《鹤林玉露》[1]载蜘蛛制蜈蚣，以溺射之节节断烂，故治蜈蚣蜂虿螫人。刘义庆云：张甲与蔡谟有亲，谟昼寝梦甲，曰忽暴病心腹痛，胀满不得吐下，惟用蜘蛛生断脚吞之则愈，但人不知，某时死矣。谟觉，使人觇之，甲果死矣。后用此治干霍乱，辄验也。此说虽诞，盖蜘蛛服之能令人利也。侯延赏云：凡卒暴吐血者，用大蜘蛛网搓成小团，米饮吞之，一服立止。《酉阳杂俎》云：裴旻出行见蛛网如匹布，引弓射杀，断其丝收之，部下有金疮者，剪方寸贴之，血立止。观此则蛛网盖止血之物也。《万毕术》云：赤斑蜘蛛食猪肪百日，杀以涂布雨不能濡，杀以涂足可履水上。《抱朴子》言：蜘蛛水马合冯夷水仙丸服，可居水中。则皆方士诞妄之说耳。

---

[1]　鹤林玉露：宋罗大经撰，笔记集，共18卷。

蝎

长尾为虿，短尾为蝎，所谓蜂虿垂芒其毒在尾是也。全用谓之全蝎，用尾谓之蝎稍，其力尤紧。

气味甘、辛，平，有毒。治一切风病，小儿惊痫，大人痎疟耳聋疝气，女人带下阴脱。盖蝎产于东方，色青属木，肝经药也。诸风掉眩、疟疾寒热、耳聋皆属厥阴风木。东垣谓：疝气带下皆属于风。蝎乃治风要药，俱宜加而用之。

水 蛭

水蛭一名马蟥，性至难死，虽经火炙亦如鱼子烟薰经年得水仍活也。

气味咸、苦，平，有毒。呾赤白游疹及痈疽肿毒，破血癥积聚。盖咸走血，苦胜血，水蛭之咸苦以除蓄血也。凡途行饮水或食水菜误吞水蛭，入腹生子，唼吮脏血，惟以田泥或擂黄土水饮数升则必尽出，盖蛭在人腹，得土气而下尔。《贾谊新书》云：楚惠王食寒菹①得蛭，恐盐食当死，遂吞之，腹有疾，令尹曰：王有仁德，病不为伤，王果病愈。王充《论衡》云：蛭乃食血之虫，楚王殆有积血之病，故食蛭而病愈也。

蚁

蚁有君臣之义，故字从义，亦名马蚁，亦名玄驹。蚁喜醋战，故有马驹之称也。穴居卵生，其居有等，其行有队，能知

---

① 寒菹（zū 租）：鱼腥草。

雨候。春出冬蛰，壅土成封①，曰蚁封、蚁垤、蚁塿、蚁冢也。其卵名蚳，掘之有至斗石者，古人食之，故《周官》馈食之豆有蚳醢也。后魏时兖州有赤蚁，长六步，广四寸，则《离骚》所谓赤蚁若象、玄蜂若壶者，非寓言矣。

气味主治方书并阙。

蛆

凡物败臭则生蛆，其行趀趄，故名。

气寒，无毒。粪中蛆治小儿疳积，诸病谵妄，毒痢作吐。古法治酱生蛆，以草乌切片投之。张子和治痈疽疮疡生蛆，以木香槟榔散傅之。李楼治烂痘生蛆，以嫩柳叶铺卧引出之。

蝇

蝇飞营营，其声自呼，故名。蝇声在鼻，而足喜交，其蛆胎化，蛆入灰中，蜕化为蝇，溺水死者，得灰复活，古方未有用者。《普济方》云：拳毛倒睫，以腊月蛰蝇干研为末，鼻频嗅之即愈。狗蝇坚皮利喙，唼吮狗血，冬则藏狗耳中。《医方大成》有治疟方，《齐东野语》有托痘方，皆用之。一小儿发热七日，痘出而倒黡色黑，唇口冰冷，诸药不效，用狗蝇七枚擂细，和醅酒②少许调服，移时即红润也。夫痘疮固危事，然不可扰，大要在固脏气之外，任其自然耳，然或有变证则不得不资于药也。

---

① 封：坟堆；土堆。
② 醅（pēi 胚）酒：没滤过的酒。

蛴螬

蛴螬①生粪上中，身短节促，背有毛筋，系湿热之气熏蒸而化，所谓燥湿相育，不母而生是也。从夏入秋，蜕而为蝉，飞空饮露，能鸣高洁，此气极则变也。

气味咸，微温，有毒。治瘀血痹气、赤白游疹、破伤风，取汁滴目去翳障，点喉痹即开，同猪蹄作羹食下乳汁。仲景大䗪虫丸中用之，取其去胁下坚满也。《本事方》养血地黄丸中用之，取其治血瘀痹也。《晋书》：盛冲母王氏失明，婢取蛴螬蒸熟与食，王以为美，冲还知之，抱母恸哭，母目即开，此与《本经》治目中青翳白膜之语相符。鲁伯嗣云：破伤风神效方，用蛴螬将驼脊背捏住，待口中吐水，就取抹疮上，觉身麻汗出，无不活者。盖此药能行血分散结滞，故治已上诸病也。

桑蠹虫

凡木皆有蠹虫，木之性味良毒不同，而蠹亦随所居所食而异，惟桑蠹为最良也。

甘，温，无毒。治风疹、目中翳障、胸下坚满、金疮肉生不足、小儿惊风口疮风疳，妇人崩漏堕胎下血，产后下痢。今吴中俗凡小儿出痘，不论寒热虚实，俱捉桑虫食之，起发灌浆皆效，而诸家不载。盖桑虫补而能发，故服之往往有功。然亦惟气虚热微者宜之，若热甚者非所宜也。

青蒿蠹虫

青蒿蠹虫治急慢惊风，用虫捣和朱砂、汞粉各五分，丸粟

---

① 蛴螬（qícáo 齐曹）：金龟子的幼虫。

粒大，一岁一丸，乳汁服。《保婴集》中载之，诗云：一半朱砂一半雪，其功只在青蒿节。任教死去也还魂，服时须用生人血。生人血谓乳汁也。

蝉

蝉，变化相禅也。蛴螬化腹蜟①，腹蜟折背，出而为蝉，以胁而鸣，吸风饮露，溺而不粪，亦谓之蜩。《月令》仲夏蝉始鸣，《幽诗》五月鸣蜩是也。五月不鸣，婴儿多灾，故其治疗多主小儿。秋月鸣者曰寒蝉、寒蜩、寒螀，未得秋风则瘖不能鸣，谓之哑蝉也。

蝉与蝉蜕并甘、咸，寒，无毒。治小儿惊痫夜啼，妇人难产，下胞衣，杀赤虫去壮热，治哑病，除目昏翳障，治肠中幽幽作声。盖蝉乃土木余气所化，止饮风露，其气清虚，故其主疗皆一切风热之证。古人用身，后人用蜕，大抵治脏腑经络当用蝉身，治皮肤疮疡风热当用蝉蜕，各从其类也。主哑病夜啼者，取其昼鸣而夜息也。

蜣 蜋

蜣蜋以土包粪，转而成丸，雄曳雌推，置于坎中，覆之而去，数日有小蜣蜋出。《庄子》所谓结蜣之智在于转丸是也。深目高鼻状如羌胡，背负黑甲状如武士，故有将军之号。

气味咸，寒，无毒。乃手足阳明、足厥阴之药。所主皆三经之病，治小儿惊痫瘈疭，腹胀寒热，大人癫疾狂阳，能堕胎，治大小便不通，下痢脱肛，痔瘘疔肿附骨疽，疮疡瘍风，鼻中

---

① 腹蜟（yù 玉）：蝉的幼虫。

息肉，小儿重舌。《杨氏家藏方》治箭镞入骨不可移者，用巴豆微炒，同蛴螬捣涂，斯须痛定，必微痒，忍之，待极痒不可忍，乃撼动拔之立出，后以生肌膏傅之。《翰院丛记》云：有人承檐溜浣手，觉物入爪甲内，初若丝发，数日如线，伸缩不能，始悟为龙伏藏也。石藏用曰：方书无此，以意治之耳。末蛴螬涂指，庶免震厄，如其言，后火雷绕身，果见一物跃出，亦不为灾。刘禹锡云曾得疔疮，凡十四日益笃，贾方伯教用蛴螬心，一夕百苦皆已，明年食羊肉又大作，再用如神。蛴螬心在腹下，其肉稍白是也。贴疮半日许再易，血尽根出即愈。蛴螬畏羊肉，故食之再发耳。已上诸治皆取转丸之妙也。

蝼 蛄

蝼，臭也，此虫气臭，故名。《月令》谓之蝼蝈，《荀子》谓之梧鼠，能飞不能过屋，能缘不能穷木，能游不能度谷，能穴不能掩身，能走不能先人，五技而穷是也。陶隐居谓此物能协鬼神。昔人狱中颇得其力，今人夜见多扑杀之，言为鬼所使也。

气味咸，寒，无毒。治产难，出肉中刺，溃痈肿，下哽噎，解毒。自腰以前甚涩，能止大小便；自腰以后甚利，能下大小便。但其性急，虚人戒之。

萤 火

萤，腐草所化，大暑前后飞出，得大火之气，故光能夜照。

气味辛，微温，无毒。主辟邪明目，取其照幽夜明也。《神仙感应篇》载：务成子萤火丸主辟疾病恶气，百鬼虎狼蛇虺蜂虿诸毒，五兵白刃盗贼诸害。昔汉寇军将军刘子南从道士尹公受此方，永平年北战败绩，士卒略尽，子南被围，矢下如雨，未至马数尺矢辄堕地，敌以为神，乃解去。子南以方教子弟为将，皆未尝被伤也。汉末青牛道士得之，以传皇甫隆，隆以传魏武帝，乃稍广。一名寇将丸，一名武威丸，用萤火、鬼箭羽、蒺藜各一两，雄黄、雌黄各二两，羚羊角煅存性两半，矾石二两，铁柄入铁处烧焦一两半，俱为末，以丹雄鸡冠一具，鸡子黄和捣千下，丸如杏仁，作三角缝囊盛五丸，带左臂上，从军系腰中，居家挂户，甚辟盗贼。庞安常云：曾试用之，一家五十余口俱染疾病，惟四人带此者不病也。庞公为苏黄[①]器重友，当无妄言。

鼠 妇

鼠妇生下湿处或瓮器底或土坑中。《诗》云：蜲蛾在室。郑玄云：家无人则生也。

酸，温，无毒。治久疟寒热、风牙疼痛、小儿撮口脐风、鹅口疮、痘疮倒靥，解射工、蜘蛛毒、蚰蜒入耳。仲景大鳖甲丸用之，以其主寒热也。

䗪 虫

䗪虫形扁如鳖，无甲有鳞，与灯蛾相牝牡，俗呼簸箕虫，象形也。

咸，寒，有毒。治血积癥瘕，通乳脉，治重舌木舌口疮、小儿腹痛夜啼。仲景治杂病及久病积结有大黄䗪虫丸，又有大鳖甲丸，并用之，取其破坚下血之功也。

---

① 苏黄：北宋诗人苏轼和黄庭坚的并称。

虻

虻以翼鸣，其声虻虻，故名。有木虻、蜚虻、鹿虻数种，道路群飞，吮牛马血，螫人亦毒。

气味苦，微寒，有毒。主利血脉及九窍，破癥结喉痹，消积脓，堕胎。盖苦走血，血结不行者以苦攻之，且虻食血，故治血最效也。

蟾蜍

蟾蜍锐头膰腹①，促肩浊声，陶氏谓虾蟆，一名蟾蜍，以为一物。郭璞云：似虾蟆，居陆地，则非一物明矣。蟾蜍在人家下湿处，身大青黑无点，背多痱癗，行极迟缓，不能跳跃，亦不解鸣。虾蟆在陂泽中，背有黑点，身小能跳跃，解作呷呷声，举动极急，二物同类而二种也。《抱朴子》云：蟾蜍千岁，头上有角，腹下丹书，名曰肉芝，人得食之可仙。术家取以起雾祈雨，辟兵解缚。今人聚蟾为戏，能听指使，物性有灵，此可推矣。陶通明云：五月五日取东行蟾蜍五枚，反缚置密室中，明旦视自解者取用，能使人缚亦自解。《岣嵝神书》云：用大蟾蜍一枚，以铁钉钉其四足，炭火炙之，自早至午，去火放水一盏于前，当吐物如皂荚子大，有金光，人吞之可越江湖也。

蟾蜍辛，凉，无毒。治阴蚀、疽疬、恶疮，又治温病发斑。去肠生捣食一二枚，无不瘥者。盖蟾蜍土之精也，上应月魄而性灵异，穴土食虫又伏山精，故能入阳明经退虚热、行湿气、杀虫䘌而为疳病恶疮要药。沈休文云：一人为猘犬伤，啖虾蟆

---

① 膰（pán 盘）腹：大腹。

脍遂愈。此亦治痈疽疔肿之意，要之是物能攻毒拔毒故也。

蟾酥甘、辛，温，有毒。治发背疔疮一切恶肿。同牛酥或吴茱萸苗调敷腰眼肾囊，治腰肾冷并助阳气。又齿缝出血及牙疼，以纸纴少许按之立止。

虾蟆

虾蟆怀土，取置远处，一夕复还其所，虽或遏之，常慕而返，故名虾蟆。蜈蚣制蛇，虾蟆畏蛇，而制蜈蚣，三物相值，彼此不能动也。

气味辛，寒，有毒，一云无毒。主邪气，破癥坚，治热狂，贴恶疮，治犬咬。东垣云：有人患脚疮，冬月无事夏月臭烂，痛不可言。一道士云：尔行草上，惹蛇交遗沥，疮中有蛇，冬蛰夏出故也。以生虾蟆捣傅之，一小蛇自疮中出，其病遂愈。按古方多用虾蟆，近方多用蟾蜍，然古人通称蟾为虾蟆，疑古人所用亦是蟾蜍，今人用蟾蜍有效而虾蟆不复入药矣。《本经》言服虾蟆不患热病，然亦或炙或干入药用之，非谓煮羹入椒咸而啜其汤也。此物本湿化，久之则湿化热，此土气厚自然生火也。

蛙

蛙后脚长而善跃，俗呼田鸡，肉味如鸡也。农人占其声之早晚大小以卜丰歉。诗云田家无五行，水旱卜蛙声是矣。

蛙甘，寒，无毒。解热毒，利水气，调疳瘦，补虚损。时行面赤项肿名虾蟆瘟，以金线蛙捣汁水调，空腹顿饮甚效，盖取其清热解毒之功也。但系湿化之物，其骨性复热，而今人每用辛辣煎煮，是抱薪益火矣。多食久食亦宜戒之。

蜈蚣

蜈蚣能制龙蛇蜥蜴而畏虾蟆蜘蛛，《庄子》所谓物畏其天，《阴符经》所谓禽之制在气也。

气味辛，温，有毒。疗鬼疰，啖诸蛇虫鱼毒，治癥癖。《胡洽方》治尸疰恶气痰嗽多用之。瘰疮一名蛇瘴，蛮烟瘴雨之乡多毒蛇气，人有不伏水土风气而感触之者必发蛇瘴，惟赤足蜈蚣为上药，白芷次之。盖行而疾者惟风与蛇，蜈蚣能制蛇，故亦能截风，既以制蛇之故，能治蛇蛊、蛇毒、蛇瘕矣，兼治瘰疬、痔漏、便毒、丹毒诸病，则取其除风攻毒之功也。

但蜈蚣有毒，惟风气暴烈者可以当之，贵药病相当耳，设或过剂，以蚯蚓桑皮解之。

蚯 蚓

蚓之行也，引而后申，其壤如丘，故名蚯蚓。雨则先出，晴则夜鸣。术家言蚓可兴云，故名土龙。其鸣长吟，故曰歌女。

气味咸，寒，无毒，一云有小毒。治蛇瘕，去三虫伏尸、鬼疰虫毒化为水，疗伤寒狂热、大腹黄疸。苏氏谓脚气药必用之，寇氏谓肾脏风下注病不可阙也，盖蚓在物应土德，在星为轸水[1]，上食槁壤，下饮黄泉，故其性寒而下行。性寒故能解诸热疾，下行故能利小便、治足疾而通经络也。《经验方》云：蚯蚓咬人形如大风，眉发皆落，惟石灰水浸之良。一人病此，每夕蚯蚓鸣于体中，咸汤浸之遂瘥。诸家皆言蚯蚓多毒，而《广志》云闽粤山蛮啖之为馐，岂地与人有不同与？

---

① 轸水：即轸宿，属水，为蚓。二十八宿之一，南方七宿第七宿。

蜗牛

蜗牛形如瓜字，有角如牛，《庄子》所谓战于蜗角是矣。其行延引，亦名蜒蚰。

咸，寒，有小毒。治贼风喝僻，脱肛，筋急，惊痫，小儿脐风撮口，利小便，消喉痹，治诸肿毒，制蜈蚣蝎蚕毒，皆取其清热消毒之功也。

溪鬼虫

江南有溪毒处，其形则虫，其气则鬼，其头有角如弩，以气为矢，含沙以射人影，一名射工，一名含沙，一名短狐，一名蜮。《周官》壶涿氏除水虫狐蜮之属此也。其毒中人，头痛恶寒，状如伤寒，二三日则腹中生虫，食人下部，渐蚀五脏，注下不禁，医不能疗。病有四种：一种偏身有黑黡子，四边悉赤，犯之如刺；一种作疮，久即穿陷；一种突起如石；一种如火灼燥疮也。方家用药与伤寒温病相似，或以小蒜煮汤浴之。此虫蟾蜍、鸳鸯能食之，鹅鸭亦食之，故曰鹅飞则蜮沉也。头喙上角，阴干为末，带之辟溪毒。

蛔虫

蛔，人腹中长虫也。人腹有九虫：伏虫长四分，群虫之主也；蛔虫长五六寸至一尺，发则心腹作痛上下，口喜吐涎及清水，贯伤心则死；白虫长一寸，色白头小，生育转多，令人精气损弱，腰脚疼，长一尺亦能杀人；肉虫状如烂唇，令人烦闷；肺虫大如蚕，令人咳嗽成劳杀人；胃虫状如虾蟆，令人呕逆喜哕；弱虫又名膈虫，状如瓜瓣，令人多唾；赤虫状如生肉，动作腹鸣；蛲虫至微，形如菜虫，居胴肠①中，令人生痈疽癣疥、疡疬痔瘘、疳蟨龋齿诸病。诸虫皆依肠胃之间，若人脏腑气实则不为害，虚则侵蚀，变生诸疾也。又有尸虫与人俱生，状如马尾，依脾而居，三寸许，有头尾。凡服补药，必须先杀此虫，否则不得药力。紫庭真人云：九虫之中，六虫传变为劳瘵，而胃、蛔、寸白三虫不传。其虫传变，或如婴儿、如鬼形、如虾蟆、如守宫、如蜈蚣、如瘰蚁、如蛇如鳖、如猬如鼠、如蝠如虾、如猪肝、如乱发乱丝等状。

凡虫在腹，上旬头向上，中旬向中，下旬向下，服药须于月初四五日五更时则易效也。诸虫之生皆由湿热，虫得木气乃生，得雨气乃化，风木主热，雨泽主湿也。然五行之中皆有虫，诸木有蠹，诸果有蝤，诸菽有蚄②，五谷有螟螣③蝥蟊④。麦朽蛾飞，草腐萤化，木之虫也；烈火有鼠，烂灰生蝇，火之虫也；穴蚁墙蝎，田蝼石蝎，土之虫也；蝌斗马蛭，鱼鳖蛟龙，水之虫也；金不生虫，昔有冶工破一斧，中有一虫如米虫，色正赤，则是金中亦有虫矣。

蛔虫大寒，治一切眼疾及生肤翳赤白膜，小儿胎赤风赤热痛，阴干为末傅之，或以汁滴目中皆瘥。

---

① 胴（dòng 洞）肠：大肠。
② 蚄（fāng 方）：吃庄稼叶的害虫。
③ 螣（tè 特）：吃禾苗叶子的害虫。
④ 蟊（zéi 贼）：食苗节的害虫。

第十九卷　用药纲领上

气味阴阳

《经》曰：天食人以五气，地食人以五味。五气入鼻，藏于心肺，上使五色修明，音声能彰。五味入口，藏于肠胃，味有所藏，以养血气。气和而生，津液相成，神乃自生。又曰：形不足者温之以气，精不足者补之以味。

《经》曰：胃者五脏六腑之海也。水谷皆入于胃，五脏六腑皆禀气于胃，五味各走其所喜。酸先走肝，苦先走心，甘先走脾，辛先走肺，咸先走肾。谷气津液已行，营卫大通，乃化糟粕以次传下。

《经》曰：谷始入于胃，其精微者先出于胃之两焦，以溉五脏，别出两行营卫之道。其大气之抟而不行者，积于胸中，命曰气海，出于肺，循喉咽，故呼则出吸则入。天地之精气，其大数常出三入一，故谷不入半日则气衰，一日则气少矣。

《经》曰：五味入于口也，各有所走，各有所病。酸走筋，多食令人癃；咸走血，多食令人渴；辛走气，多食令人洞心；苦走骨，多食令人变呕；甘走肉，多食令人愧心。

酸入于胃，其气涩以收，上之两焦弗能出入也，不出即留于胃中，胃中和温则下注膀胱，膀胱之胞薄以懦，得酸则缩，绻约而不通，水道不行故癃，阴者积筋之终也，故酸入而走筋矣。

咸入于胃，其气上走中焦，注于脉则血气走之，血与咸相得则凝，凝则胃中汁注之，注之则胃中竭，竭则咽路焦，故舌本干而善渴。血脉者中焦之道也，故咸入而走血矣。

辛入于胃，其气走于上焦，上焦者受气而营诸阳者也。姜韭之气薰之，营卫之气不时受之，久留心下故洞心。辛与气俱行，故辛入而与汗俱出。

苦入于胃，五谷之气皆不能胜苦，苦入下脘，三焦之道皆闭而不通，故变呕。齿者骨之所终也，故苦入而走骨，入而复出，知其走骨也。

甘入于胃，其气弱小不能上至于上焦，而与谷留于胃中者，令人柔润者也。胃柔则缓，缓则虫动，虫动则令人悗心，其气外通于肉，故甘走肉。又曰久而增气，物化之常，气增而久，天之由也。

《经》曰：阴味出下窍，阳气出上窍，清阳发腠理，浊阴走五脏，清阳实四肢，浊阴归六腑。味厚者为阴，薄者为阴中之阳；气厚者为阳，薄者为阳中之阴。味厚则泄，薄则通气；厚则发热，薄则发泄。辛甘发散为阳，酸苦涌泄为阴，咸味涌泄为阴，淡味渗泄为阳。六者或收或散，或缓或急，或润或燥，或软或坚，以所利而行之，调其气使之平也。

寇宗奭曰：生物者气也，成之者味也。以奇生则成而偶，以偶生则成而奇。寒气坚，其味可用以软；热气软，其味可用以坚；风气散，其味可用以收；燥气收，其味可用以散。土者冲气之所生，冲气则无所不和，故其味可用以缓。气坚则壮，故苦可以养气；脉软则和，故咸可以养脉；骨收则强，故酸可以养骨；筋散则不挛，故辛可以养筋；肉缓则不壅，故甘可以养肉。

李东垣曰：一阴一阳之谓道，偏阴偏阳之谓疾。阳剂刚胜，积若燎原，为消狂痈疽之属，则天癸竭而荣涸；阴剂柔胜，积若凝冰，为洞泄寒中之病，则真火微而卫散。故大寒大热之药当从权用之，气平而止。

升降浮沉

李东垣曰：药有升降浮沉化，生长收藏成，以配四时。春升夏浮，秋收冬藏，土居中化，是以味薄者升而生，气薄者降而收；气厚者浮而长，味厚者沉而藏；气味平者化而成。但言补之以辛甘温热及气之厚、味之薄者，即助春夏之升浮便是泻秋冬收藏之药也；但言补之以酸苦咸寒及气之薄、味之厚者，即助秋冬之降沉便是泻春夏生长之药也。淡味之药，渗即为升，泄即为降，佐使诸药者也。

王海藏曰：温热天之阳，寒凉天之阴，阳则升，阴则降；辛甘淡地之阳，酸苦咸地之阴，阳则浮，阴则沉。或温多而成热，或凉多而成寒，或寒热各半而成温。或热多寒少，寒不为之寒；或寒多热少，热不为之热；或寒热各半。昼服则从热之属而升，夜服则从寒之属而降，或晴则从热，阴则从寒，不可一涂而取也。

王海藏曰：升而使之降，须知抑也；沉而使之浮，须知载也。辛散也而行之也横，甘发也而行之也上，苦泄也而行之也下。酸收也其性缩，咸软也其性舒。鼓掌成声，沃火成沸，二物相合，象在其间矣。

李濒湖曰：酸咸无升，甘辛无降，寒无浮，热无沉，其性然也。而升者引之以咸，则沉而直达下焦；沉者引之以酒，则浮而上至巅顶。一物之中，有根升稍降，生升熟降，是升降在物亦在人也。

五运六淫

厥阴司天，风淫所胜，平以辛凉，佐以苦甘，以甘缓之，以酸泻之，清反胜之，治以酸温，佐以甘苦。

少阴司天，热淫所胜，平以咸寒，佐以苦甘，以酸收之，寒反胜之，治以甘温，佐以苦酸辛。

太阴司天，湿淫所胜，平以苦热，佐以酸辛，以苦燥之，以淡泄之，湿上甚而热，治以苦温，佐以甘辛；以汗为故，热反胜之，治以苦寒，佐以苦酸。

少阳司天，火淫所胜，平以酸冷，佐以苦甘，以酸收之，以苦发之，以酸复之，寒反胜之，治以甘热，佐以苦辛。

阳明司天，燥淫所胜，平以苦温，佐以酸辛，以苦下之，热反胜之，治以辛寒，佐以苦甘。

太阳司天，寒淫所胜，平以辛热，佐以甘苦，以咸泻之，热反胜之，治以咸冷，佐以苦辛。

厥阴在泉，风淫于内，治以辛凉，佐以苦，以甘缓之，以辛散之，清反胜之，治以酸温，佐以苦甘，以辛平之。

少阴在泉，热淫于内，治以咸寒，佐以甘苦，以酸收之，以苦发之，寒反胜之，治以甘热，佐以苦辛，以咸平之。

太阴在泉，湿淫于内，治以苦热，佐以酸淡，以苦燥之，以淡泄之，热反胜之，治以苦冷，佐以咸甘，以苦平之。

少阳在泉，火淫于内，治以咸冷，佐以苦辛，以酸收之，以苦发之，寒反胜之，治以甘热，佐以辛苦，以咸平之。

阳明在泉，燥淫于内，治以甘辛，以苦下之，热反胜之，治以辛寒，佐以苦寒，以酸平之，以和为利。

太阳在泉，寒淫于内，治以甘热，佐以苦辛，以咸泻之，以辛润之，以苦坚之，热反胜之，治以咸冷，佐以甘辛，以苦平之。

按司天主上半年，天气司之，故谓之所胜，上淫于下也。在泉主下半年，地气司之，故谓之于内，外淫于内也。当其时而反得胜己之气者，谓之反胜。六气之胜，何以征之，燥胜则地干，暑胜则地热，风胜则地动，湿胜则地泥，寒胜则地裂，火胜则地涸是也。

四时用药

李濒湖曰：《经》云必先岁气，毋伐天和，又曰升降浮沉则顺之，寒热温凉则逆之。故春月宜加辛温之药薄荷、荆芥之类，以顺春升之气；夏月宜加辛热之药香薷、生姜之类，以顺夏浮之气；长夏宜加甘苦辛温之药人参、白术、苍术、黄柏之类，以顺化成之气；秋月宜加酸温之药芍药、乌梅之类，以顺秋降之气；冬月宜加苦寒之药黄芩、知母之类，以顺冬沉之气。所谓顺时气而养天和也。

《经》又云：春省酸增甘以养脾气，夏省苦增辛以养肺气，长夏省甘增咸以养肾气，秋省辛增酸以养肝气，冬省咸增苦以养心气，此则既不伐天和又防其太过，所以体天地之大德也。味者舍本从标，春用辛凉以伐木，夏用咸寒以抑火，秋用苦温以泄金，冬用辛热以涸水，谓之时药，殊背《素问》逆顺之理，以夏月伏阴冬月伏阳推之可知矣。

王海藏曰：四时总以芍药为脾剂，苍术为胃剂，柴胡为时剂，十一脏皆取决于少阳，为发生之始故也。

上中下三品

《经》曰：上药一百二十种为君，主养命以应天，无毒，多服久服不伤人，欲轻身益气不老延年者，本上经；中药一百二十种为臣，主养性以应人，无毒有毒，斟酌其宜，欲遏病补虚羸者，本中经；下药一百二十五种为佐使，主治病以应地，多毒不可久服，欲除寒热邪气破积聚愈疾者，本下经。

陶贞白曰：上品亦能遣疾，但势力和厚，不为速效，岁月常服必获大益；中品疗病之辞渐深，轻身之说稍薄，祛患为速，延龄为缓；下品专主攻击毒烈之气，倾损中和，不可常服，疾愈即止。

君臣佐使

岐伯曰：主病之谓君，佐君之谓臣，应臣之谓使，非上中下三品之谓也。张洁古曰：为君者最多，为臣者次之，佐者又次之，药之于证所主同者则各等分。按主病者对证之要药也，故为君，味数少而分两重，赖之以为主也。臣则味数稍多，分两稍轻。使则分两更轻，所以备通行向导之使也。

七方十剂

一，大方。岐伯云：君一臣三佐九，制之大也；君一臣二佐五，制之中也；君一臣二，制之小也。此以品件之多寡为大小也。又云：远而奇偶，制大其服；近而奇偶，制小其服。大则数少，小则数多；多则九之，少则二之。此以分两之多寡为大小也。按品件多之大方乃病有兼证而邪不一，不可以一二味治者宜之也。分两多之大方，乃肝肾及下部位远，数多则其气缓不能速达于下，必数少而剂大取其迅速下达也。

一，小方。有品件少之小方，乃病无兼证邪气专一，可一二味治者宜之也。有分两少之小方，乃心肺上部位近，数少则其气下走不能升发于上，必数多而剂小，徐徐细呷，取其升散上行也。

一，缓方。岐伯云：补上治上制以缓，补下治下制以急，急则气味厚，缓则气味薄，适其至所，病所远而中道气味之者，食而过之，无越其制度也。王冰注云：假如病在肾而心气不足，服药宜急过之，不以气味饲心肾，药凌心心益衰矣。凡上下远近，其例皆同。按病有上下表里之异，治上必妨下，治表必连里。用黄芩以治肺必妨脾，用苁蓉以治肾必妨心，服干姜以治中必僭上，服附子以补火必涸水。用药之道治上不犯下，治下不犯上，治中则上下俱不犯，惟在缓急合宜耳。有甘以缓之之方，甘草糖蜜之类是也，病在胸膈，取其留恋也。有丸以缓之之方，比之汤药，其行迟慢也。有品件众多之缓方，药众则递相拘制，不得各骋其性也。有无毒治病之缓方，无毒则性纯功缓也。有气味俱薄之缓方，气味薄则长于补上，比至其下药力已衰矣。

一，急方。有急病急攻之急方，中风关格之病是也。有汤散荡涤之急方，下咽易散而行速也。有毒药之急方，毒性能上涌下泄，以夺病势也。有气味俱厚之急方，气味俱厚直趋于下而力不衰也。

一，奇方。独用一物谓之奇方；一三五七九，药合阳数，亦谓之奇方。唐许胤宗治病多用单方，谓药与病合，惟用一物攻之，气纯而愈速。今人认病不真，多其物以幸有功，譬猎不知兔，广络原野，冀一人获之，术亦疏矣。一药偶得他药相制，弗能专力而欲愈疾，不亦难乎。

一，偶方。二物相配，二方相合，皆谓之偶方；二四六八十，药合阴数，亦谓之偶方。王太仆言：汗药不以偶则气不足以外发，下药不以奇则药毒攻而致过。盖下本易行，故单行则力孤而微；汗或难出，故并行则力齐而大乎。然仲景制方，桂枝汗药五味为奇，大承气下药四味为偶，则奇偶之数似不必

本
草
洞
诠

三
六
八

拘也。

一，复方。奇之不去复以偶，偶之不去复以奇，所谓十补一泄，数泄一补也。又伤寒见风脉，伤风得寒脉，为脉证不相应，宜以复方，主之凡二方三方及数方相合者，如桂枝二越婢一汤、五积散之属是也。

一，宣剂。徐之才曰：宣可去壅，生姜橘皮之属是也。李东垣曰：外感天淫之邪欲传入里，三阴实而不受，逆于胸中，天分气分窒塞不通，或哕或呕，所谓壅也，故必破气药，如姜、橘、半夏、藿香之类，泻其壅塞也。张子和曰：宣剂即涌剂也，人以宣为泻，以宣为通，然十剂中已有泻与通矣，宣者升而上也，《经》曰高者因而越之、木郁则达之是也。凡胸中诸实痰饮、寒结、热郁，上而不下，久则嗽喘、满胀、水肿之病生焉，非宣剂莫能愈也。如引涎、追泪、嚏鼻，凡上行者皆吐法也。李濒湖曰：壅者塞也，宣者布也、散也，郁塞之病不升不降，传化失常或郁久生病，或病久生郁，必药以宣布敷散之，不独涌越为宣也。是以气郁则香附、川芎以开之，不足则补中益气以运之；火郁则山栀、青黛以散之，甚则升阳解肌以发之；湿郁则苍术、白术以燥之，甚则风药以胜之；痰郁则南星、橘皮以化之，甚则瓜蒂、藜芦以涌之；血郁则桃仁、红花以行之，甚则或吐或利以逐之；食郁则山楂、神曲以消之，甚则上涌下利以去之，皆宣剂也。

一，通剂。徐之才口：通可去滞，通草防己之属是也。李濒湖曰：滞，留滞也，湿热之邪留于气分而为痛痹、癃闭者，宜淡渗之药以助肺气下降，通其小便而泄气中之滞，木通、猪苓之类是也。湿热之邪留于血分而为痹痛、肿注，二便不通者宜苦寒之药，通其前后而泄血中之滞，防己、大黄之类是也。

一，补剂。徐之才曰：补可去弱，人参羊肉之属是也。张子和曰：五脏各有补泻，五味各补其脏，有表虚里虚、上虚下虚、阴虚阳虚、气虚血虚。精不足者补之以味，形不足者补之以气，五谷五菜五果五肉皆补养之物也。李濒湖曰：生姜之辛补肝，炒盐之咸补心，甘草之甘补脾，五味子之酸补肺，黄柏之苦补肾。又如茯苓补心气，生地黄补心血，人参补脾气，白芍药补脾血，黄芪补肺气，阿胶补肺血，杜仲补肾气，熟地黄补肾血，芎䓖补肝气，当归补肝血之类，皆补剂也。

一，泄剂。徐之才曰：泄可去闭，葶苈大黄之属是也。张子和曰：实则泻之，诸痛为实，痛随利减，芒硝、大黄、牵牛、甘遂、巴豆之属皆泻剂也。催生下乳、磨积逐水、破坚泄气，凡下行者，皆下法也。李濒湖曰：去闭当作去实。《经》云实者泻之，又云实则泻其子。五脏五味皆有泻，如肝实泻以芍药之酸，心实泻以甘草之甘，脾实泻以黄连之苦，肺实泻以石膏之辛，肾实泻以泽泻之咸是矣。

一，轻剂。徐之才曰：轻可去实，麻黄葛根之属是也。张子和曰：风寒之邪始客皮肤，头痛身热宜解其表，痈疮疥痤亦宜解表。《内经》所谓轻而扬之，发汗是也。凡薰洗蒸炙、熨烙刺砭、导引按摩，皆汗法也。李濒湖曰：去实当作去闭，有表闭里闭、上闭下闭。表闭者，风寒伤营腠理闭密，阳气怫郁不能外出而为发热恶寒、头痛脊强诸病，宜轻扬之剂，发其汗而表自解也。里闭者，火热郁抑津液不行，皮肤干闭而为肌热烦热、头痛目肿、昏瞀疮疡诸病，宜轻扬之剂解其肌而火自散也。上闭有二：一则外寒内热上焦气闭，发为咽喉肿痛之证，宜辛凉之剂扬散之则闭自开；一则饮食寒冷抑遏阳气在下，发为胸膈痞满闭塞之证，宜扬其清而抑其浊则痞自泰也。下闭亦有二：

有阳气陷下发为里急后重，数至圊而不行之证，但升其阳而大便自顺，所谓下者举之也；有燥热伤肺，金气膹郁窍闭于上而膀胱闭于下，为小便不利之证，以升麻之类探而吐之，上窍通而下窍自利，所谓病在下取之上也。

一，重剂。徐之才曰：重可去怯，磁石铁粉之属是也。张子和曰：重者镇坠之谓也，怯则气浮，惊悸气上，朱砂、水银、沉香、黄丹、寒水石之伦体皆沉重，久病咳嗽涎潮于上形羸不可攻者，以此坠之。《经》云重者因而减之，贵其渐也。李濒湖曰：重剂凡四：有惊则气乱魂气飞扬如丧神守者，有怒则气逆肝火激烈病狂善怒者，并铁粉、雄黄之类以平其肝；有神不守舍多惊健忘迷惑不宁者，宜朱砂、紫石英之类以镇其心；有恐则气下精志失守如人将捕者，宜磁石、沉香之类以安其肾。大抵重剂压浮火而坠痰涎，不独治怯也，故诸风掉眩、惊痫痰喘、吐逆反胃之病皆浮火痰涎为害，俱宜重剂以坠之也。

一，滑剂。徐之才曰：滑可去着，冬葵子榆白皮之属是也。刘守真曰：涩则气着，必滑剂以利之，滑能养窍，故润利也。张子和曰：大便燥结宜麻仁、郁李之类，小便淋沥宜葵子、滑石之类。前后不通，两阴俱闭，名曰三焦约。约者束也，宜先以滑剂润养其燥，然后攻之。李濒湖曰：着者有形之邪，留着于经络脏腑间，如浊带、痰涎、胞胎、痈肿之类，皆宜滑药以引去其留着之物，此与木通、猪苓通以去滞不同。木通、猪苓淡泄之物去湿热无形之邪，葵子、榆皮甘滑之类去湿热有形之邪。故彼曰滞，此曰着也。大便涩者菠薐、牵牛之属，小便涩者车前、榆皮之属，精窍涩者黄柏、葵花之属，胞胎涩者黄葵子、王不留行之属。引痰涎自小便去者则半夏、茯苓之属，引疮毒自小便去者则五华藤、萱草根之属，皆滑剂也。半夏、南星皆辛而涩滑，能泄湿气、通大便，盖辛能润、能走气、能化液也。

一，涩剂。徐之才曰：涩可去脱，牡蛎龙骨之属是也。刘守真曰：滑则气脱，如开肠洞泄、便溺遗失之类，必涩剂以收敛之。张子和曰：寝汗不禁，涩以麻黄根、防风；滑泄不已，涩以豆蔻、枯矾、木贼、罂粟壳；喘嗽上奔，涩以乌梅、诃子。凡酸味同于涩者，收敛之义也，然皆先攻其本而后收之可也。李濒湖曰：有气脱、血脱、精脱、神脱，脱则散而不收，故用酸涩之药以敛其耗散。汗出亡阳、精滑不禁、泄痢不止、大便不固、小便自遗、久嗽亡津，皆气脱也；下血不已、崩中暴下、诸大亡血，皆血脱也。牡蛎、龙骨、海螵蛸、五倍子、五味子、乌梅、榴皮、诃黎勒、罂粟壳、莲房、棕灰、赤石脂、麻黄根之类皆涩药也。气脱兼以气药，血脱兼以血药及气药，气者血之帅也。脱阳者见鬼，脱阴者目盲，此神脱也，非涩药所能收也。

一，燥剂。徐之才曰：燥可去湿，桑白皮赤小豆之属是也。按湿有在上、在中、在下、在皮、在经、在里之分，而不出于外感内伤二种。外感之湿，雨露岚雾地气水湿，袭于皮肉筋骨经络之间；内伤之湿，水饮酒食膏粱厚味，渍于肠胃之中。风药可以胜湿，燥药可以除湿，淡药可以渗湿，泄小便可以引湿，利大便可以逐湿，吐痰涎可以祛湿。湿之主药，苍术、白术、陈皮、木香之属；湿而有热，苦寒之剂燥之，黄连、黄柏、栀子、大黄之属；湿而有寒，辛热之剂燥之，干姜、附子之属是也。

一，湿剂。徐之才曰：湿可去枯，白石英紫石英之属是也。按湿与滑类而实不同，人有枯涸皱揭之病，非独金化，盖有火以乘之，风热怫甚则津液枯竭，营卫涸流而为燥病。上燥则渴，下燥则结，筋燥则强，皮燥则揭，肉燥则裂，骨燥则枯，肺燥则痿，肾燥则消。凡麻仁、阿胶膏润之属，皆润剂也。养血则当归、地黄之属，生津则麦门冬、栝楼根之属，益精则苁蓉、枸杞之属，皆湿剂也。

吐汗下三法

人身不过表里，气血不过虚实。良工先治其实后治其虚，粗工或治实或治虚，谬工则实实虚虚，惟庸工能补其虚不敢治其实。张子和《儒门事亲》一书内称，圣人止有三法，无第四法。夫病非人身本有之物，或自外入，或自内生，皆邪气也。邪气中人，轻则久而自尽，甚则久而不已，更甚则暴亡矣。若不去邪而先用补，是盗未出门而先固扃钥，有是理乎？惟脉脱下虚无邪无积之人，始可议补。他病惟用汗吐下三法，攻去邪气而元气自复也。《素问》一书言辛甘发散、淡渗泄为阳，酸苦涌泄为阴。发散归于汗，涌归于吐，泄归于下，渗为解表同于汗，泄为利小便同于下，殊不言补。所谓补者，辛补肝、咸补心、甘补脾、酸补肺、苦补肾，皆以发腠理致津液通气血而已。盖草木皆以治病，病去则谷果菜肉皆补物也。是故三法犹刑罚也，粱肉犹德教也，治乱用刑，治治用德，理也。

三法亦兼众法，如引涎漉涎、取嚏追泪，凡上行者皆吐法也；薰蒸渫洗、熨烙针刺砭射、导引按摩，凡解表者皆汗法也；催生下乳、磨积逐水、破经泄气，凡下行者皆下法也。天之六气，风寒暑湿燥火，发病多在上；地之六气，雾露雨雪水泥，发病多在下；人之六味，酸苦甘辛咸淡，发病多在中。发病者三，出病者亦三，风寒暑湿之邪，结搏于皮肤之间，滞于经络之内，或发痛注麻痹拘挛，莫如发汗，所以开玄府而逐邪气也。凡破伤风、小儿惊风、飧泄不止、酒病火病，皆可汗之，所谓火郁则发之也。汗有数法，有温热发汗、寒凉发汗、薰渍发汗、导引发汗，善择者当热而热、当寒而寒，不善择者反此，则病有变也。

凡痰饮宿食病在胸膈中脘以上者，皆宜吐之。用法先宜少服，不涌渐加之，仍以鸡羽探之，不出以齑投之，且投且探。吐至瞑眩，慎勿惊疑，但饮新水立解。强者可一吐而安，弱者作三次吐之，吐之次日，有顿愈者，有转甚者，引之未尽也，越数日再吐之。吐后忌饱食酸咸硬物干物油肥之物，吐后心火既降，阴道必强，大禁房室悲忧，病人既不自责，必归咎于吐也。不可吐者有六：性好怒喜淫者；病势已危，老弱气衰者；自吐不止者；吐血、咯血、衄血、嗽血、崩血、溺血者；病人无正性，反复不定者；左右多嘈杂之言者，皆不可吐也。

凡积聚陈莝于中，留结寒热于内，必用下之。陈莝去而肠胃洁，癥瘕尽而营卫通，下之者所以补之也，或苦寒下之，或辛热下之。庸工妄投，当寒反热，当热反寒，故谓下为害也。惟巴豆性热，非寒积不可轻用耳。不可下者凡四，洞泄寒中者、表里俱虚者、厥而唇青手足冷者、小儿病后慢惊者，设下必致杀人。其余大积大聚、大痞大秘、大燥大坚，非下不可也。

愚按：仲景《伤寒论》用吐汗下三法，而张子和《儒门事亲》一书发挥甚畅，盖谓治病之要，在于却邪，邪去则正自安。若非吐汗下则邪无出路，何自而去？庸医用补，是关门养寇也。直谓圣人只有三法，无第四法，其论颇卓。李东垣谓饮食劳倦，内伤脾胃，亦能使人发热恶寒，此与外感风寒之证，颇同而实异。外感风寒乃伤其形，内伤脾胃乃伤其气，伤其形为有余，伤其气为不足，有余者泻之，不足者补之，其论主于升阳益胃，取洁古枳术丸之义，而立补中益气汤一方以发脾胃之气，升腾而行春令，此发前人所未发也。朱丹溪谓天不足西北，地不满东南，西北之人阳气易降，东南之人阴火易升，苟不知此而徒守升阳之法，将见下焦丹田之气日渐虚乏，于是上盛下虚，有升无降之病作矣。其论主于滋补阴气，与刘守真之用凉剂以降心火、益肾水为主大致相同。迨至明朝王宇泰辈则谓气为阳血为阴，人之一身，形骸精血皆阴也，而通体之温者阳气也，一生之活者阳气也，五官五脏之神明不测者阳气也。及其既死，形固存而气则去，此以阳气为生死也。天之大宝，只此一轮红日，人之大宝，只此一息真阳。孰谓阳常有余，阴常不足，而欲以苦寒之物伐阳而益阴乎？其论主于温补阳气。以上诸家，皆原本《内经》之旨而各成其是者也。夫古今之运气不齐，南北之风土亦异，人之脏腑万有不同，人之疾病亦万有不同，学者深维乎《内经》之理而融会乎诸家之论，临证切脉不执古法，实邪在表里者当用吐汗下三法，阳气下陷者则当升阳益胃，阴虚火炽者则常滋养阴气，脾肾虚寒者则当温补阳气。善法水者以水为师，善治病者以病为师，斯其庶几矣乎！

第二十卷 用药纲领下

脏腑虚实寒热主治之药

肝藏血，属木，胆火寄于中，主血、主目、主筋、主呼、主怒。本病：诸风眩运、僵仆强直、惊痫、两胁肿痛、呕血、小腹疝痛疹瘕、女人经病。标病：寒热疟、头痛吐涎、目赤面青、多怒耳闭、烦肿、筋挛卵缩、丈夫癫疝、女人少腹肿痛、阴病。

有余泻之：甘草以泻子也；香附、芎䓖、瞿麦、牵牛、青皮以行气也；红花、苏木、桃仁、丹皮、莪术、三棱、大黄、鳖甲、穿山甲、水蛭、虻以行血也；雄黄、真珠、龙骨、金箔、银箔、铁落、铅丹、胡粉、代赭石、夜明砂、石决明以镇惊也；羌活、独活、防风、荆芥、薄荷、皂荚、槐子、蔓荆子、乌头、白附子、僵蚕、蝉蜕、白花蛇以祛风也。不足补之：枸杞子、兔丝子、熟地、阿胶、萆薢、杜仲、苦参以补母也；当归、白芍、芎䓖、牛膝、续断、血竭、没药以补血也；天麻、白术、菊花、细辛、生姜、决明、柏子仁、谷精草、蜜蒙花以补气也。本热寒之：芍药、乌梅、泽泻以泻木也；黄连、黄芩、苦茶、猪胆、龙胆草以泻火也；大黄以攻里也。标热发之：柴胡、半夏以和解也；麻黄、桂枝以解肌也。

心藏神，为君火，包络为相火，代君司令，主血、主言、主汗、主笑。本病：诸热瞀瘛、惊惑谵妄烦乱、啼笑骂詈、怔忡健忘、自汗、诸痛痒疮疡。标病：肌热、畏寒战栗、舌不能言、面赤目黄、手心烦热、胸胁满、痛引腰背肩胛肘臂。

火实泻之：黄连、大黄以泻子也；甘草、人参、赤茯苓、木通、黄柏以泻气也；生地、玄参、丹参、丹皮以泻血也；朱砂、牛黄、紫石英以镇惊也。神虚补之：细辛、乌梅、酸枣仁、生姜、陈皮以补母也；远志、桂心、石菖蒲、白茯苓、茯神、泽泻以补气也；当归、熟地、乳香、没药以补血也。本热寒之：黄芩、竹叶、麦门冬、芒硝、炒盐以泻火也；地黄、栀子、天竹黄以凉血也。标热发之：甘草、独活、麻黄、柴胡、龙脑以散火也。

脾藏智，属土，为万物之母，主营卫、主味、主肌肉、主四肢。本病：诸湿肿胀、痞满噫气、大小便闭、黄疸痰饮、吐泻霍乱、心腹痛、饮食不化。标病：身体胕肿、重困嗜卧、四肢不举、舌本强痛、足大趾不用、九窍不通、诸痉项强。

土实泻之：诃子、防风、桑白皮以泻子也；豆豉、栀子、常山、瓜蒂、郁金、齑汁、藜芦、苦参、盐汤、苦茶、萹蒲子、赤小豆以涌吐也；大黄、芒消、青礞石、大戟、芫花、甘遂、续随子以攻下也。土虚补之：桂心、茯苓以补母也；人参、黄芪、甘草、升麻、葛根、陈皮、藿香、葳蕤、缩砂仁、木香、扁豆以补气也；白术、苍术、白芍、胶饴、大枣、干姜、木瓜、乌梅、蜂蜜以补血也。本湿除之：白术、苍术、橘皮、半夏、南星、吴茱萸、草豆蔻、白芥子以燥中宫也；木通、赤茯苓、猪苓、藿香以洁净府也。标湿渗之：葛根、苍术、麻黄、独活以开鬼门也。

肺藏魄，属金，总摄　身元气，主臭、主哭、主皮毛。本病：诸气膹郁、诸痿喘呕、气短咳嗽上逆、咳唾脓血、不得卧、小便数而欠、遗失不禁。标病：洒淅寒热、伤风自汗、肩背痛冷、臑臂前廉痛。

气实泻之：泽泻、葶苈、桑白皮、地骨皮以泻子也；半夏、白矾、白茯苓、薏苡仁、木瓜、橘皮以除湿也；粳米、石膏、寒水石、知母、诃子以泻火也；枳壳、薄荷、干生姜、木香、厚朴、杏仁、皂荚、桔梗、苏梗以通滞也。气虚补之：甘草、人参、升麻、黄芪、山药以补母也；蛤蚧、阿胶、麦冬、天冬、贝母、百合、天花粉以润燥也；乌梅、粟壳、芍药、五味子、五倍子以敛肺也。本热清之：黄芩、知母、天冬、麦冬、栀子、沙参、紫菀以凉血也。本寒温之：丁香、藿香、檀香、白豆蔻、益智仁、缩砂仁、款冬花、百部、糯米以温肺也。标寒散之：麻黄、葱白、紫苏以解表也。

肾藏志，属水，为天一之原，主听、主骨、主二阴。本病：诸寒厥逆、骨痿腰痛、腰冷如冰、足胻肿、少腹满急、疝瘕、大便闭塞泄、吐利腥秽、水液澄澈清冷不禁、消渴引饮。标病：发热不恶热、头眩头痛、咽痛舌燥、脊股后廉痛。

水强泻之：大戟、牵牛以泻子也；泽泻、猪苓、车前子、防己、茯苓以泻腑也。水弱补之：人参、山药以补母也；知母、玄参、苦参、砂仁、补骨脂以补气也；黄柏、枸杞子、五味子、熟地、阿胶、山茱萸、肉苁蓉、琐阳以补血也。本热攻之：大承气汤以攻下也。本寒温之：附子、干姜、肉桂、蜀椒、白术以温里也。标寒解之：麻黄、细辛、独活、桂枝以解表也。标热凉之：玄参、连翘、甘草、猪肤子以清热也。

命门为相火之原，天地之始，藏精生血，主三焦元气。本病：前后癃闭、气逆里急、疝痛奔豚、消渴膏淋、精漏精寒、赤白浊溺血、崩中带漏。

火强泻之：黄柏、知母、生地、茯苓、玄参、丹皮、地骨皮、寒水石以泻相火也。火弱补之：附子、川乌、天雄、肉桂、益智、补骨脂、胡桃、巴戟、当归、蛤蚧、覆盆子、沉香、乌药、茴香、丹砂、硫黄、阳起石以益阳也。精脱固之：牡蛎、芡实、蛤粉、远志、金樱子、五味子、山茱萸以涩精也。

三焦为相火之用，分布命门元气，主升降出入，游行天地之间，总领五脏六腑、营卫经络内外上下左右之气，号中清之府。上主纳，中主化，下主出。本病：诸热瞀瘛、暴病暴死暴瘖、躁扰狂越、谵妄惊骇、诸血溢血泄、诸气逆冲上、诸疮疡痘疹瘤核。上热则喘满、诸呕吐酸、胸痞胁痛、食饮不消、头上出汗，中热则善饥而瘦、解㑊①中满、诸胀腹大、诸病有声、鼓之如鼓、上下关格不通、霍乱吐利，下热则暴注下迫、水液浑浊、下部肿满、小便淋沥或不通、大便闭结、下痢。上寒则吐饮食痰水、胸痹、前后引痛、食已还出；中寒则饮食不化、寒胀反胃吐水、湿泻不渴；下寒则二便不禁、脐腹冷、疝痛。标病：恶寒战栗、如丧神守、耳鸣耳聋、嗌肿喉痹、胕肿疼酸惊骇、手小指次指不用。

实火泻之：麻黄、柴胡、葛根、荆芥、升麻、羌活、石膏以发汗也；瓜蒂、沧盐、齑汁以涌吐也；大黄、芒消以攻下也。虚火补之：人参、天雄、桂心以补上也；人参、黄芪、丁香、木香、草果以补中也；人参、附子、桂心、硫黄、沉香、乌药、补骨脂以补下也。本热寒之：黄芩、连翘、栀子、知母、玄参、石膏、生地以清上也；黄连、连翘、生地、石膏以清中也；黄柏、知母、生地、石膏、丹皮、地骨皮以清下也。标热散之：柴胡、细辛、荆芥、羌活、葛根、石膏以解表也。

胆属木，为少阳相火，发生万物，为决断之官，十一脏之

---

① 解㑊（yì亦）：病名。《素问·平人气象论》："尺脉缓涩，谓之解㑊"。张隐庵集注："解㑊，懈惰也。此脾脏之为病也。"

主。本病：口苦、呕苦汁、善太息、澹澹如人将捕状、目昏不眠。标病：寒热往来痁①疟、胸胁痛、头额痛、耳痛鸣聋、瘰疬结核马刀、足小指次指不用。

实火泻之：龙胆草、牛胆、猪胆、生蕤仁、生枣仁、黄连、苦茶以泻胆也。虚火补之：人参、细辛、当归、地黄、半夏、炒蕤仁、炒枣仁以温胆也。本热平之：黄芩、黄连、芍药、连翘、甘草以降火也；黑铅、水银以镇惊也。标热和之：柴胡、芍药、黄芩、半夏、甘草以和解也。

胃属土，主容受，为水谷之海。本病：噎膈反胃、中满肿胀、呕吐泻痢、霍乱腹痛、消中善饥、不消食、胃管当心痛支两胁。标病：发热蒸蒸、身前热、身前寒、发狂谵语、咽痹、上齿痛、口眼㖞斜、鼻痛鼽②衄、赤瘄③。

胃实泻之：大黄、芒消以攻湿热也；巴豆、神曲、山楂、阿魏、硇砂、郁金、三棱、轻粉以消食积也。胃虚补之：苍术、白术、半夏、茯苓、生姜以清湿热也；干姜、附子、草果、肉桂、丁香、肉果、人参、黄芪以温寒湿也；石膏、生地、犀角、黄连以降火也。标热解之：升麻、葛根、豆豉以解肌也。

大肠属金，主变化，为传送之官。本病：大便闭结、泄痢下血、里急后重、疳痔脱肛、肠鸣而痛。标病：齿痛喉痹、颈肿口干、咽中如核、鼽衄目黄、手大指次指痛、宿食发热寒栗。

肠实泻之：大黄、芒消、牵牛、巴豆、石膏、桃仁、郁李仁以攻热也；枳壳、木香、橘皮、槟榔以泻气也。肠虚补之：皂荚以理气也；桃仁、麻仁、杏仁、地黄、乳香、松子、当归、

---

① 痁（shān 山）：疟疾的一种，多日一发。

② 鼽（wù 物）：鼻。

③ 瘄（zhā 渣）：酒糟鼻上的红斑。

肉苁蓉以润燥也；白术、苍术、半夏、硫黄以渗湿也；升麻、葛根以升陷也；龙骨、白垩、诃子、粟壳、乌梅、白矾、赤石脂、禹余粮、石榴皮以固脱也。本热寒之：秦艽、槐角、生地、黄芩以清热也。本寒温之：干姜、附子、肉果以温里也。标热散之：石膏、白芷、升麻、葛根以解肌也。

小肠主分泌水谷，为受盛之官。本病：大便水谷利、小便短、小便闭、小便血、小便自利、大便后血、小肠气痛、宿食夜热且止。标病：身热恶寒、嗌痛颔肿、口糜耳聋。

实热泻之：木通、猪苓、滑石、瞿麦、泽泻、灯草以泻气也；生地、蒲黄、赤茯苓、栀子、丹皮以泻血也。虚寒补之：白术、楝实、茴香、砂仁、神曲、扁豆以补气也；桂心、玄胡索以补血也。本热寒之：黄柏、黄芩、黄连、连翘、栀子以降火也。标热散之：苍术、羌活、防风、蔓荆子以解肌也。

膀胱主津液，为胞之府，气化乃能出，号州都之官，诸病皆干之。本病：小便淋沥或短数、或黄赤、或白、或遗失、或气痛。标病：发热恶寒、头痛腰脊强、鼻窒、足小指不用。

实热泻之：滑石、茯苓、猪苓、泽泻以泻火也。下虚补之：虚而热者，黄柏、知母以寒补也；虚而寒者，升麻、桔梗、益智、乌药、山茱萸以温补也。本热利之：生地、栀子、茵陈、黄柏、丹皮、地骨皮以降火也。标寒发之：麻黄、桂枝、羌活、苍术、防己、黄芪、木贼以发表也。

寒热虚实各有真假

愚按：病名甚多，诊病之要不出寒热虚实而已。《纲目》分列病之标本，药之补泻，真如纲之提纲，衣之挈领，大无不包，细无不举，学者熟读数行之简，胜千卷之繁矣。然而临证治病，动多乖舛者，非寒热虚实之难知而真假之难辨也，既不辨其真假，则是以寒为热，以热为寒，以虚为实，以实为虚，未有不颠陨者矣。

《经》曰：寒者热之，热者寒之，微者逆之，甚者从之，逆者正治，从者反治。从少从多，观其事也。若使病无真假，则只有正治之法耳，何以有反治之法哉？

如寒热之真假者，真寒则脉沉而细或弱而迟，为厥逆、为呕吐、为腹痛、为飧泄下利、为小便清频，即有发热必欲得衣，此浮热在外而沉寒在内也。真热则脉数有力滑大而实，为烦躁喘满、为声音壮厉，或大便秘结、或小水赤涩、或发热掀衣、或胀疼热渴，此皆真病。真寒者宜温其寒，真热者直解其热，是当正治者也。至若假寒者，阳证似阴，火极似水也，外虽寒而内则热，脉数而有力或沉而鼓击，或身寒恶衣、或大便秘结、或烦渴引饮、或肠垢臭秽，此则恶寒非寒，明是热证，所谓热极反兼寒化也。假热者，阴证似阳，水极似火也，外虽热而内则寒，脉微而弱，或数而虚、或浮大无根、或弦芤断续、身虽炽热而神则静、语虽谵妄而声则微、或虚狂起倒而禁之则止、或蚊迹假斑而浅红细碎、或喜冷水而所用不多、或舌胎面赤而衣被不撤、或小水多利、或大便不结，此则恶热非热，明是寒证，所谓寒极反兼热化也。此皆假病。假寒者清其内热，内清则浮阴退舍矣；假热者温其真阳，中温则虚火归原矣。是当从治者也。

又如虚实之治，实则泻之，虚则补之，此不易之法也。然至虚有盛候则有假实矣，大实有羸状则有假虚矣。盖虚者正气虚也，为色惨形疲、为神衰气怯，或自汗不收、或二便失禁、或梦遗精滑、或呕吐隔塞、或病久攻多、或气短似喘、或劳伤

本草洞诠

三八二

过度、或暴困失志，虽外证似实而脉弱无神，皆虚证之当补也。实者邪气实也，或外闭于经络、或内结于脏腑、或气壅而不行、或血留而凝滞，此实证之当攻也。惟是虚实之间，最多疑似有正已夺而邪方盛者。将顾其正而补之乎，抑先其邪而攻之乎？若正气既虚则邪气虽盛，亦不可攻，恐呼吸变生，措手无及，故治虚邪者，当先顾正气且补中有攻，补阴所以攻热，补阳所以攻寒，兼之酌量缓急，从少从多，寓战于守斯可矣，此治虚之道也。若邪气内壅者，外虽尪羸①自不宜补，盖补之则正无与而邪反盛，适足藉寇兵而资盗粮。当直去其邪，邪去则身安，此治实之道也。要之假虚之证少，而假实之证多，假寒之证不难治，而假热之证最易误也。真假之间，非智者就能与于此哉。

反治之法

《经》曰：热因寒用，寒因热用，塞因塞用，通因通用，必伏其所主而先其所因，可使气和，可使必已。

愚按：热因寒用者，如大寒内结，当治以热，然寒甚格热，热不得前则以热药冷服，下嗌之后，冷体既消，热性便发，此热因寒用之法也；寒因热用者，如大热在中，以寒攻治则不入，以热攻治则病增，乃以寒药热服，入腹之后，热气既消，寒性遂行，此寒因热用之法也；塞因塞用者，如下气虚乏，中气壅塞，欲散满则更虚，其下欲补，下则满甚于中，治不知本而先攻其满，药入或减，药过依然，气必更虚，痛必渐甚，不知少服则资壅，多服则宣通，峻补其下，以疏启其中，则下虚自实，中满自除，此塞因塞用之法也；通因通用者，如大热内蓄或大

---

① 尪（wāng 汪）羸：瘦弱。

寒内凝、积聚留滞、泻利不止，寒滞者以热下之，热滞者以寒下之，此通因通用之法也。以上四治，必伏其所主者，制病之本也。先其所因者，求病之由也，既得其本而以真治真，以假治假，则能使气和而病必已也。

《经》曰：服寒而反热，服热而反寒，其故何也？治其王气，是以反也。

愚按：治其王气者，如阴虚火王之病，医者用苦寒以治火之王，岂知苦寒皆沉降，沉降则亡阴，阴愈亡则火愈盛，故服寒反热者，阴虚不宜降也；气弱生寒之病，医者用辛温以治阴之王，岂知辛温皆耗散，耗散则亡阳，阳愈亡则寒愈甚，故服热反寒者，阳虚不宜耗也。又如夏令本热而伏阴在内，故多中寒；冬令本寒而伏阳在内，故多内热。医不察此而惟用寒于夏、用热于冬，则有中寒隔阳服寒反热，中热隔阴服热反寒者矣。

《经》曰：寒热温凉，反从其病。

愚按：微小之热，为寒所折；微小之冷，为热所消；甚大寒热则必能与违性者争雄。异气者相格，声不同不相应，气不同不相合，则病气与药气抗衡而闭关拒守矣。是以圣人反其佐以同其气，借热以行寒，借寒以行热，使其始同终异，凌润而败坚，是皆反佐变通之妙，所谓因其势而利导之也。

《经》曰：诸寒之而热者取之阴，热之而寒者取之阳，所谓求其属也。

愚按：苦寒治热而热反增，非火之有余，乃真阴之不足也。当取之于阴，谓不宜治火也，宜补阴以配其阳，壮水之主以制阳光，则阴气复而热自退矣。辛热治寒而寒愈甚，非寒之有余，乃真阳之不足也。当取之于阳，谓不宜攻寒也，宜补水中之火，益火之源以消阴翳，则阳气复而寒自消矣。所谓益与壮者，温养阳气、填补真阴是也。

治气之法

《经》曰：气虚宜掣引之。

愚按：掣者挽也，挽回其气而引之使复也，上气虚者升而举之，中气虚者温而补之，下气虚者纳而归之，皆掣引之义也。

《经》曰：治病之道，气内为实。

愚按：气有外气，天地之六气也；有内气，人身之元气也。气失其和则为邪气，气得其和则为正气，亦曰真气。真气所在有三，上中下也。上者所受于天，以通呼吸者也；中者生于水谷，以养荣卫者也；下者气化于精藏于命门，以为三焦之根本者也。故上有气海，曰膻中也，其治在肺；中有水谷气血之海，曰中气也，其治在脾胃；下有气海，曰丹田也，其治在肾。人之所赖惟此气耳，气聚则生，气散则死，故曰气内为宝，诚最重之词也。

治病从本

治病当知标本。以身论之，外为标，内为本；阳为标，阴为本；六腑属阳为标，五脏属阴为本；十二经络在外为标，脏腑在内为本。以病论之，先受为本，后传为标。故百病必先治其本后治其标，纵先生轻病，后生重病，亦先治其轻后治其重，惟中满及大小便不利，则无问先后标本，必先治满及大小便为其急也，故曰急则治其标也。

气味补泻

凡药补者则于脏腑皆补，泻者则于脏腑皆泻。分之则或补气、或补血、或泻气、或泻血，若昼夜之不同晷，水陆之不同涂也。细而分之，则气味之于脏腑，各有补各有泻。肝、胆二经，温补凉泻、辛补酸泻；心、小肠、命门、三焦四经，热补寒泻、咸补甘泻；肺大肠二经，凉补湿泻、酸补辛泻；肾、膀胱二经，寒补热泻、苦补咸泻；脾、胃二经，湿热补、寒凉泻、甘补苦泻。凡人之病一经寒则一经热，一经实则一经虚，医者区别不精，混而施之，则有实实虚虚之患，而欲愈疾难矣。

引经报使

手少阴心经，黄连、细辛为使；手太阳小肠经，藁本、黄柏为使；足少阴肾经，独活、肉桂、知母、细辛为使；足太阳膀胱经，羌活为使；手太阴肺经，桔梗、升麻、葱白、白芷为使；手阳明大肠经，白芷、升麻、石膏为使；足太阴脾经，升麻、苍术、葛根、白芍为使；足阳明胃经，白芷、升麻、石膏、葛根为使；手厥阴心包络经，柴胡、丹皮为使；手少阳胆经，柴胡、青皮为使；足少阳三焦经，柴胡、连翘为使；上焦地骨皮为使；中焦青皮为使；下焦附子为使。此皆引经之药，剂中用为向导，则能接引众药，直入本经，用力寡而获效捷也。

采药时候

陶贞白曰：凡根多二月八月采者，春初津润始萌，未充枝叶，势力淳浓也。至秋枝叶干枯，津润归于下也。春宁宜早，秋宁宜晚，花实茎叶各随其成熟可也。

陶贞白曰：狼毒、枳实、橘皮、半夏、麻黄、吴茱萸并须陈久者良，其余皆贵新也。按：大黄、木贼、荆芥、芫花、槐花、木瓜之类，亦宜陈久，不独此六陈也。

辨药真伪

医不识药，惟听市人，市人又不辨究，皆委采送之家，传习造作，真伪莫辨。钟乳醋煮令白，细辛水渍使直，黄芪蜜蒸为甜，当归酒洒取润，蜈蚣朱足令赤，螵蛸胶于桑枝，以蛇床当蘼芜，以荠苨乱人参。古圹①灰云死龙骨，苜蓿根为土黄芪，盐松稍为肉苁蓉，捣荔枝搀藿香为麝香，采茄叶杂半夏为玄胡索，熬广胶入荞麦作阿胶，煮鸡子及鱼枕为琥珀，枇杷蕊代款冬，驴脚胫作虎骨，松脂混骐驎竭，番硝和龙脑香。巧诈百般难以悉数，此皆作伪乱真，不可不察者也。

秤药分剂

古秤惟有铢两而无分名，今则以十累为一铢，六铢为一分，四分成一两，十六两为一斤。

按：蚕初吐丝曰忽、十忽曰丝、十丝曰厘、四厘曰累（音垒）、十厘曰分、六累曰字（二分半也）、十累曰铢（四分也）、四字曰钱（十分也）、六铢曰一分（去声，二钱半也）、四分曰两（二十四铢也）、八两曰锱、二锱曰斤、二十四两曰镒（一斤半也）、三十斤曰钧、四钧曰石（一百二十斤也）。

丸散方用刀圭者，十分方寸匕之一，准如梧桐子大也。方寸匕者，作匕正方一寸，钞散取不落为度，一撮者四刀圭也。药以升合分者，谓药有虚实轻重，不得用斤两则以升平之，十撮为一勺，十勺为一合，十合为一升。升方上径一寸，下径六分，深八分。十升为斗，五斗曰斛，二斛曰石。

---

① 圹（kuàng 况）：墓穴，亦指坟墓。

凡方云㕮咀者，谓秤毕捣之如大豆，又吹去细末，药有易碎难碎，多末少末，今皆细切如㕮咀也。

凡蜜一斤有七合，猪膏一斤有一升二合。

凡去皮除心之属如远志、牡丹才不收半，地黄、门冬三分耗一。分两不应不知取足，则于君臣之分未能得当，而于配方之意相去远矣。

用药大意

刘守真曰：蛇之性上窜而引药，蝉之性外脱而退翳，虻饮血而用以治血，鼠善穿而用以治漏，因其性而为用也。弩牙速产，以机发而不括也；杵糖下噎，以杵筑下也，因其用而为使也。浮萍不沉水，可以胜酒；独活不摇风，可以治风，因其所胜而为制也。麻，木谷而治风；豆，水谷而治水，因其气相同则相求也；牛，土畜，乳可以止渴疾；豕，水畜，心可以镇恍惚，因其气相克则相制也；熊肉振羸，兔肝明视，因其气有余补不足也；鲤之治水，鹜之利水，因其气相感则以意使也。

凡药根之在土中者，中半以上，气脉之上行也；以生苗者为根，中半以下，气脉之下行也。以入土者为稍。人之身半以上，天之阳也，用头；中焦，阴阳之间也，用身；身半以下，地之阴也，用稍。乃述类象形者也。

用药参伍

药有单行者、有相须者、有相使者、有相畏者、有相恶者、有相反者、有相杀者。

按：单行者，独行不用辅也；相须者，同类不可离也；相使者，我之佐使也；相恶者，夺我之能也；相畏者，受彼之制也；相反者，两不相合也；相杀者，制彼之毒也。凡此七情，合和视之。当用相须相使者，勿用相恶相反者。若有毒宜制，可用相畏相杀者，不尔勿合用也。旧方用药亦有相恶相反者，如仙方甘草丸有防己细辛，俗方玉石散用栝楼干姜之类，然不如不用为良。半夏有毒须用生姜，取其相畏相制也。相反深于相恶，乃彼我交仇，必不和合。今画家用雌黄胡粉，相近即便黯炉，可征矣。

丸散汤膏

凡药性有宜丸者、宜散者、宜水煮者、宜酒渍者、宜膏煎者，亦有一物兼宜者，亦有不可入汤酒者，并随药性，不得违越。

按：病亦有宜汤者，宜丸者，宜散者。汤可以荡涤脏腑，开通经络；丸可以逐风冷，破坚积，进饮食；散可以去风寒湿热之邪，散五脏之结伏，开肠利胃。汤者荡也，去大病用之；散者散也，去急病用之；丸者缓也，舒缓而治之也。昔宋南阳太守有疾，医用小柴胡汤为末，连进三服，胸满，朱奉议曰：小柴胡汤煎清汁服之，能入经络，攻病取快，今乃为散，滞在膈上，宜乎作满，因煮二剂与之，顿安。同一药也，而汤散之不同至此，微矣哉。

制药节度

制药贵在适中，不及则功效难求，太过则气反失。火制四，煅炮炙炒也；水制三，渍泡洗也；水火共制二，蒸煮也。酒制升提，姜制发散，入盐走肾而软坚，用醋注肝而住痛，童便制除劣性而降下，米泔制去燥性而和中，乳制润枯生血，蜜制甘缓益元。陈壁土制窃真气以补中焦，麦曲皮制抑酷性勿伤上膈。乌豆汤、甘草汤渍曝，并解毒致令平和，羊酥、猪脂涂烧，咸渗骨容易脆断。去穰者免胀，去心者除烦。

　　凡病在头面及皮肤者药须酒炒，在咽下脐上者酒洗之，在下者生用。寒药须酒浸曝干，恐伤胃也。

　　凡筛丸散用重蜜绢各筛毕，合于臼中捣数百遍，色理和同乃佳也。

　　凡丸药治下焦者丸极大，治中焦者次之，治上焦者极小。水滴丸取其易化；炼蜜丸取其迟化而气循经络也；蜡丸取其难化，固护药之气力以过关膈而作效也。

　　凡煮汤欲微火令小沸，古法二十两药，用水一斗，煮取四升为准。今之小汤剂每一两用水二瓯为准。如剂多水少则药味不出，剂少水多又煎耗药力也。然利汤欲生，宜少水而多取汁；补汤欲熟，宜多水而少取汁；若发汗药宜紧火热服；攻下药宜紧火煎熟，下芒硝、大黄再煎温服；补中药宜缓火温服；阴寒烦躁药宜紧火煎熟，水中沉冷服。凡汤中用麝香、牛黄、犀角、羚羊角、蒲黄、丹砂、芒消、阿胶之类，须细末如粉，临时纳汤中搅和服之。

服药时候

　　病在胸膈以上者，先食后服药；病在心腹以下者，先服药而后食；病在四肢血脉者，宜空腹而在旦；病在骨髓者，宜饱满而在夜。病在上者不厌频而少，病在下者不厌顿而多。少服则滋荣于上，多服则峻补于下。服汤宜小沸，热则易下、冷则呕涌故也。

药弗过剂

《经》云：大毒治病，十去其六；常毒治病，十去其七；小毒治病，十去其八；无毒治病，十去其九。谷肉果菜食养尽之，无使过之，伤其正也。盖谷食得气之正，药饵得气之偏。凡人病气，非偏胜则偏不足。偏胜者以药攻之，偏不足者以药补之，迨疾已而气平，当以谷食平补之。若久服不辍，则药气有偏胜，必脏气有偏亏，故十分去其六七八九而止也。

总 书 目

医　　经

内经博议

内经提要

内经精要

医经津渡

素灵微蕴

难经直解

内经评文灵枢

内经评文素问

内经素问校证

灵素节要浅注

素问灵枢类纂约注

清儒《内经》校记五种

勿听子俗解八十一难经

黄帝内经素问详注直讲全集

基础理论

运气商

运气易览

医学寻源

医学阶梯

医学辨正

病机纂要

脏腑性鉴

校注病机赋

内经运气病释

松菊堂医学溯源

脏腑证治图说人镜经

脏腑图书症治要言合璧

伤寒金匮

伤寒考

伤寒大白

伤寒分经

伤寒正宗

伤寒寻源

伤寒折衷

伤寒经注

伤寒指归

伤寒指掌

伤寒选录

伤寒绪论

伤寒源流

伤寒撮要

伤寒缵论

医宗承启

桑韩笔语

伤寒正医录

伤寒全生集

伤寒论证辨

伤寒论纲目

伤寒论直解

I

伤寒论类方　　　　　　　脉义简摩
伤寒论特解　　　　　　　脉诀汇辨
伤寒论集注（徐赤）　　　脉学辑要
伤寒论集注（熊寿试）　　脉经直指
伤寒微旨论　　　　　　　脉理正义
伤寒溯源集　　　　　　　脉理存真
订正医圣全集　　　　　　脉理宗经
伤寒启蒙集稿　　　　　　脉镜须知
伤寒尚论辨似　　　　　　察病指南
伤寒兼证析义　　　　　　崔真人脉诀
张卿子伤寒论　　　　　　四诊脉鉴大全
金匮要略正义　　　　　　删注脉诀规正
金匮要略直解　　　　　　图注脉诀辨真
高注金匮要略　　　　　　脉诀刊误集解
伤寒论大方图解　　　　　重订诊家直诀
伤寒论辨证广注　　　　　人元脉影归指图说
伤寒活人指掌图　　　　　脉诀指掌病式图说
张仲景金匮要略　　　　　脉学注释汇参证治
伤寒六书纂要辨疑
伤寒六经辨证治法　　　　**针灸推拿**
伤寒类书活人总括　　　　针灸节要
张仲景伤寒原文点精　　　针灸全生
伤寒活人指掌补注辨疑　　针灸逢源
诊　　法
　　　　　　　　　　　　备急灸法
脉微　　　　　　　　　　神灸经纶
玉函经　　　　　　　　　传悟灵济录
外诊法　　　　　　　　　小儿推拿广意
舌鉴辨正　　　　　　　　小儿推拿秘诀
医学辑要　　　　　　　　太乙神针心法
　　　　　　　　　　　　杨敬斋针灸全书

本　草

药征

药鉴

药镜

本草汇

本草便

法古录

食品集

上医本草

山居本草

长沙药解

本经经释

本经疏证

本草分经

本草正义

本草汇笺

本草汇纂

本草发明

本草发挥

本草约言

本草求原

本草明览

本草详节

本草洞诠

本草真诠

本草通玄

本草集要

本草辑要

本草纂要

识病捷法

药性提要

药征续编

药性纂要

药品化义

药理近考

食物本草

食鉴本草

炮炙全书

分类草药性

本经序疏要

本经续疏证

本草经解要

青囊药性赋

分部本草妙用

本草二十四品

本草经疏辑要

本草乘雅半偈

生草药性备要

芷园臆草题药

类经证治本草

神农本草经赞

神农本经会通

神农本经校注

药性分类主治

艺林汇考饮食篇

本草纲目易知录

汤液本经经雅正

新刊药性要略大全

淑景堂改订注释寒热温平药性赋

方　书

医便

卫生编

袖珍方

仁术便览

古方汇精

圣济总录

众妙仙方

李氏医鉴

医方丛话

医方约说

医方便览

乾坤生意

悬袖便方

救急易方

程氏释方

集古良方

摄生总论

摄生秘剖

辨症良方

活人心法（朱权）

卫生家宝方

见心斋药录

寿世简便集

医方大成论

医方考绳愆

鸡峰普济方

饲鹤亭集方

临症经验方

思济堂方书

济世碎金方

揣摩有得集

亟斋急应奇方

乾坤生意秘韫

简易普济良方

内外验方秘传

名方类证医书大全

新编南北经验医方大成

临证综合

医级

医悟

丹台玉案

玉机辨症

古今医诗

本草权度

弄丸心法

医林绳墨

医学碎金

医学粹精

医宗备要

医宗宝镜

医宗撮精

医经小学

医垒元戎

证治要义

松厓医径

扁鹊心书

素仙简要

慎斋遗书

折肱漫录

济众新编

丹溪心法附余

方氏脉症正宗

世医通变要法

医林绳墨大全

医林纂要探源

普济内外全书

医方一盘珠全集

医林口谱六治秘书

温 病

伤暑论

温证指归

瘟疫发源

医寄伏阴论

温热论笺正

温热病指南集

寒瘟条辨摘要

内 科

医镜

内科摘录

证因通考

解围元薮

燥气总论

医法征验录

医略十三篇

琅嬛青囊要

医林类证集要

林氏活人录汇编

罗太无口授三法

芷园素社痎疟论疏

女 科

广生编

仁寿镜

树蕙编

女科指掌

女科撮要

广嗣全诀

广嗣要语

广嗣须知

孕育玄机

妇科玉尺

妇科百辨

妇科良方

妇科备考

妇科宝案

妇科指归

求嗣指源

坤元是保

坤中之要

祈嗣真诠

种子心法

济阴近编

济阴宝筏

秘传女科

秘珍济阴　　　　　　外科真诠

黄氏女科　　　　　　枕藏外科

女科万金方　　　　　外科明隐集

彤园妇人科　　　　　外科集验方

女科百效全书　　　　外证医案汇编

叶氏女科证治　　　　外科百效全书

妇科秘兰全书　　　　外科活人定本

宋氏女科撮要　　　　外科秘授著要

茅氏女科秘方　　　　疮疡经验全书

节斋公胎产医案　　　外科心法真验指掌

秘传内府经验女科　　片石居疡科治法辑要

儿　　科

婴儿论

幼科折衷

幼科指归

全幼心鉴

保婴全方

保婴撮要

活幼口议

活幼心书

小儿病源方论

幼科医学指南

痘疹活幼心法

新刻幼科百效全书

补要袖珍小儿方论

儿科推拿摘要辨症指南

外　　科

大河外科

伤　　科

正骨范

接骨全书

跌打大全

全身骨图考正

伤科方书六种

眼　　科

目经大成

目科捷径

眼科启明

眼科要旨

眼科阐微

眼科集成

眼科纂要

银海指南

明目神验方

银海精微补

医理折衷目科

证治准绳眼科

鸿飞集论眼科

眼科开光易简秘本

眼科正宗原机启微

咽喉口齿

咽喉论

咽喉秘集

喉科心法

喉科杓指

喉科枕秘

喉科秘钥

咽喉经验秘传

养　生

易筋经

山居四要

寿世新编

厚生训纂

修龄要指

香奁润色

养生四要

养生类纂

神仙服饵

尊生要旨

黄庭内景五脏六腑补泻图

医案医话医论

纪恩录

胃气论

北行日记

李翁医记

两都医案

医案梦记

医源经旨

沈氏医案

易氏医按

高氏医案

温氏医案

鲁峰医案

赖氏脉案

瞻山医案

旧德堂医案

医论三十篇

医学穷源集

吴门治验录

沈芊绿医案

诊余举隅录

得心集医案

程原仲医案

心太平轩医案

东皋草堂医案

冰壑老人医案

芷园臆草存案

陆氏三世医验

罗谦甫治验案

临证医案笔记

丁授堂先生医案

张梦庐先生医案

养性轩临证医案

养新堂医论读本

祝茹穹先生医印

谦益斋外科医案

太医局诸科程文格

古今医家经论汇编

莲斋医意立斋案疏

医　　史

医学读书志

医学读书附志

综　　合

元汇医镜

平法寓言

寿芝医略

杏苑生春

医林正印

医法青篇

医学五则

医学汇函

医学集成（刘仕廉）

医学集成（傅滋）

医学辩害

医经允中

医钞类编

证治合参

宝命真诠

活人心法（刘以仁）

家藏蒙筌

心印绀珠经

雪潭居医约

嵩厓尊生书

医书汇参辑成

罗氏会约医镜

罗浩医书二种

景岳全书发挥

寿身小补家藏

胡文焕医书三种

铁如意轩医书四种

脉药联珠药性食物考

汉阳叶氏丛刻医集二种